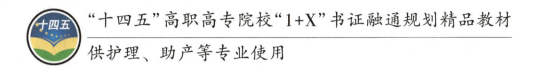

"十四五"高职高专院校"1+X"书证融通规划精品教材

供护理、助产等专业使用

社区护理技术

郭赛金　苏银利　冯小君　主编

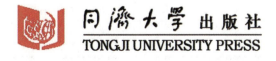

内 容 提 要

本书主要内容包括：社区护理常用工作方法、常见慢性病的居家护理、社区重点人群保健技术、出院患者的延续护理、严重精神障碍患者的社区护理与管理、社区常用中医护理技术、社区常见急症的救护、临终护理技术。

本书可作为医学院校护理专业教材，也可以作为相关人员参考用书。

图书在版编目（CIP）数据

社区护理技术 / 郭赛金，苏银利，冯小君主编. ——上海：同济大学出版社，2022.8
 ISBN 978-7-5608-8352-6

Ⅰ.①社… Ⅱ.①郭… ②苏… ③冯… Ⅲ.①社区—护理学 Ⅳ.①R473.2

中国版本图书馆 CIP 数据核字（2021）第 157030 号

社区护理技术

郭赛金　苏银利　冯小君　主编

责任编辑　张平官　　　　责任校对　谢卫奋　　　　封面设计　曾秋海

出版发行	同济大学出版社　　www.tongjipress.com.cn	
	（地址：上海市四平路1239号　邮编：200092　电话：021-65985622）	
经　销	全国各地新华书店	
印　刷	廊坊市国彩印刷有限公司	
开　本	889 mm×1194 mm　1/16	
印　张	14.5	
字　数	418 000	
版　次	2022年8月第1版	
印　次	2022年8月第1次印刷	
书　号	ISBN 978-7-5608-8352-6	
定　价	48.00元	

本书若有印装质量问题，请向本社发行部调换　　版权所有　侵权必究

前 言

《社区护理技术》是护理专业核心课程"社区护理"的配套实训教材，是从事社区护理工作必备的工作指南。本书以《国家基本公共卫生服务规范（第三版）》相关内容为指导，结合近年来社区护理工作发生的实际变化，注重社区护理特点和社区、家庭环境下的适用性，力求简洁、明了，以期为社区护士的日常工作与考核提供参考。本书内容包括社区护理常用工作方法、常见慢性病的居家护理、社区重点人群保健技术、出院患者的延续护理、社区常用中医护理技术、社区常见急症的救护、严重精神障碍患者的社区护理与管理、临终患者护理技术等 8 个项目，共 36 个工作和学习任务。

本书的特点是：①内容新颖，融入课程思政：增加当前社区热点问题如家庭健康护理、亚健康护理，增加中医护理等新内容以充分弘扬民族文化、传承劳动精神，体现教材的实效性和实用性。②形式创新，资源数字化：以互联网+教学资源共享为背景，以情景任务为主线，将教学资源颗粒化分解、数字化制作，以二维码的形式与教材内容紧密结合，配合"社区护理"在线开放课程实施，实现线上线下混合式学习。③内涵丰富，促进课证融通：教材在编写过程中积极探索与"1+X"证书制度改革试点项目"老年照护""母婴护理""幼儿照护"等职业技能等级培训与考试内容的有机结合，部分内容尝试进行学分互换，力求将本书打造成新形势下书证融合、育训结合的立体化新形态综合实训教材。④校企合作，"岗证课能"培养：社区护理尚处于初步发展阶段，本教材诚邀社区卫生服务中心护理专家及多所护理院校老师共同编写，以求结合实际岗位需求，多方比较验证，突出社区护理服务特色，强化社区护理实践技能。

在本书的编写过程中，得到了各级领导及出版社的大力支持，在此深表谢意。同时，感谢参与编写的临床护理专家及院校老师。

由于编写时间仓促，编者知识水平有限，书中难免存在错误与不足之处，恳请使用本教材的广大师生和读者谅解并予以批评指正。

编　者

编委会

主　编　郭赛金　苏银利　冯小君
副主编　(排名不分先后)
　　　　　陈颖超　任素娟　韩　倩　崔淑曼
编　委　(排名不分先后)
　　　　　郭赛金（永州职业技术学院）
　　　　　苏银利（湘潭医卫职业技术学院）
　　　　　冯小君（宁波卫生职业技术学院）
　　　　　陈颖超（永州职业技术学院）
　　　　　任素娟（铁岭卫生职业学院）
　　　　　韩　倩（商丘工学院）
　　　　　蓝花红（上海中侨职业技术学院）
　　　　　魏　茜（永州职业技术学院）
　　　　　孟火娟（永州职业技术学院）
　　　　　蔡玉丽（广东岭南职业技术学院）
　　　　　何淑君（永州职业技术学院）
　　　　　伍　昀（永州职业技术学院）
　　　　　马　月（铁岭卫生职业学院）
　　　　　李　欣（广东岭南职业技术学院）
　　　　　杨　祎（铁岭卫生职业学院）
　　　　　邹凤鹏（益阳医学高等专科学校）
　　　　　何丽亚（益阳医学高等专科学校）
　　　　　贺文博（益阳医学高等专科学校）
　　　　　王　谨（阿克苏职业技术学院）
　　　　　张继元（辽源职业技术学院）
　　　　　沈晓琴（随州职业技术学院）
　　　　　易凡皓（南阳科技职业学院）
　　　　　崔淑曼（广东岭南职业技术学院）

目　录

项目一　社区护理常用工作方法 ·· 1
　　任务一　编制健康调查问卷 ·· 2
　　任务二　开展社区健康调查 ·· 6
　　任务三　开展社区健康教育 ··· 10
　　任务四　制作健康教育卡 ··· 16
　　任务五　建立社区居民健康档案 ··· 20
　　任务六　家庭访视（新生儿和产妇初次家访） ·· 26

项目二　常见慢性病的居家护理 ·· 34
　　任务一　高血压患者的居家护理 ··· 35
　　任务二　冠心病患者的居家护理 ··· 43
　　任务三　糖尿病患者的居家护理 ··· 51
　　任务四　COPD 患者的居家护理 ··· 58
　　任务五　脑卒中患者的居家护理 ··· 68

项目三　社区重点人群保健技术 ·· 76
　　任务一　预防接种（儿童保健） ··· 77
　　任务二　青春期生理心理卫生护理（青少年保健） ··· 83
　　任务三　乳房保健（妇女保健） ··· 90
　　任务四　老年人日常生活保健指导（老年人保健） ··· 95
　　任务五　亚健康状态管理（亚健康人群保健） ·· 102

项目四　出院患者的延续护理 ··· 111
　　任务一　管道护理（PICC 导管维护） ··· 112
　　任务二　造口护理 ··· 119
　　任务三　手术切口护理 ··· 124
　　任务四　家庭氧疗护理 ··· 129
　　任务五　电子血压计、血糖仪的使用 ·· 134

项目五　严重精神障碍患者的社区护理与管理 ·············· 140
　　任务　严重精神障碍患者的社区护理与管理 ·············· 141

项目六　社区常用中医护理技术 ·············· 149
　　任务一　艾灸护理技术 ·············· 150
　　任务二　拔罐护理技术 ·············· 155
　　任务三　刮痧护理技术 ·············· 159
　　任务四　常见穴位按摩方法 ·············· 164

项目七　社区常见急症的救护 ·············· 170
　　任务一　食物中毒患者的救护 ·············· 171
　　任务二　一氧化碳中毒患者的救护 ·············· 177
　　任务三　烧伤、烫伤患者的救护 ·············· 182
　　任务四　中暑患者的救护 ·············· 188
　　任务五　急性脑血管意外患者的救护 ·············· 193
　　任务六　气道异物患者的救护 ·············· 197
　　任务七　心搏骤停患者的救护 ·············· 203

项目八　临终护理技术 ·············· 209
　　任务一　临终患者的身体护理 ·············· 210
　　任务二　临终患者的心理护理 ·············· 215
　　任务三　死亡教育 ·············· 219

参考文献 ·············· 223

项目一　社区护理常用工作方法

学习楷模

杜雪平：中国社区卫生事业的急先锋

从租下一间15m²的房间作为"阵地"，到总建筑面积2 380m²；从2名社区医生发展到200人的医护防队伍；从日门诊量20人次到1 000人次；从只提供简单的基本医疗服务到预防、医疗、保健、康复、健康教育、计划生育技术指导、科研、教学多种功能为一体，居民满意度90%以上……这个坐落于北京市西城区的月坛社区卫生服务中心，从起步到成长为今天的规模，只用了短短的18年，并一度被誉为中国社区卫生的先行机构。而带领"最好的月坛"从无到有、从有到优的就是原复兴医院副院长、现月坛卫生服务中心主任杜雪平。

在2010年5月20日第63届世界卫生大会上，为表彰杜雪平在初级卫生保健方面取得的成绩，世界卫生组织将2010年度"笹川卫生奖"授予她，她也成为获得这项世界性殊荣的中国第一人。

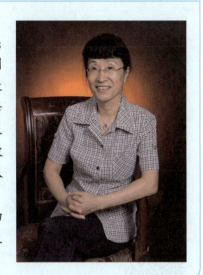

项目情境

桃李社区，管辖8个街道，4万人口，居民以工人、市民为主。其中，初中及以下文化程度者占居民总数的72%。60岁以上者占居民总数的14%。大多数家庭经济处中下等水平。一年来18岁以上人群疾病发病率顺位依次为：流感、高血压病、急慢性支气管炎、冠心病、退行性骨关节疾病、脑血管病、癌症。高血压患病率31.8%，高出2015年全国成年人高血压患病率（27.9%），血压控制率3.7%，肥胖率26%，成年男性吸烟率63%，盐摄入量17g/d，社区内无公共文体设施。

工作任务：

1. 你认为该社区存在哪些健康问题？需要优先干预的是哪个？如何根据该社区的情况设计干预计划？
2. 如何开展社区护理工作？

项目概述

社区护理是以社区为基础，借助于社会力量，向个人、家庭、社区提供医疗护理服务。在我国，社区护理常用的工作方法有编制健康调查表、开展社区健康调查、社区健康教育与健康促进、家庭访视、建立健康档案等。本章节将结合社区的特点，详细介绍这些方法在社区护理实践中的应用。

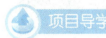

项目目标

1. 知识目标：能正确说出社区护理常用工作方法的目的和注意事项。
2. 技能目标：能熟练运用各种社区护理常用工作方法开展工作。
3. 素养目标：具备社区护理服务相关的法律法规知识，尊重关怀重点人群，善于观察发现问题，操作规范，手法熟练；态度和蔼，语言亲切，沟通有效。具有严谨的工作作风和科学的思维方式。

项目导学

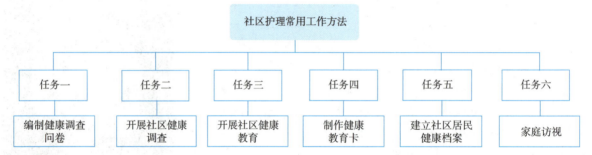

导学视频

任务一　编制健康调查问卷

任务描述

新街区社区卫生服务中心服务站已开业两年，基本医疗护理服务项目已陆续开展起来，为社区居民解决了就医难的问题。为全面了解居民对卫生服务的满意情况，提高服务质量，社区护士小王决定开展一次问卷调查。

工作任务：小王如何编制健康调查问卷？

任务目标

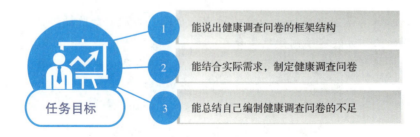

1. 能说出健康调查问卷的框架结构
2. 能结合实际需求，制定健康调查问卷
3. 能总结自己编制健康调查问卷的不足

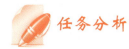任务分析

★健康调查问卷是以问题形式系统地记载个体或群体的健康信息及疾病危险因素，以用于研究其健康特征的健康管理测量工具，是收集健康信息最简单、最直接、最全面的手段之一。

★注意事项：

（1）问卷必须便于资料的校验、整理和数据统计分析。

（2）问卷需有明确的主题，有调查意义。

（3）问卷需通俗易懂：问卷应使应答者一目了然，并愿意如实回答。问卷符合应答者的理解能力和认识能力，避免使用专业术语。对敏感性问题采取一定的技巧调查，使问卷具有合理性和可答性，避免主观性和暗示性，以免答案失真。

（4）问卷问题排列的逻辑性：在安排上一般是先易后难、先简后繁、先具体后抽象，封闭式问题在前，开放式问题在后，敏感性问题放在最后。

问题与问题之间要具有逻辑性、连贯性、条理性、程序性，所提的问题最好是按类别进行"模块化"。问题设置紧密相关，问题集中、有整体性，提问有章法。如同样性质的问题应集中在一起，以利于被访者统一思考，否则容易引起思考的混乱。

（5）调查活动前预先测试，其目的主要是为了发现问卷中存在歧义、解释不明确的地方，寻找封闭式问题额外选项，以及了解被调查者对调查问卷的反应情况，从而对调查问卷进行修改完善，以保证问卷调查活动的目的顺利实现。

（6）问卷不宜过长，问题不能过多，一般控制在20min左右回答完毕。

任务实施

一、实施条件（表1-1-1）

操作流程

表1-1-1 编制健康调查问卷实施条件

名称	基本条件	要求
实施环境	（1）理实一体化多媒体示教室；（2）Wi-Fi；（3）智慧职教云平台	安静整洁、光线良好，可实时在线观看操作视频等网络资源
设施设备	（1）工作桌；（2）坐凳；（3）电脑	基础设施牢固稳定
物品准备	（1）纸；（2）笔；（3）社区健康资料	物品准备齐全，案例资源丰富、网络畅通，便于查找资料
人员准备	操作者仪表端庄、着装规范、洗手	熟悉健康调查问卷编制流程

二、实施步骤

（一）评估

1. 健康问题　资料收集完整，对影响健康的因素评估全面。
2. 调查对象　目标人群明确，对健康知识有需求。
3. 设计者　熟练掌握调查表设计的理论知识与实践技能。

（二）计划

（1）能发现影响居民生活质量的健康问题。

(2) 能制定相关主题的健康调查表。
(3) 调查表结构完整、信度效度较高。
(4) 调查表能准确分析影响居民健康的危险因素。

(三) 设计步骤

1. 确定研究问题　研究目的有针对性，对健康研究的概念明确。
2. 编制具体条目　能根据影响健康的因素编制具体条目，条目问题指向明确，内容齐全，层次分明，具有可行性。注意：①条目编制可通过文献进行回顾，借鉴已有问卷中测量健康的成熟条目，或结合专业知识、实践经验及相关理论，根据专家意见等自行设计。②敏感性及开放性的问题应放在调查表的最后，有跳跃性的问题，应标明如何填写。③处理好敏感问题的表达方式。
3. 条目排序　排序准确，遵循少而精、由易到难、由浅入深、由封闭到开放的原则。
4. 润饰文字　文字简练准确、通俗易懂、适合调查对象。用词得当、无歧义、避免使用诱导性词语。
5. 编写指导语　简短凝练，目的明确，说明调查者的身份、调查目的和意义、填写问卷大致需要的时间、保密承诺等。
6. 编写填表说明　详细具体，能指导调查对象如何填写调查表。
7. 评定内容效度　对不相关或不清楚的条目进行修改和删减。
8. 问卷预调查　正式调查前必须进行预调查过程，及时发现调查表的问题和缺陷，进行相应修改。

(四) 评价

(1) 调查表结构完整，方便易行，适合目标人群。
(2) 调查表能全面评估居民健康状况，满足研究目的的需要。
(3) 调查表能准确分析影响居民健康的危险因素。
(4) 有较高的信度、效度和可接受性。

三、考核标准（表1-1-2）

表1-1-2　编制健康调查问卷考核标准

考核内容		评分要求	分值	得分	备注
评估 (9分)	健康问题	资料收集完整，对影响健康的因素评估全面	3		
	调查对象	目标人群明确，对健康知识有需求	3		
	设计者	熟练掌握调查表设计的理论知识与实践技能	3		
计划（16分）		能发现影响居民生活质量的健康问题	4		
		能制定相关主题的健康调查表	4		
		调查表结构完整、信度效度较高	4		
		调查表能准确分析影响居民健康的危险因素	4		

续表

考核内容	评分要求	分值	得分	备注
设计步骤（60分）	1. 确定研究问题：研究目的有针对性，对健康研究的概念明确	5		
	2. 编制具体条目：能根据影响健康的因素编制具体条目，条目问题指向明确，内容齐全，层次分明，具有可行性	10		
	3. 条目排序：排序准确，遵循少而精、由易到难、由浅入深的原则	5		
	4. 润饰文字：文字简练准确、通俗易懂、适合调查对象，用词得当、无歧义	10		
	5. 编写指导语：简短凝练，目的明确，说明调查者的身份、调查目的和意义、填写问卷大致需要的时间、对保密的承诺等	5		
	6. 编写填表说明：详细具体，能指导调查对象如何填写调查表	5		
	7. 评定内容效度：对不相关或不清楚的条目进行修改和删减	10		
	8. 问卷预调查：正式调查前必须进行预调查过程，及时发现调查表的问题和缺陷，进行相应修改	10		
评价（15分）	1. 调查表结构完整，方便易行，适合目标人群	4		
	2. 调查表能全面评估居民健康状况，满足研究目的的需要	3		
	3. 调查表能准确分析影响居民健康的危险因素	3		
	4. 有较高的信度、效度和可接受性	5		
总分		100		

四、同步练习

参考答案

选择题

1. 社区健康调查表的被调查对象包括（　　）。
A. 社区有健康问题的人　　　　　　B. 社区所有居民
C. 社区健康人群　　　　　　　　　D. 社区精神患者
2. 健康调查表的问题设计包括（　　）。
A. 开放式的　　　　　　　　　　　B. 封闭式的
C. 根据问题选择开放式或封闭式　　D. 二者都不选
3. 健康调查表的问题设计包括（　　）。
A. 一般情况　　B. 生活方式　　C. 遗传病史　　D. 个人隐私
4. 对社区居民进行健康调查的目的包括（　　）。
A. 传播知识，培养良好的行为和生活方式　　B. 了解居民的健康状况
C. 便于对居民实施有针对性的健康指导　　　D. 以上描述都不正确
5. 进行预调查的目的是（　　）。
A. 确定研究问题　　　　　　　　　B. 确认研究变量
C. 发现调查表设计中的问题　　　　D. 加速科研工作的进度
6. 研究者在设计时应充分考虑失访的问题，一般应该将失访率控制在（　　）以内。
A. 5%　　　　B. 7%　　　　C. 10%　　　　D. 12%

知识拓展

电子调查问卷

大数据时代,数据采集的方式多种多样。为了更方便快捷、准确无误地获取被调查对象的真实信息,我们通常会采用电子问卷的形式进行相应的数据采集。电子问卷以其时空自由、反馈快速、成本低廉、统计高效、隐私保护等优势而获得广泛应用。目前使用较为广泛的电子问卷软件有问卷星、问卷宝等。

 任务小结

任务掌握程度	任务存在问题	努力方向
完全掌握 □ 部分掌握 □ 没有掌握 □		
任务学习记录		

导学视频

任务二　开展社区健康调查

 任务描述

新街区社区卫生服务中心服务站已开业两年,基本医疗护理服务项目已陆续开展起来,为社区居民解决了就医难的问题。为全面了解社区居民健康状况,提高服务质量,社区护士小王决定开展一次健康调查。

工作任务:小王如何开展社区健康调查?

项目一
社区护理常用工作方法

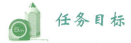

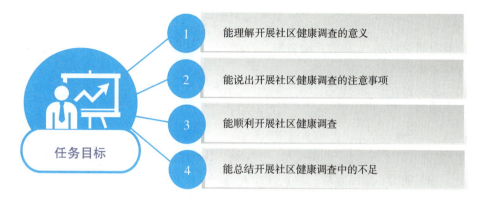

任务分析

★ 社区健康调查是以社区为范围,以人群为对象,以促进和维护人群的健康为目的,在特定的时间内利用简易的仪器设备进行社区调查的方法。其基本步骤包括:拟订健康调查计划、编制健康调查表、培训健康调查人员、实施健康调查、总结健康调查工作。

★ 开展社区健康调查的意义在于:采集社区人群健康信息、对社区人群健康状况进行监测和管理、评价社区疾病防治(干预)措施的效果、进行疾病筛查,发现高危人群。

任务实施

一、实施条件(表1-2-1)

操作流程

表1-2-1 开展社区健康调查实施条件

名称	基本条件	要求
实施环境	社区模拟实训室或××社区实地	社区模拟实训室宽敞明亮;社区实地人群密度高
设施设备	移动桌椅,移动展销帐篷	结构稳定,方便携带
物品准备	(1)调查问卷;(2)记录单;(3)笔;(4)宣传手册;(5)体检用物;(6)宣传条幅;(7)展板海报	物品准备齐全,数量充足
人员准备	操作者仪表端庄、着装规范	熟悉健康调查问卷编制流程

二、实施步骤

(一)评估准备

1. 评估需求　可利用居民健康档案、门诊就诊记录以及社区的其他原始资料来完成资料的收集工作,通过对资料的汇总整理、分析评估筛选健康问题,确定出适宜开展健康调查的项目。

2. 选定环境　温湿度适宜的天气,人群密度高的场所。

3. 发布消息　确定健康调查时间地点人员后,要提前一周通过社区的公告、广播、短信等媒体发布信息。

4. 物品准备　与健康调查主题相关的用物,如健康调查问卷、记录单、纸笔、宣传手册、体检用物、宣传条幅、展板海报。

5. 人员准备　着装规范，经过相关培训，掌握调查内容相关知识，熟悉调查流程及表格书写规范。

（二）计划

（1）在规定的时间（10min）内完成对资料的收集。

（2）调查方法正确，资料准确、有效。

（3）与被调查者沟通良好、满意。

（三）实施

1. 布置场地　选定人口流动量大、空间充足、不影响公共秩序的地点布置调查场地，现场安排井然有序。
2. 调查人员　分工明确，适度宣传，寻找目标人群。
3. 问卷调查　对被调查者先作自我介绍，说明调查的目的，获得被调查者的认可和配合。
4. 作答问卷　完成全部问题，答题有效。
5. 体格检查　方法正确。
6. 健康指导
7. 填写记录表
8. 分析调查问卷，整理用物

（四）评价

（1）居民理解社区健康调查的意义，能够配合调查。

（2）调查过程开展顺利、流畅，现场秩序井然。

（3）沟通有效、健康教育内容和方式合适。

（4）语言亲切，态度和蔼，关爱被调查者。

（5）在规定时间（10min）内完成。

三、考核标准（表1-2-2）

表1-2-2　开展社区健康调查考核标准

考核内容		评分要求	分值	得分	备注
评估准备 （15分）	评估需求	汇总整理资料、分析评估筛选健康问题，确定出适宜开展调查的项目	3		
	选定环境	温湿度适宜的天气；人群密度高的场所	3		
	发布消息	确定健康调查时间地点人员后，要提前一周通过社区的公告、广播、短信等媒体发布信息	3		
	物品准备	与健康调查主题相关的用物，如健康调查问卷、记录单、纸笔、宣传手册、体检用物、宣传条幅、展板海报等	3		
	人员准备	着装规范，经过相关培训，掌握调查内容相关知识，熟悉调查流程及表格书写规范	3		
计划 （5分）	预期目标	1. 在规定的时间（10min）内完成对资料的收集	3		
		2. 调查方法正确，资料准确、有效	1		
		3. 与被调查者沟通良好、满意	1		

续表

考核内容		评分要求	分值	得分	备注
实施 （60分）	布置场地	1. 布置场地：选定人口流动量大、空间充足、不影响公共秩序的地点布置调查场地，现场安排井然有序	5		
		2. 调查人员分工明确，适度宣传，寻找目标人群	5		
	问卷调查	3. 对被调查者先作自我介绍，说明调查的目的，获得被调查者的认可和配合	10		
		4. 作答问卷：完成全部问题，答题有效	10		
		5. 体格检查：方法正确	10		
		6. 健康指导	10		
	记录	7. 填写记录表	6		
		8. 分析调查问卷，整理用物	4		
评价 （20分）		1. 居民理解社区健康调查的意义，能够配合调查	4		
		2. 调查过程顺利、流畅，现场秩序井然	4		
		3. 沟通有效，健康教育内容和方式合适	4		
		4. 语言亲切，态度和蔼，关爱被调查者	4		
		5. 在规定时间（10min）内完成	4		
总分			100		

四、同步练习

选择题

1. 社区健康调查的评价指标中不能反映出社区人群健康状况的是（　　）。
   A. 发病率与患病率　　　　　　　　B. 死亡率与平均寿命
   C. 社会效益和经济效益　　　　　　D. 少年儿童的生长发育指标

2. 护士在进行社区调查倾听社区居民说话时，不妥的行为是（　　）。
   A. 全神贯注地听
   B. 倾听过程中轻声地说："嗯"
   C. 及时评论患者所谈的内容
   D. 保持目光接触

参考答案

3. 分析社区健康调查所获的护理资料时，错误的说法是（　　）。
   A. 原始数据资料可以直接用于社区健康护理诊断
   B. 文字资料要进行含义的解释与分析
   C. 去粗取精，去伪存真
   D. 注意进行不同区域的横向比较

4. 在个人、家庭和社区的社区健康调查过程中，错误的说法是（　　）。
   A. 个人健康护理资料主要以个人生理、心理、社会、文化、精神等内容为主
   B. 家庭健康护理主要收集家庭功能、家庭发展阶段、家庭环境等资料
   C. 社区健康护理主要收集社区人口学资料、社区环境特征指标和社区人群健康状况指标的资料
   D. 都应该有问诊、资料分析法和观察法

知识拓展

社区健康调查具体操作方法
1. 定性调查　常用观察法、深入访谈法、专题小组讨论、问卷调查等方式收集资料。
2. 定量调查　主要采用测量法和问卷调查。

任务小结

任务掌握程度	任务存在问题	努力方向
完全掌握 □ 部分掌握 □ 没有掌握 □		
任务学习记录		

导学视频

任务三　开展社区健康教育

任务描述

某社区护士在建立健康档案过程中发现其辖区居民的高血压患病率为31.8%,高出2015年全国成年人高血压患病率(27.9%)。通过与社区卫生服务中心诊疗居民交谈和走访得知,该辖区多数居民喜吃咸食,对高血压疾病相关知识了解不够,缺乏自我保健知识。

工作任务:作为社区护士,如何对该社区居民开展健康教育?

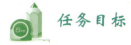
任务目标

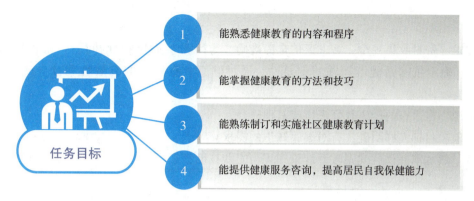

1. 能熟悉健康教育的内容和程序
2. 能掌握健康教育的方法和技巧
3. 能熟练制订和实施社区健康教育计划
4. 能提供健康服务咨询，提高居民自我保健能力

任务分析

★ 社区健康教育是指以社区为范围，以社区人群为教育对象，以促进社区居民健康为目标，有组织、有计划、有评价的健康教育活动。在提高全民健康素养、预防疾病、保护和促进健康方面发挥着不可替代的作用，其核心问题是促使个体或群体改变不健康的行为和生活方式。

★ 社区健康教育的程序是指导社区健康服务人员有效完成健康教育工作的关键，其全过程分为5个步骤，即社区健康教育评估、确定社区健康教育问题、制定社区健康教育计划、实施社区健康教育活动以及社区健康教育评价。

任务实施

操作流程

一、实施条件（表1-3-1）

表1-3-1 开展社区健康教育实施条件

名称	基本条件	要求
实施环境	（1）模拟健康教育室；（2）理实一体化多媒体示教室；（3）Wi-Fi；（4）智慧职教云平台	安静整洁、光线良好，可实时在线观看操作视频等网络资源
设施设备	（1）电脑；（2）学习桌椅	基础设施牢固稳定，运行良好
物品准备	（1）彩色笔若干；（2）彩色卡纸若干；（3）健康教育活动记录表；（4）备选案例若干	物品准备齐全
人员准备	操作者着装规范	熟悉健康调查流程

二、实施步骤

(一) 评估

1. 学习需求　资料收集齐全，需求评估全面准确，为社区中亟待解决的问题，确定影响居民生活质量的健康问题，确定依据是健康问题的重要性、通过健康教育解决的有效性和社会或人群干预的可行性。
2. 环境资源　有适宜的健康教育场所或其他途径。
3. 教育对象　目标人群明确，有对健康知识的需求。
4. 教育者　熟练掌握社区健康教育理论知识与实践技能，态度端正。

(二) 计划

(1) 计划制订准确合理，内容齐全，包括主题、方法、对象、目标、内容、时间、地点、活动安排和经费预算等。
(2) 主题选定符合重要性、有效性、可行性原则。
(3) 目标制定切实可行，有总体目标和短期目标，目标有量化标准。
(4) 教育对象明确，教育内容符合主题。
(5) 教育方法选择恰当，时间地点适宜，经费预算合理，便于实施。

(三) 实施

1. 环境资源　教育环境适宜，利于开展社区健康教育。
2. 有效沟通　教育者与教育对象之间有效沟通，互相认可。
3. 开展健康教育活动　根据不同情况选择其中一种方式实施。

(1) 提供健康教育资料，设置健康教育宣传栏：明确辖区内主要健康问题，确定核心信息和目标人群—结合实际，编制编写健康教育资料或宣传栏—发放健康教育资料或定期更换宣传内容。
(2) 开展公众健康咨询：确定活动主题与内容—准备活动资料—协调活动场地—发放活动通知—组织目标人群—实施活动。
(3) 举办健康知识讲座：确定活动主题—确定授课教师—编写讲座知识—制作多媒体课件—落实场地设备—发放通知—实施活动。
(4) 开展个体化健康教育：对就诊对象的健康问题及危险因素进行综合评估—确定健康教育内容—讲解疾病、健康、用药及保健知识。

4. 对健康教育活动整理汇总，填写活动记录表。

(四) 评价

(1) 选择方法得当，目标人群适宜。
(2) 计划制订准确合理，目标制定切实可行。
(3) 健康教育实施过程顺利，互动良好。
(4) 受教育者获得相关知识或技能，能够说出健康目标或进行健康运动。

三、考核标准（表1-3-2）

表1-3-2 开展社区健康教育考核标准

考核内容		评分要求	分值	得分	备注
评估 （20分）	学习需求	资料收集齐全，需求评估全面准确，为社区中亟待解决的问题，确定影响居民生活质量的健康问题，确定依据是健康问题的重要性、通过健康教育解决的有效性和社会或人群干预的可行性	5		
	环境资源	有适宜的健康教育场所或其他途径	5		
	教育对象	目标人群明确，有对健康知识的需求	5		
	教育者	熟练掌握社区健康教育理论知识与实践技能，态度端正	5		
计划（10分）		1. 在规定时间（15min）内完成健康教育计划的制定	2		
		2. 计划制订准确合理，内容齐全，包括主题、方法、对象、目标、内容、时间、地点、活动安排和经费预算等。主题选定有重要性、有效性、可行性	3		
		3. 目标制定切实可行，有总体目标和短期目标，目标有量化标准	2		
		4. 教育对象明确，教育内容符合主题	2		
		5. 教育方法选择恰当，时间地点适宜，经费预算合理，便于实施	1		
实施 （50分）	环境资源	1. 教育环境适宜，利于开展社区健康教育	5		
	有效沟通	2. 教育者与教育对象之间有效沟通，互相认可	5		
	开展健康教育活动	3. 根据不同情况选择其中一种方式实施 （1）提供健康教育资料，设置健康教育宣传栏 明确辖区内主要健康问题，确定核心信息和目标人群—结合实际，编制编写健康教育资料或宣传栏—发放健康教育资料或定期更换宣传内容 （2）开展公众健康咨询 确定活动主题与内容—准备活动资料—协调活动场地—发放活动通知—组织目标人群—实施活动 （3）举办健康知识讲座 确定活动主题—确定授课教师—编写讲座知识—制作多媒体课件—落实场地设备—发放通知—实施活动 （4）开展个体化健康教育 对就诊对象的健康问题及危险因素进行综合评估—确定健康教育内容—讲解疾病、健康、用药及保健知识	35		
	记录	4. 对健康教育活动整理汇总，填写活动记录表	5		
评价 （20分）		1. 选择方法得当，目标人群适宜	5		
		2. 计划制订准确合理，目标制定切实可行	5		
		3. 健康教育实施过程顺利，互动良好	2		
		4. 受教育者获得相关知识或技能，能够说出健康目标或进行健康运动	3		
		5. 在规定时间内完成（健康教育计划制订15min，卡片制作60min，讲座15min）	5		
总分			100		

四、同步练习

(一) 选择题

1. 社区健康教育的对象是（　　）。
   A. 社区有健康问题的人　　B. 社区所有居民
   C. 社区健康人群　　　　　D. 社区年老体弱者
   E. 社区残疾人

2. 健康教育的核心是（　　）。
   A. 传播知识，培养良好的行为和生活方式
   B. 争取社会支持，形成健康促进氛围
   C. 加强行为干预
   D. 着眼于每一个个体
   E. 以上描述都不正确

3. 对于疾病处于转归阶段的人来讲，健康教育的内容主要是（　　）。
   A. 健康促进　　　　　　　B. 预防保健
   C. 疾病治疗　　　　　　　D. 康复教育
   E. 卫生知识宣传

4. 某社区卫生服务中心，举行高血压健康教育讲座，社区护士要教会居民测量血压，最好的健康教育方法是（　　）。
   A. 讲授　　　　　　　　　B. 讨论
   C. 角色扮演　　　　　　　D. 案例分析
   E. 示教

5. 关于社区健康教育的特点，错误的是（　　）。
   A. 以健康为中心　　　　　B. 以社区为基本单位
   C. 以患者群体为教育对象　D. 有组织有计划有评价
   E. 具有连续性，贯穿人的一生

6. 针对社区中的高危人群，进行社区教育应侧重于（　　）。
   A. 卫生保健知识　　　　　B. 预防性卫生知识
   C. 家庭护理技能　　　　　D. 死亡教育
   E. 康复知识

7. 社区护士计划对小学二年级学生实施刷牙方法的教育，最有效的方法是（　　）。
   A. 组织学生参观牙刷厂　　B. 放幻灯
   C. 举办展览　　　　　　　D. 示范刷牙
   E. 与学生面谈

(二) 简答题

1. 简述社区健康教育计划的要素。
2. 请列举出社区健康教育实施的方法。

(三) 操作题

某职业中专学校，保卫科老师在巡视寝室和厕所时发现学生吸烟情况严重，吸烟人数明显增加，特

别是女生吸烟现象比较突出。据了解，吸烟动机主要为：无聊，认为吸烟可以使自己显得时尚、成熟，对吸烟危害认识不足。这些学生上课无精打采，学习效率明显降低。

请针对此情况为该校制订控制吸烟的健康教育计划。

 知识拓展

社区健康教育开展的形式

1. 语言健康教育。
2. 文字健康教育。
3. 形象化教育。
4. 电化健康教育。
5. 网络健康教育。
6. 民间传统健康教育。

 任务小结

任务掌握程度	任务存在问题	努力方向
完全掌握 □ 部分掌握 □ 没有掌握 □		
任务学习记录		

导学视频

任务四 制作健康教育卡

 任务描述

某市老城区，社区护士小郭在建立健康档案过程中发现其辖区居民的高血压患病率为25%，同当时的全国平均水平16%相比患病率高出9个百分点，这引起了她的注意。小郭通过与社区卫生服务中心诊疗居民交谈以及去高血压家庭访视得知，该辖区多数居民喜吃咸食，对高血压疾病相关知识了解不够，缺乏自我保护意识和自我保健知识。同时小郭调查得知本社区的人口分布特点是：居民分布处于贫富两极。新建高层住宅居民多数为中年知识分子和工作一线人员，大多精神压力大并且无暇顾及身体。古老旧街居住的居民多为工人和外地民工，下岗职工多，流动人口多，老年人多，收入低，经济生活带来的压力大。

工作任务：如果你是护士小郭，请你为该社区制作一份健康教育卡。

 任务目标

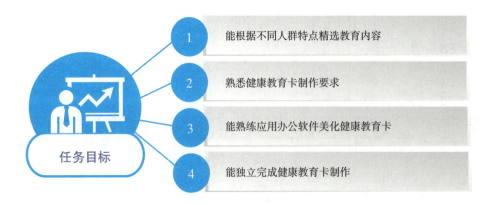

 任务分析

★ 在进行健康教育时，如何选择和制作合适的教育资料是一项关键性的工作。在社区工作中，除了利用现有的健康教育资料以节省时间和经费外，很多情况下还需要制作新的材料。

宣传册或宣传单是印刷类宣传品中最常用且效果较好的一种。宣传单（册）常常被作为健康教育讲座的辅助资料，因而内容应当与健康教育讲座密切相关，既可以是讲座重点内容的总结或再现，也可以是讲座内容的补充。例如，讲解糖尿病食品交换份法的时候，宣传册的内容既可以是食品交换份法的具体操作步骤，也可以是常见食物的食品交换份值。在形式方面，图文并茂的宣传单（册）更容易吸引居民的学习兴趣。制作出的宣传单（册）文字与纸张的对比应当强烈，字体应当清晰、大小适中，方便居民，尤其是老年人阅读。

健康教育卡是宣传册的缩减版，制作健康教育卡，可以锻炼并提升学生开展健康教育的能力。

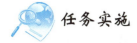

一、实施条件（表1-4-1）

表1-4-1 制作健康教育卡实施条件

名称	基本条件	要求
实施环境	(1)模拟室；(2)理实一体化多媒体示教室；(3)Wi-Fi；(4)智慧职教云平台	安静整洁、光线良好、可实时在线观看操作视频等网络资源
设施设备	(1)电脑；(2)学习桌椅	基础设施牢固稳定，运行良好
物品准备	(1)彩色卡纸；(2)笔；(3)作图工具；(4)备选案例库	物品准备齐全
人员准备	操作者着装规范	熟悉健康教育卡制作流程

二、实施步骤

（一）评估

1. 学习需求　资料收集齐全，需求评估全面准确，为社区中亟待解决的健康问题，确定健康教育的主题方向。
2. 环境资源　社区环境资料收集详细，能反映健康问题。
3. 教育对象　目标人群的特点如年龄、学习能力、学习意愿等。
4. 教育者　态度端正，熟练掌握社区健康教育理论知识与实践技能。

操作流程

（二）计划

（1）在规定时间内完成健康教育卡的制作。
（2）教育对象明确，教育内容符合主题。
（3）教育卡制作经费预算合理，便于实施。

（三）实施

1. 环境资源　环境适宜，工具齐全，利于开展。
2. 收集资料　资料内容简短、契合主题、集趣味性和专业性于一体。
3. 审核资料　内容与健康主题是否相符，删除一些带有广告性质的宣传内容，或是极具煽动性的语言、极限词、夸大事实的用语等。
4. 版面设计

（1）选择图片、绘制插图：在制作健康教育卡时经常需要插入一些图片来增加趣味性以及让内容更形象、生动。对于图片的要求是健康阳光、形象容易被大众所接受，与主题相契合。图片可以是卡通的也可以是实物图片以及一些医疗图片等。

（2）字体的选择：学生在制作时要注意选择常规字体。大标题可以做艺术字体，比如斜体字、圆体字等。另外，文字使用要规范，不能随意使用简化字，杜绝错别字。

（3）色彩的搭配：色彩的选择首先要与内容相符合，如果是大面积用色时不过分华丽或艳丽，整体背景色尽量选择清新淡雅的色调。

5. 排版　图文并茂，给人美感。

（四）评价

（1）健康卡内容合理，通俗易懂，适宜目标人群。
（2）卡片整体色彩、字体、排版搭配良好，兼有趣味性与教育意义。
（3）受教育者能获得相关知识或技能，并能够说出健康目标或进行健康运动。
（4）在规定时间（60min）内完成。

三、考核标准（表1-4-2）

表1-4-2　制作健康教育卡考核标准

考核内容		评分要求	分值	得分	备注
评估（20分）	学习需求	资料收集齐全，需求评估全面准确，为社区中亟待解决的健康问题，确定健康教育的主题方向	5		
	环境资源	社区环境资料收集详细，能反映健康问题	5		
	教育对象	目标人群的特点如年龄、学习能力、学习意愿等	5		
	教育者	态度端正，熟练掌握社区健康教育理论知识与实践技能	5		
计划（15分）		1. 在规定时间（60min）内完成健康教育卡的制作	5		
		2. 教育对象明确，教育内容符合主题	5		
		3. 教育卡制作经费预算合理，便于实施	5		
实施（45分）	环境资源	1. 环境适宜，工具齐全，利于开展	5		
	健康教育卡制作过程	2. 收集资料　资料内容简短、契合主题、集趣味性和专业性于一体 3. 审核资料　内容与健康主题是否相符，删除一些带有广告性质的宣传内容，或是极具煽动性的语言、极限词、夸大事实的用语等 4. 版面设计 （1）选择图片、绘制插图　在制作健康教育卡时经常需要插入一些图片来增加趣味性以及让内容更形象、生动。对于图片的要求是健康阳光、形象容易被大众所接受、与主题相契合。图片可以是卡通的也可以是实物图片以及一些医疗图片等 （2）字体的选择　学生在制作时要注意选择常规字体。大标题可以做艺术字体，比如斜体字、圆体字等。另外，文字使用要规范，不能随意使用简化字，杜绝错别字 （3）色彩的搭配　色彩的选择首要与内容相符合，如果是大面积用色时不过分华丽或艳丽，整体背景色尽量选择清新淡雅的色调 5. 排版　图文并茂，给人美感	40		
评价（20分）		1. 健康卡内容合理，通俗易懂，适宜目标人群	5		
		2. 卡片整体色彩、字体、排版搭配良好，兼有趣味性与教育意义	5		
		3. 受教育者能获得相关知识或技能，并能够说出健康目标或进行健康运动	5		
		4. 在规定时间（60min）内完成	5		
总分			100		

四、同步练习

（一）选择题

参考答案

1. 对社区居民整体健康进行护理的主要方式是（　　）。
   A. 居家护理　　　　　　　　　　B. 家庭访视
   C. 护理程序　　　　　　　　　　D. 社区群体健康教育与健康促进
   E. 社区康复护理

2. 以下关于健康教育的知—信—行模式，错误的是（　　）。
   A. 知即知晓知识　　　　　　　　B. 行即行为，是目标
   C. 信即信念和态度，是目标　　　D. 是有关行为改变的一种较成熟的模式
   E. 知识是基础

3. 社区健康教育的目的，以下错误的是（　　）。
   A. 预防疾病　　　　　　　　　　B. 促进健康
   C. 治疗疾病　　　　　　　　　　D. 提高生活质量
   E. 一种有目的、有计划、有评价的教育活动

4. 制作社区健康教育卡要注意以下方面，除外（　　）。
   A. 主题明确，符合教育对象需求　B. 语言要具备极大的煽动性
   C. 画面简洁　　　　　　　　　　D. 图画选择合适
   E. 文字浅显易懂

（二）操作题

请你为社区制作一份关于高血压知识的健康教育卡。

 任务小结

任务掌握程度	任务存在问题	努力方向
完全掌握 □ 部分掌握 □ 没有掌握 □		
任务学习记录		

导学视频

任务五 建立社区居民健康档案

 任务描述

居民于某，男性，68岁，因头晕来到某社区卫生服务中心就诊，接诊护士了解到此居民系所辖小区常住居民，尚未建立健康档案。

工作任务：如何为于先生建立居民健康档案。

任务目标

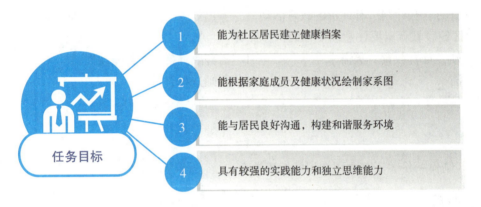

1. 能为社区居民建立健康档案
2. 能根据家庭成员及健康状况绘制家系图
3. 能与居民良好沟通，构建和谐服务环境
4. 具有较强的实践能力和独立思维能力

 任务分析

★社区健康档案是居民健康管理过程的规范、科学记录。它是以居民个人健康为核心，贯穿其整个生命过程、涵盖各种健康相关因素，满足居民自我保健和健康管理、健康决策需要的系统化信息资源。它是由个人基本信息表、健康体检表、接诊记录表、会诊记录表、双向转诊单和居民健康档案信息卡等组成的系统化档案。

社区健康档案是社区卫生服务工作中收集、记录社区居民健康信息的重要工具；是社区顺利开展各项卫生保健工作，满足社区居民的预防、医疗、保健、康复、健康教育、生育指导"六位一体"的卫生服务需求及提供经济、有效、综合、连续的基层卫生服务的重要保证。通过建立个人、家庭和社区健康档案，能够了解和掌握社区居民的健康状况和疾病构成，了解社区居民主要健康问题和卫生问题的流行病学特征，为筛选高危人群，开展疾病管理，采取针对性预防措施奠定基础。

健康档案由乡镇卫生院、社区卫生服务中心（站）负责首次建立以及更新档案信息。通过入户服务（调查）、疾病筛查、健康体检等多种方式为居民建立健康档案。纸质健康档案统一编号，集中放置在乡镇卫生院、社区卫生服务中心（站），一般以家庭为单位装在档案袋内。健康档案原则上应长期保存，分类装订，防止丢失，档案保管设施按照防盗、防晒、防火、防潮、防尘、防鼠、防虫等要求。安排专人负责健康档案管理工作，保证健康档案完整、安全。电子健康档案的数据存放在电子健康档案数据中心，因此居民每次复诊或随访时，可凭居民健康档案信息卡由社区卫生服务中心医务人员向档案室调取居民健康档案。

★ 建档对象流程：

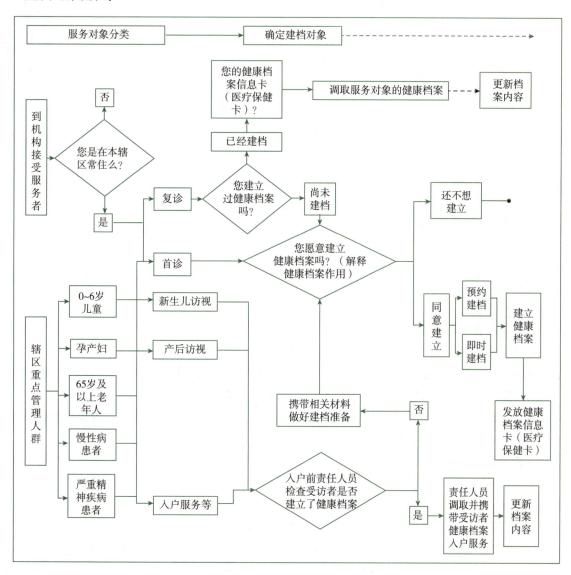

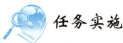

一、实施条件（表 1-5-1）

表 1-5-1 建立社区居民健康档案实施条件

名称	基本条件	要求
实施环境	（1）社区模拟实训室；（2）理实一体化多媒体示教室；（3）Wi-Fi；（4）智慧职教云平台	安静整洁、光线良好、通风保暖，可实时在线观看操作视频等网络资源
设施设备	（1）办公桌椅；（2）笔；（3）体温表；（4）听诊器；（5）血压计；（6）血糖仪；（7）体重计；（8）软尺；（9）视力表	基础设施牢固稳定
物品准备	（1）居民健康档案表格；（2）笔	物品准备齐全
人员准备	志愿者若干，扮演社区内人群	精神状态良好，避免空腹和过度紧张
	操作者着装规范	熟悉建档流程

二、实施步骤

操作流程

（一）建档前准备

1. 物品　健康档案表、笔、纸、体检工具。
2. 环境　安静、整洁、光线适宜。
3. 建档者　着装整齐，衣帽整洁、举止端庄、态度和蔼，熟悉建档流程。

（二）计划

（1）在规定时间（15min）内完成各项内容。
（2）资料填写规范、无遗漏。
（3）沟通良好，解释到位。

（三）建档过程

1. 到机构接受服务者
（1）判断是否在本辖区常住。
（2）确认为本辖区常住者，判断是首诊还是复诊。
（3）如为首诊，询问是否愿意建立健康档案（正确解释健康档案作用），如同意建立，则即时建档或预约建档，发放健康档案信息卡（医疗保健卡）；如不愿建档，则终止操作。
（4）如为复诊，询问是否已建立健康档案，如已建档，询问健康档案信息卡，调取健康档案，更新档案内容；如尚未建档，则重复上一步操作。

2. 辖区内重点管理人群
（1）辖区内重点管理人群（0~6岁儿童、孕产妇、65岁及以上老年人、慢性病患者、重性精神疾病患者）需开展家庭访视，入户服务获取健康信息。
（2）入户前责任人员检查受访者是否已建立了健康档案。
（3）如已建立，调取并携带受访者健康档案入户服务，更新档案内容。如未建立，携带相关材料做好建档准备。询问是否愿意建档，并根据受访者意愿进行后续操作。

3. 填写居民基本信息
（1）规范填写居民个体健康档案相关信息。如为重点人群，则进一步完善重点人群健康管理记录信息。
（2）根据其主要健康问题和服务提供情况填写相应记录。
（3）为服务对象填写并发放居民健康档案信息卡。
（4）已建立居民电子健康档案信息系统的地区应为个人建立居民电子健康档案，并发放国家统一标准的医疗保健卡。

4. 确定护理干预措施
（1）计划制订准确合理，内容齐全。
（2）目标制定切实可行，有总体目标和短期目标，目标有量化标准。
（3）护理干预对象明确。
（4）护理干预措施选择恰当，便于实施。

（四）评价

（1）态度认真负责，过程顺利，沟通良好，解释到位。

（2）信息填写规范，字迹清楚、无涂改、无漏项。

（3）在规定时间（15min）内完成。

三、考核标准（表1-5-2）

表1-5-2 建立社区居民健康档案考核标准

考核内容		评分要求	分值	得分	备注
建档前准备（10分）	物品	健康档案表、笔、纸、体检工具	5		
	环境	安静、整洁、光线适宜	2		
	建档者	着装整齐，衣帽整洁、举止端庄、态度和蔼、熟悉建档流程	3		
计划（6分）	预期目标	1. 在规定时间（15min）内完成各项内容	2		
		2. 资料填写规范、无遗漏	2		
		3. 沟通良好，解释到位	2		
建档过程（72分）	到机构接受服务者	1. 判断是否在本辖区常住	2		
		2. 确认为本辖区常住者，判断是首诊还是复诊	2		
		3. 如为首诊，询问是否愿意建立健康档案（正确解释健康档案作用），如同意建立，则即时建档或预约建档，发放健康档案信息卡（医疗保健卡）；如不愿建档，则终止操作	7		
		4. 如为复诊，询问是否已建立健康档案，如已建档，询问健康档案信息卡，调取健康档案，更新档案内容；如尚未建档，则重复上一步操作	7		
	辖区内重点管理人群	5. 辖区内重点管理人群（0~6岁儿童、孕产妇、65岁以及上老年人、慢性病患者、重性精神疾病患者）需开展家庭访视，入户服务获取健康信息	4		
		6. 入户前责任人员检查受访者是否已建立了健康档案	4		
		7. 如已建立，调取并携带受访者健康档案入户服务，更新档案内容	4		
		8. 如未建立，携带相关材料做好建档准备。询问是否愿意建档，并根据受访者意愿进行后续操作	6		
	填写居民基本信息	9. 规范填写居民个体健康档案相关信息。如为重点人群，则进一步完善重点人群健康管理记录信息	4		
		10. 根据其主要健康问题和服务提供情况填写相应记录	4		
		11. 为服务对象填写并发放居民健康档案信息卡	4		
		12. 已建立居民电子健康档案信息系统的地区应为个人建立居民电子健康档案，并发放国家统一标准的医疗保健卡	6		
	确定护理干预措施	13. 计划制订准确合理，内容齐全	4		
		14. 目标制定切实可行，有总体目标和短期目标，目标有量化标准	4		
		15. 护理干预对象明确	4		
		16. 护理干预措施选择恰当，便于实施	6		
评价（12分）		1. 态度认真负责，过程顺利，沟通良好，解释到位	4		
		2. 信息填写规范，字迹清楚、无涂改、无漏项	4		
		3. 在规定时间（15min）内完成	4		
总分			100		

四、同步练习

选择题

1. 居民健康档案建立的对象是（　　）。
   A. 辖区所有人员
   B. 辖区部分人员
   C. 辖区内居住半年以上的户籍居民
   D. 辖区内居住半年以上的户籍居民及非户籍居民
   E. 在辖区就诊的居民

2. 社区重点人群是指（　　）。
   A. 患有高血压的人群
   B. 患有糖尿病的人群
   C. 0~6岁的儿童、孕产妇、老年人和慢性病患者等
   D. 0~6岁的儿童、孕产妇、老年人
   E. 重症精神病患者

3. 居民健康档案的内容包括（　　）。
   A. 居民个人基本信息　　　　　　B. 居民健康体检
   C. 其他医疗卫生服务记录　　　　D. 重点人群健康管理记录
   E. 以上都是

4. 居民健康档案的个人基本情况包括姓名、性别等基础信息和（　　）等基本健康信息。
   A. 既往史　　　　　　　　　　　B. 家族史
   C. 过敏史　　　　　　　　　　　D. 遗传史
   E. 以上都对

5. 居民健康档案的编码后（　　）位为表示居民的个人序号，由建档机构根据建档顺序编制。
   A. 5　　　　　　　　　　　　　　B. 4
   C. 3　　　　　　　　　　　　　　D. 2
   E. 1

6. 健康档案 POMR 中的 SOAP 代表的意义是（　　）。
   A. S 表示主观资料　O 表示客观资料　A 代表评估　P 代表计划
   B. S 表示客观资料　O 表示组织　　　A 代表评估　P 代表计划
   C. S 表示组织　　　O 表示组织　　　A 代表评估　P 代表问题
   D. S 表示主观资料　O 表示客观资料　A 代表行动　P 代表问题
   E. S 表示主观资料　O 表示客观资料　A 代表评估　P 代表预防

7. 下列不是建立社区健康档案目的的是（　　）。
   A. 建档的目的是掌握居民的基本情况和健康现状
   B. 为解决居民主要健康问题提供依据
   C. 为评价社区卫生服务质量和技术水平提供依据
   D. 为完成上级机关下达的任务指标
   E. 提高居民健康水平

8. 关于社区健康档案中不正确的说法是（　　）。

A. 个人基本资料是个人健康问题记录中的主要项目
B. 个人、家庭和社区健康档案的资料是完全独立，彼此不能借用的
C. 利用计算机建档，其资料供多职能团体使用，达到资源共享
D. 健康档案要统一编号，集中放在社区卫生服务机构保管
E. 是一种连续性的资料

9. 健康档案的类型有（　　）。

A. 个人   B. 家庭
C. 社区   D. 以上都是
E. 以上都不是

10. 不属于健康档案重点人群的是（　　）。

A. 0～36个月儿童   B. 孕产妇
C. 更年期妇女   D. 老年人
E. 慢性病患者

 知识拓展

健康档案管理流程图

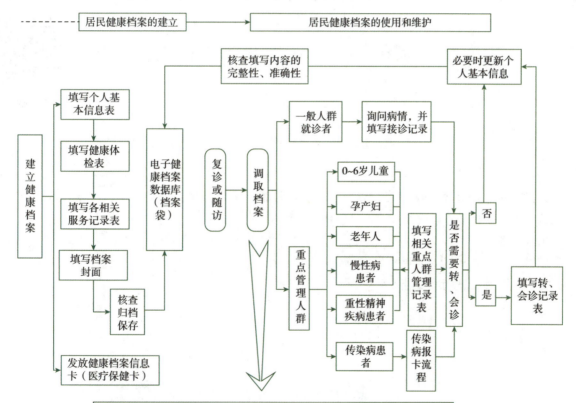

任务小结

任务掌握程度	任务存在问题	努力方向
完全掌握 □ 部分掌握 □ 没有掌握 □		
任务学习记录		

任务六　家庭访视（新生儿和产妇初次家访）

导学视频

 任务描述

> 张某，女性，30岁，6d前在某妇幼保健院足月顺产正常女婴。3d前出院，所辖社区接到了访视通知单，今对该家庭进行产后访视和新生儿访视。
>
> **工作任务：**
> 1. 家庭访视时评估的主要内容有哪些？
> 2. 从哪些方面进行健康指导？

 任务目标

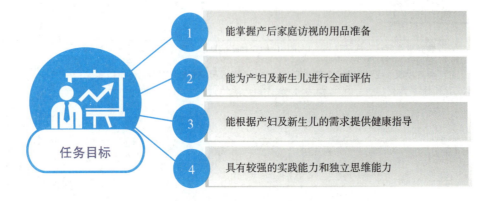

1. 能掌握产后家庭访视的用品准备
2. 能为产妇及新生儿进行全面评估
3. 能根据产妇及新生儿的需求提供健康指导
4. 具有较强的实践能力和独立思维能力

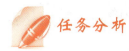任务分析

★ 家庭访视是指在服务对象家庭环境里，社区护士为了维护和促进个人、家庭和社区的健康而提供的护理服务活动。

★ 目的：及时对家庭作出健康评估，早期发现家庭及其成员潜在的或现存的健康问题，确认阻碍家庭健康的相关因素，寻找在家庭内解决问题的方法，为居民提供适当而有效的护理服务，促使家庭的健康发展。

★ 注意事项：产后访视是国家基本公共卫生服务项目之一——孕产妇健康管理的重要内容，也是落实母婴安全工作的重要保障。尽管在家庭访视过程中，护士的个人安全问题并不多见，但安全问题是所有家访护士必须注意的。

1. 访视护士的自我保护原则

护士在家访时也许会遇上一些有敌意、发怒、情绪反常的服务对象，并且对周围的陌生环境不能控制，应在访视前采取以下安全措施：

（1）访视前尽可能用电话与家庭取得联系，询问好地址、方向及如何到达。

（2）穿着合适、得体或按单位规定穿制服，穿舒适的鞋子，必要时能够跑动。不要佩戴贵重的首饰。

（3）随身带身份证、工作证、通信工具及少量零用钱。

（4）家访前与社区卫生服务机构其他人员一道准备好行程计划，包括家访的时间、走访家庭成员的姓名、地址电话及交通工具等以便他人了解其家访计划。

（5）避免单独去一些偏僻的场所或偏远的地方。

（6）护士有权要求陪同人员同行。

（7）护士在服务对象的家中看到一些不安全因素，如打架、酗酒、吸毒、手持武器等，可立即离开。

（8）护理箱应放在护士的视野内。

（9）只在计划好的时间内进行访视。

2. 访视过程中应付危险情况的原则

当护士家访时遇上家庭打架或有人手持武器等不安全情况，应遵循以下两个原则：

（1）保护自己的安全：护士在家访中遇到上述情况，可能会被卷入其中或受到伤害，因此可以离开，同时可向访视家庭要求更换家访时间，并向所在卫生服务机构通报此事。

（2）保护家庭成员的安全：如果有人可能有大的危险或正在受伤，访视护士必须立即报警；如果有人受伤，护士必须立即通知急救中心。

任务实施

一、实施条件（表1-6-1）

表1-6-1 新生儿和产妇初次家庭访视实施条件

名称	基本条件	要求
实施环境	（1）模拟家庭；（2）理实一体化多媒体示教室；（3）Wi-Fi；（4）智慧职教云平台	安静整洁、光线良好、通风保暖，可实时在线观看操作视频等网络资源

续表

名称	基本条件	要求
设施设备	（1）床；（2）婴儿床；（3）屏风	基础设施牢固稳定
物品准备	（1）产后访视包（便携式多功能母婴秤、吸盘式软头垫、身长测量滑杆、红外体温计、便携式访视包）；（2）浴巾；（3）孕产妇保健本；（4）记录笔；（5）手消毒剂、棉签、碘伏消毒剂；（6）预防接种宣传册；（7）生活垃圾筒；（8）医用垃圾筒	物品准备齐全，摆放有序，均在有效期内
人员准备	诊视对象：新生儿及产妇	精神状态良好，避免空腹和过度紧张
	操作者着装规范、佩戴工作证	熟悉家访流程

二、实施步骤

（一）核对

核对并确认预约访视家庭的健康档案及家访目的，预约家访时间和地点。

（二）评估

操作流程

1. 用物　产后访视包，孕产妇保健本，手消毒剂，无菌棉签，碘伏，记录笔。
2. 居室环境　温暖，整洁，舒适，安静，光线充足，关好门窗，拉上窗帘。
3. 被访视者　活动状态，心理状态。
4. 操作者　着装整洁，衣帽整洁，洗手，戴口罩，举止端庄，态度和蔼，语言轻柔。

（三）实施

1. 新生儿访视

（1）了解新生儿在出生前，出生时，出生后的情况，包括产次、产式、评分、黄疸出现时间、卡介苗、乙肝疫苗接种情况。

（2）测量体温、体重及身高，测量时避开新生儿在睡眠、哭闹和哺乳后30min内等情况。

①测量体温时，测量者洗手并暖手，把新生儿平放于床上，将体温计水银端放置于新生儿颈部，头偏向于放置体温计的一侧，测量十分钟后轻轻拿出体温计读出数值。

②测体重时先将浴巾展开放于床上，再将新生儿放在浴巾中间，脱去新生儿衣物、尿布，同时观察衣物的质地、薄厚是否适宜；用浴巾包裹新生儿，将其放于新生儿托布兜内的中心，测量者双腿分开与肩同宽，保持平稳，一手持稳体重计提起新生儿托布兜，另一手保护新生儿；家长在婴儿托布兜下方双手呈托式，以构成第二层保护，预防对新生儿造成意外伤害；测量者的眼睛与体重秤的指针在同一水平线上，正视读取数值；测量后，将新生儿托布兜轻放于床上，抱出新生儿，协助家长为其穿上衣物，然后测浴巾的重量，计算新生儿净体重时将此重量扣除。

③测量新生儿身高时，在家属配合下拉直新生儿双下肢，测量者拉直软皮尺，测量出新生儿头顶到脚跟数值（软皮尺的零刻度与新生儿头顶平直）。

（3）观察和了解新生儿一般情况，如面色、哭声、精神状态、睡眠、吸吮力和大小便等。

（4）全身体检：按常规顺序检查颜面、五官、皮肤、脐部，要特别注意头部是否有血肿，口腔是否长鹅口疮，皮肤黄染出现的时间及程度，皮肤有无感染和损伤，皮肤是否出现皮疹、潮红、糜烂；检查脐部有无出血、渗出物、局部红肿；了解脐带脱落情况，四肢、外生殖器、臀部、肛门及其他部位有无异常或畸形。

（5）指导喂养：指导正确的喂养方法，纠正错误的喂养姿势。

（6）指导护理：保持室内空气新鲜，温度适宜。注意皮肤清洁，保持臀部干燥，防止脐部感染，衣服与尿布应选择质地柔软的棉织布，衣服要宽松，尿布要白色的。

2. 产妇访视

（1）了解产妇一般状况（精神、睡眠、饮食、大小便等）。

（2）一般生命体征的评估（体温、脉搏、呼吸、血压）：如体温超过38℃，要考虑是否有产褥感染的可能；产妇的脉搏相对缓慢，每分钟60~70次，脉搏过快时要考虑是否发热，是否有产后出血引起休克的早期症状；产妇呼吸深慢，每分钟14~16次，血压平稳。

（3）检查乳房情况：操作者洗手并暖手，查看乳头是否有皲裂，乳房有无红肿，轻轻按压乳房是否有硬结，泌乳是否通畅，乳汁分泌量是否正常。

（4）检查子宫复旧的情况。

①在检查前嘱产妇排空膀胱，平卧，双膝稍屈曲，腹部放松，解开会阴垫，注意遮挡和保暖。

②访视护士一手放在产妇耻骨上方，托住子宫下缘，另一手轻轻按压子宫底。正常产后的子宫圆而硬，位于腹部中央。如子宫质地软，要考虑是否是产后收缩乏力；如子宫偏向一侧，要考虑是否是膀胱充盈。

③产后当天，宫底在平脐处或脐下一横指，以后每日下降1~2cm，至产后10d降入骨盆腔内，在耻骨上方扪不到宫底，如发现子宫不能及时复原，提示异常。

（5）评估产妇恶露的质和量：正常的恶露有血腥味，但无臭味。产后第1~3d，为血性恶露，量多，色鲜红，含大量血液；3d后转为浆液性恶露，色淡红，含少量血液；约2周后变为白色恶露，白色恶露色较白，黏稠，含大量白细胞，坏死蜕膜组织，表皮细胞及细菌等，持续2~3周后干净。

（6）会阴的检查：产后产妇（阴道分娩者）会阴有轻度的水肿，多于产后2~3d自行消退，如有会阴切口或撕裂修补者，会阴部会有疼痛；如疼痛严重，局部会有肿胀，发红，皮肤温度升高，要考虑切口是否有感染。

（7）评估产妇所具备的母乳喂养知识和技能，判断产妇是否掌握正确喂养的方法，观察其喂养的动作，判断喂养是否得当。

（8）产妇心理评估：了解产妇有无焦虑、抑郁的表现，如易哭、对周围事物不感兴趣、不愿意接触孩子等。

（9）保健指导：包括产褥期会阴护理、乳房护理、个人卫生指导、母乳喂养指导、产后计划生育指导（产后6周落实避孕措施）、产后复查指导（产后42d）等。

（10）预约下次访视时间。

3. 记录 评估检查完后洗手，将各项数值和结果记录在孕产妇保健本上，回到社区卫生服务中心及时把访视内容和结果输入电脑里的孕产妇管理系统存档。

三、考核标准（表1-6-2）

表1-6-2　新生儿和产妇初次家庭访视考核标准

考核内容		评分要求	分值	得分	备注
评估 （15分）	访视前准备	1. 确定方式对象及顺序，安排合理	4		
		2. 查阅健康档案，了解家庭基本情况，明确访视目的	3		
		3. 电话联系访视家庭，告知家访目的，取得理解和配合，并确认家庭住址及访视时间	2		
		4. 准备齐全访视用物。产后访视包，孕产妇保健本，记录笔，棉签，碘伏消毒剂	2		
		5. 告知同事访视家庭路线及预计返回时间	2		
		6. 规范着装，佩戴工作证	2		
计划 （10分）	预期目标	1. 在规定的时间（20min）内完成访视和资料的收集	3		
		2. 检查方法、顺序正确，无遗漏，护理得当，资料准确、有效	4		
		3. 与被访视者及家属沟通有效，解释合理、满意，健康保健指导及时	3		
实施—— 访视过程 （60分）	准备工作	1. 入户：上门后向被访视者及家属先做自我介绍，说明访视目的及所需时间，取得被访视者及家属的信任	3		
		2. 环境安静：干燥，温暖，舒适，整洁，光线充足	3		
		3. 产妇及新生儿状态良好，产妇知晓访视目的，能够配合	2		
	新生儿访视	4. 了解新生儿在出生前，出生时，出生后的情况	3		
		5. 测量体温、身高及体重	3		
		6. 按常规顺序全身检查包括（颜面，五官，皮肤，脐部，外生殖器，四肢，臀部，肛门等）	5		
		7. 告知产妇及家属检查及评估结果，指出异常，指导正确喂养方法	4		
		8. 回答产妇及家属咨询的问题，给出指导意见	3		
		9. 将对新生儿测量的数值及检查结果正确无误地填写在新生儿家庭访视记录表上	2		
	产妇访视	10. 了解产妇一般状况（精神，睡眠，饮食，大小便等）	2		
		11. 一般生命体征的评估（体温，脉搏，呼吸，血压）	4		
		12. 检查乳房情况及子宫复旧情况	3		
		13. 评估产妇恶露的质和量，检查会阴的情况	4		
		14. 评估产妇所具备的母乳喂养知识和技能，判断产妇是否掌握喂养的方法，观察其喂养的动作，判断喂养是否得当	2		
		15. 产妇心理评估：了解产妇有无焦虑、抑郁的表现	3		
		16. 护理指导：包括产褥期卫生指导，母乳喂养指导，会阴护理，乳房护理，产后计划生育指导等	3		
		17. 填写产后访视记录表	3		
		18. 预约下次家访时间	2		
	访视后工作	19. 妥善处理用物。补充访视包内用物	2		
		20. 将检查和评估结果汇总，完成访视的各项记录，并将记录输入电脑档案系统，完善各项专案资料，完善记录访视情况并交中心存档	2		
		21. 制订下次访视计划	2		

续表

考核内容	评分要求	分值	得分	备注
评价 （15 分）	1. 产妇及新生儿安全，产妇及家属满意	3		
	2. 操作规范，动作熟练、轻柔	4		
	3. 沟通有效，配合良好，保健指导内容和方式正确合适	4		
	4. 语言亲切，态度和蔼，关爱新生儿和产妇，尊重家属	4		
总分（100 分）		100		

四、同步练习

（一）选择题

1. 新生儿生理性黄疸出现时间为出生后第（　　）。
   A. 2～3d　　　　B. 3～4d　　　　C. 4～6d　　　　D. 一周
   E. 10d

2. 新生儿皮肤观察的内容不包括（　　）。
   A. 黄染　　　　B. 损伤　　　　C. 皮疹　　　　D. 弹性
   E. 黑白

3. 产妇恶露持续多长时间干净（　　）。
   A. 3～5d　　　　B. 7d　　　　C. 10d　　　　D. 2～3 周
   E. 一个月

4. 检查产妇乳房的内容不包括（　　）。
   A. 乳头有无皲裂　　　　　　　　B. 乳房有无红肿、硬结
   C. 泌乳是否通畅　　　　　　　　D. 乳房大小
   E. 乳汁分泌量是否正常

5. 不属于家庭访视前准备工作的是（　　）。
   A. 准备访视物品　　　　　　　　B. 评估访视资料
   C. 安排访视路线　　　　　　　　D. 健康教育
   E. 电话联系家庭

6. 社区护士在制订家庭护理计划时应遵循的原则是（　　）。
   A. 以护士的建议为主　　　　　　B. 以家庭决策者的意见为主
   C. 注重家庭健康问题的普遍性　　D. 家庭与保健人员共同参与
   E. 以医疗诊断为依据

7. 在家庭健康护理中错误的做法是（　　）。
   A. 从家庭的患者中可获得家庭健康的相关资料
   B. 对健康问题相同的家庭可以用相同的模式进行护理
   C. 护士用专业知识，站在对方的立场明确家庭存在的问题
   D. 家属是收集资料中非常重要的提供者
   E. 有时邻居也可提供家庭健康的关键资料

8. 下列访问对象应该放在首位的是（　　）。
   A. 糖尿病患者　　　B. 新生儿　　　C. 传染病患者　　　D. 独居老人

参考答案

E. 慢性病患者

9. 下列情况应当是优先访问家庭的是（　　）。

A. 健康普查怀疑是癌症，而未到医院做进一步检查者

B. 有高血压家族史者

C. 曾经因病而住院治疗过的人

D. 恢复期而中断康复训练者

E. 新生儿家庭

10. 指出下列家庭访视中错误的是（　　）。

A. 为了围绕访视目的进行家访，事前应准备好观察项目

B. 访视前进行电话联络，并与被访视者预约了访视时间

C. 如果被访视者不让进入家中，站在门口交谈也能收集到需要的资料

D. 如果被访视者不愿意接受访视，可以以测量血压和脉搏为理由与被访视者建立信赖关系

E. 访视出发前需在单位留下出行时间及地点

11. 下列社区护士制订家庭健康护理计划中错误的做法是（　　）。

A. 有家庭的参与

B. 计划与家庭成员的价值观念冲突时，以护士的专业意见为准

C. 设立切合实际的目标

D. 与其他医务工作者合作，有效利用资源

E. 有相同健康问题的家庭实施护理援助的方法不尽相同

（二）简答题

1. 简述产妇产后访视的内容。
2. 如何判断母乳喂养是否适当？

知识拓展

折叠式母婴访视秤

根据访视工作的需要，为方便访视人员工作，设计人员将既往传统的测量身高、体重的"布兜和杆秤组合"设计为"折叠式母婴访视秤"。此秤折叠后便于携带。秤体带液晶显示屏，体重读数简便准确；秤体自带刻度，新生儿称体重和量身高同时完成；秤体折叠时测量产妇的体重，秤体展开时测量新生儿体重和身高。

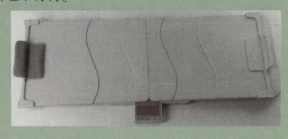

任务小结

任务掌握程度	任务存在问题	努力方向
完全掌握 □ 部分掌握 □ 没有掌握 □		
任务学习记录		

项目二 常见慢性病的居家护理

学习楷模

第47届南丁格尔奖获得者李红，从毕业时起，就给自己立下了"规矩"：处处做"有心人"，时刻关心患者疾苦，用护理情怀和知识温暖和照顾患者。在护理队伍中树立"服务品牌"意识，提出"微笑、优雅、严谨"的护理核心服务理念。

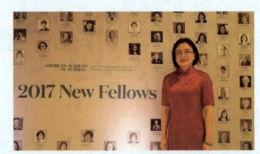

她一直致力于推动健康管理学科的创立和发展，她带领团队在福州城郊开展大型慢性病患者健康管理相关的流行病学调查，据此向福建省发改委提交了《提高全民健康水平的对策研究报告》，为推动福建省健康促进和健康教育出谋划策。在此基础上，她率领团队建立医院—社区健康管理一体化的创新模式，帮助社区卫生服务中心对慢性病进行监督和干预，有效改善基层卫生服务能力。她注重发挥医务人员在健康管理中的作用，2004年，她组织糖尿病专科护理团队创立"糖尿病教育俱乐部"，采用寓教于乐的教育模式，对社区糖尿病患者进行全面规范的教育，共惠及糖尿病患者约3000人次。在李红的奉献精神感染下，俱乐部多名慢性病患者主动加入了由她牵头组建的医院老年志愿者服务队，为更多需要关爱的人提供帮助，也使得她的爱心得以延伸。从事护理工作29年来，她始终秉承南丁格尔科学与人文精神，在平凡护理岗位上，书写奋斗和奉献的故事。

项目情境

社区工作人员对3个社区的老年人以问卷调查的方式对老年人高血压、冠心病、糖尿病、慢性阻塞性肺病、脑血管病和恶性肿瘤的患病情况，以及吸烟、饮酒、肥胖等危险因素状况进行了调查、统计和分析。结果显示3个社区568名60岁以上老年人对上述5种慢性病的患病率情况为：高血压64.35%、冠心病16.51%、慢性支气管炎14.83%、糖尿病10.77%、脑血管病9.81%。由此可见本社区老年人5种主要慢性病的患病率和相关危险因素均处于较高水平，应有针对性地加强老年人健康教育和指导，并制定可行的疾病防控措施。

工作任务：请根据该社区5种慢性病患病状况，开展慢性病居家护理，并制定疾病防治策略。

项目目标

1. 知识目标：能正确说出常见慢性病的危险因素和康复护理内容。
2. 技能目标：能熟练为社区慢性病患者实施针对性的康复指导。
3. 素养目标：具备细心及耐心，尊重关怀慢性病患者，态度和蔼，语言亲切，沟通有效。操作规范，手法熟练。能为慢性病患者实施个体化、针对性的健康指导。

项目二 常见慢性病的居家护理

项目概述

社区慢性病管理是以社区为单位，以社区内影响人群健康的发病率较高的慢性病患者和高危人群为工作对象，通过社区卫生服务人员采取有计划的指导和干预，从而降低疾病的发病率、致残率和死亡率，提高治愈率的健康管理方法。随着人们生活水平的提高，大量高糖、高脂肪、高热量食品的摄入，以及生活压力、环境污染、不良生活习惯等一系列不利于人类健康因素的存在，使得慢性病发病率逐年增加，成为我国第一死亡原因。现在无论是发达国家还是发展中国家，慢性病都给公共卫生健康、经济发展带来了现实影响，慢性病导致的疾病负担占总疾病负担的70%，因此慢性病防治刻不容缓。而慢性病患者大多数时间在家庭和社区生活中度过，因此在社区开展慢性病患者的居家管理，提高慢性病患者的自我保健能力，对于降低慢性病的发病率和死亡率，改善和提高生活质量具有积极作用。本项目与"1+X"证书《老年照护》职业技能培训内容有非常紧密的联系。

项目导学

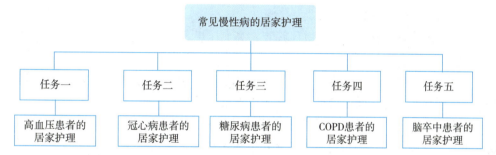

任务一 高血压患者的居家护理

导学视频

任务描述

李某，男，67岁，退休教师，有高血压病史，今突然出现头痛、头晕、恶心、呕吐，到社区来就诊，社区护士为其测量血压为185/96mmHg，诊断为原发性高血压三级。

工作任务：请你为李某做高血压的居家健康指导。

任务目标

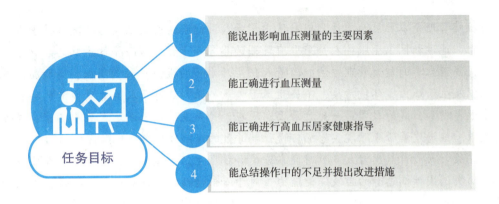

1. 能说出影响血压测量的主要因素
2. 能正确进行血压测量
3. 能正确进行高血压居家健康指导
4. 能总结操作中的不足并提出改进措施

任务分析

★ 高血压是多种心、脑血管疾病发病的重要病因和危险因素，其诊断标准：未服用抗高血压药的情况下，收缩压≥140mmHg（18.7kPa）和（或）舒张压≥90mmHg（12.0kPa）。根据病因的不同，高血压又分为原发性高血压和继发性高血压两类。

高血压患者的社区管理内容包括：高血压筛查、高血压患者的随访、分类干预和健康体检。

★ 注意事项：

（1）操作前先了解高血压患者的身心状况：一般情况、日常生活行为、健康史、疾病史、对高血压疾病的知晓度、心理状况、合作程度和有无影响血压测量的因素。

（2）教会患者在家里使用血压计，并做好监测结果记录。

（3）教育患者遵医嘱用药，不可随意增减药量、停药或自行突然撤换药物。

（4）指导患者运动，需有氧运动，且时间不宜过久，每周3~5次，以不疲劳，微微出汗，自我感觉良好为宜，如出现头疼、头晕、眼花、血压升高、脉搏加快应立即停止运动。

（5）饮食指导，注意坚持低盐、低脂、低胆固醇摄入，戒烟限酒。限制钠盐的摄入：每天摄盐不超过6g，少吃或不吃腌制和熏制食物。

（6）保持心情愉快，避免情绪激动引起血压上升。

（7）当收缩压大于180mmHg，出现心悸、头痛、恶心、呕吐等症状时，应保持镇静、平卧。舌下含服心痛定10mg，若30min后仍未缓解，立即入院急救。

（8）测量血压做到四定：定时间、定部位、定体位、定血压计。

（9）对偏瘫患者，应在健侧手臂上测量。

（10）测量血压需避免紧张和活动，此类情况应先休息10~15min后再测量，测量时保持血压计"0"刻度、肱动脉、心脏处于同一水平。

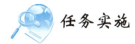

一、实施条件（表 2-1-1）

表 2-1-1 高血压患者的居家护理实施条件

名称	基本条件	要求
实施环境	（1）社区护理实训室；（2）社区家庭病房；（3）Wi-Fi；（4）智慧职教云平台	环境安静整洁、光线良好、通风保暖，可实时在线观看操作视频等网络资源
设施设备	（1）多媒体电脑；（2）桌椅	基础设施牢固稳定
物品准备	（1）电子血压计；（2）高血压患者随访服务记录表；（3）笔	物品准备齐全，摆放有序物品，能正常使用
人员准备	高血压患者：无剧烈运动、情绪激动、进食情况	避免空腹和过度紧张
	操作者着装规范、洗手	熟悉高血压患者的居家护理流程

二、实施步骤

（一）评估

1. 环境 环境安静、整洁、光线适宜、温度适宜。
2. 物品 高血压患者随访服务记录表、纸、笔；物品准备齐全，摆放有序。
3. 高血压患者 提前预约，告知家访时间及目的；了解患者目前的身体状况，对高血压的知晓度、心理状况、合作程度。
4. 操作者 着装整洁、规范洗手、戴口罩。

操作流程

（二）计划

（1）确定对象。
（2）制订计划目标：患者血压稳定。
（3）确定高血压居家护理内容。
（4）计划制订准确合理，内容齐全，目标制定切实可行，具有针对性。

（三）实施

1. 入户 按门铃或敲门，自我介绍，说明目的，与患者进行沟通，取得信任，态度和蔼、亲切。
2. 询问身体状况
（1）一般情况：年龄、性别、身高、体重、腰围。
（2）日常生活行为：吸烟、饮酒、运动、饮食、睡眠、心理。
（3）询问目前的健康状况、高血压病史，检查有无危险体征。
（4）是否有其他疾病史：心脑血管疾病、肾脏疾病、血管疾病、眼部疾病、糖尿病等。
（5）有无影响血压测量的因素：情绪激动、运动、进食等。
（6）高血压健康知识的知晓度、心理状况、合作程度。
3. 血压监测
（1）正确给高血压患者测量血压。
（2）教会患者及家属测量血压的方法。

（3）将每次监测结果做好记录。

4. 分析资料

（1）把收集的资料进行整合并分析，确定健康教育内容。

（2）明确高血压危险因素：①年龄和性别；②血脂异常；③肥胖；④吸烟；⑤饮酒；⑥其他：如缺少体力活动、饮食习惯异常、A型性格等。

5. 开展个体化健康教育

（1）家庭用药指导。

①告知患者长期、规律、按医嘱正确服药，不能根据自觉症状随意增减量或停药。

②密切观察病情，预防和处理体位性高血压。

③告知直立性低血压的表现：乏力、头晕、心悸、出汗、恶心、呕吐等。指导预防方法：服药后避免长时间站立，改变姿势时动作宜缓慢，服药后休息一段时间再活动，如睡前服药，避免用过热的水洗澡，更不宜大量饮酒。直立性低血压发生时处理方法：患者就地平卧或取头低脚高位，可撬高下肢30°，屈曲股部肌肉和摇动脚趾，以促进下肢血液回流。

（2）饮食指导。

①坚持低盐、低脂、低胆固醇摄入，戒烟限酒。

②限制钠盐的摄入：每天摄盐不超过6g，少吃或不吃腌制和熏制食物。

③保证优质蛋白质、钾摄入，多吃蔬菜、水果、豆类、牛奶。

（3）运动指导。

①选择有氧运动，如慢跑、游泳、散步、羽毛球、太极拳、气功等。

②运动时间：饭后一小时进行，每周3~5次。

③运动监测：以不疲劳为宜，微微出汗，自我感觉良好，如出现头疼、头晕、眼花、血压升高、脉搏加快应立即停止运动。

（4）心理指导。

指导患者正确对待高血压，保持良好心态，建议患者积极参与社交活动，与人沟通交流，塑造健康乐观向上的心态。

（5）常见症状处理。

①血压高出平时的20mmHg，只有身体不适而无其他症状出现，可继续按时服药，及时休息，避免紧张、激动、疲劳即可，不必就医。

②收缩压大于180mmHg，出现心悸、头痛、恶心、呕吐等症状，应保持镇静、平卧。舌下含服心痛定10mg，30min后仍未缓解，立即入院急救。

6. 整理　整理用物，分类处理。

7. 记录　填写高血压患者随访服务记录表，预约下次服务时间。

（四）评价

（1）质量标准：患者掌握相关健康知识，对居家护理服务满意。

（2）熟练程度：操作规范，动作熟练，健康教育内容和方式合适。

（3）人文关怀：沟通有效、语言亲切，态度和蔼，尊重患者。

附1

高血压患者随访服务记录表

姓名：　　　　　　　　　　　　　　　　　　　　　　　　　　　　　　　　编号 □□□-□□□□□

随访日期		年　月　日	年　月　日	年　月　日	年　月　日
随访方式		1门诊　2家庭　3电话□	1门诊　2家庭　3电话□	1门诊　2家庭　3电话□	1门诊　2家庭　3电话□
症状	1 无症状 2 头痛头晕 3 恶心呕吐 4 眼花耳鸣 5 呼吸困难 6 心悸胸闷 7 鼻衄出血不止 8 四肢发麻 9 下肢水肿	□/□/□/□/□/□/□/□/□ 其他：	□/□/□/□/□/□/□/□/□ 其他：	□/□/□/□/□/□/□/□/□ 其他：	□/□/□/□/□/□/□/□/□ 其他：
体征	血压（mmHg）				
	体重（kg）	/	/	/	/
	体质指数	/	/	/	/
	心　率				
	其　他				
生活方式指导	日吸烟量（支）	/	/	/	/
	日饮酒量（两）	/	/	/	/
	运　动	次/周　　分钟/次 次/周　　分钟/次	次/周　　分钟/次 次/周　　分钟/次	次/周　　分钟/次 次/周　　分钟/次	次/周　　分钟/次 次/周　　分钟/次
	摄盐情况（咸淡）	轻/中/重　/轻/中/重	轻/中/重　/轻/中/重	轻/中/重　/轻/中/重	轻/中/重　/轻/中/重
	心理调整	1 良好　2 一般　3 差□	1 良好　2 一般　3 差□	1 良好　2 一般　3 差□	1 良好　2 一般　3 差□
	遵医行为	1 良好　2 一般　3 差□	1 良好　2 一般　3 差□	1 良好　2 一般　3 差□	1 良好　2 一般　3 差□
辅助检查*					
服药依从性		1 规律 2 间断 3 不服药□	1 规律 2 间断 3 不服药□	1 规律 2 间断 3 不服药□	1 规律 2 间断 3 不服药□
药物不良反应		1 无 2 有_____□	1 无 2 有_____□	1 无 2 有_____□	1 无 2 有_____□
此次随访分类		1 控制满意 2 控制不满意 3 不良反应 4 并发症　□	1 控制满意 2 控制不满意 3 不良反应 4 并发症　□	1 控制满意 2 控制不满意 3 不良反应 4 并发症　□	1 控制满意 2 控制不满意 3 不良反应 4 并发症　□
用药情况	药物名称1				
	用法用量	每日　次 每次　mg	每日　次 每次　mg	每日　次 每次　mg	每日　次 每次　mg
	药物名称2				
	用法用量	每日　次 每次　mg	每日　次 每次　mg	每日　次 每次　mg	每日　次 每次　mg
	药物名称3				
	用法用量	每日　次 每次　mg	每日　次 每次　mg	每日　次 每次　mg	每日　次 每次　mg
	其他药物				
	用法用量	每日　次 每次　mg	每日　次 每次　mg	每日　次 每次　mg	每日　次 每次　mg
转诊	原　因				
	机构及科别				
下次随访日期					
随访医生签名					

填表说明:

(1) 本表为高血压患者在接受随访服务时由医生填写。每年的健康体检后填写城乡居民健康档案管理服务规范的健康体检表。

(2) 体征:体质指数=体重(kg)/身高的平方(m^2),体重和体质指数斜线前填写目前情况,斜线填写下次随访时应调整到的目标。如果是超重或是肥胖的高血压患者,要求每次随访时测量体重并指导患者控制体重;正常体重人群可每年测量一次体重及体质指数。如有其他阳性体征,请填写在"其他"一栏。

(3) 生活方式指导:在询问患者生活方式时,同时对患者进行生活方式指导,与患者共同制定下次随访目标。

日吸烟量:斜线前填写目前吸烟量,不吸烟填"0",吸烟者写出每天的吸烟量"××支",斜线后填写吸烟者下次随访目标吸烟量"××支"。

日饮酒量:斜线前填写目前饮酒量,不饮酒填"0",饮酒者写出每天的饮酒量相当于白酒"××两",斜线后填写饮酒者下次随访目标饮酒量相当于白酒"××两"。白酒1两相当于葡萄酒4两,黄酒半斤,啤酒1瓶,果酒4两。

运动:填写每周几次,每次多少分钟。即"××次/周,××分钟/次"。横线上填写目前情况,横线下填写下次随访时应达到的目标。

摄盐情况:斜线前填写目前摄盐的咸淡情况。根据患者饮食的摄盐情况,按咸淡程度在列出的"轻、中、重"之一上划"√"分类,斜线后填写患者下次随访目标摄盐情况。

心理调整:根据医生印象选择对应的选项。

遵医行为:指患者是否遵照医生的指导去改善生活方式。

(4) 辅助检查:记录患者在上次随访到这次随访之间到各医疗机构进行的辅助检查结果。

(5) 服药依从性:"规律"为按医嘱服药,"间断"为未按医嘱服药,频次或数量不足,"不服药"即为医生开了处方,但患者未使用此药。

(6) 药物不良反应:如果患者服用的降压药物有明显的药物不良反应,应具体描述哪种药物,何种不良反应。

(7) 此次随访分类:根据此次随访时的分类结果,由随访医生在4种分类结果中选择一项在"□"中填上相应的数字。"控制满意"意为血压控制满意,无其他异常、"控制不满意"意为血压控制不满意,无其他异常、"不良反应"意为存在药物不良反应、"并发症"意为出现新的并发症或并发症出现异常。如果患者同时并存几种情况,填写最严重的一种情况,同时结合上次随访情况确定患者下次随访时间,并告知患者。

(8) 用药情况:根据患者整体情况,为患者开具处方,并填写在表格中,写明用法、用量。

(9) 转诊:如果转诊要写明转诊的医疗机构及科室类别,如××市人民医院心内科,并在原因一栏写明转诊原因。

(10) 下次随访日期:根据患者此次随访分类,确定下次随访日期,并告知患者。

(11) 随访医生签名:随访完毕,核查无误后随访医生签署其姓名。

三、考核标准（表2-1-2）

表2-1-2 高血压患者的居家护理考核标准

备注		考核评价要点	分值	扣分	得分
评估 （15分）	患者	1. 全身情况：目前的健康状况，生命体征	2		
		2. 心理情况：有无紧张焦虑心理	2		
		3. 健康知识：对自身健康状态和居家护理的了解程度	2		
	环境	宽敞、明亮、清洁、安静，室温适宜	3		
	操作者	着装整洁、举止端庄、态度和蔼	3		
	用物	血压计、笔、高血压患者随访记录表、健康教育单	3		
计划（5分）		1. 在规定时间（20min）内完成操作	2		
		2. 正确收集资料，宣教和指导的内容正确	2		
		3. 与患者沟通良好，患者满意	1		
实施 （60分）		1. 入户自我介绍，说明来意，获得许可及配合	3		
		2. 评估高血压患者的身体状况	6		
		3. 血压监测：教会患者及家属正确使用血压计及血压监测的方法，每日监测的时间和次数及注意事项	6		
		4. 综合分析高血压患者现存的危险因素：年龄、肥胖、血脂、饮食、运动、烟酒嗜好等	6		
		5. 制订个性化健康指导计划	5		
		6. 家庭用药指导：强调严格遵医嘱服药，并了解药物的作用、副作用及处理方法	6		
		7. 饮食指导：低脂、低盐、低胆固醇、高蛋白、高维生素、高纤维素、含钾丰富饮食	6		
		8. 运动指导：选择有氧运动，避免竞争性运动，循序渐进，持之以恒	6		
		9. 心理指导：保持情绪稳定，避免过于激动	6		
		10. 常见问题处理方法指导	6		
		11. 整理用物，完善随访服务记录表，预约下次服务时间	4		
评价 （20分）		1. 操作规范、熟练	5		
		2. 沟通有效、配合良好，健康教育的内容和方式合适	5		
		3. 语言亲切、态度和蔼，关爱患者	5		
		4. 在规定时间（20min）内完成	5		
总分			100		

四、同步练习

（一）选择题

1. 关于血压的生理性变化，描述不正确的是（　　）。
  A. 血压随年龄增长而升高　　　　B. 中年以前女性较男性高
  C. 睡眠不佳时，血压稍增高　　　D. 寒冷环境中血压升高
2. 不是高血压患者急诊就医指征的是（　　）。

参考答案

A. 短暂意识不清 B. 腹痛
C. 一侧肢体麻木，活动障碍 D. 鼻出血、视物模糊

3. 不是测量血压"四定"的内容为（ ）。
   A. 定体位　　　　B. 定人　　　　C. 定血压计　　　　D. 定时间
   E. 定部位

4. 下列不是高血压病高危人群的是（ ）。
   A. 有高血压、心脏病家族史者　　B. 既往有高血压、血管并发症的患者
   C. 糖尿病患者　　D. 有肾脏疾病的患者和妊娠妇女
   E. 乙型肝炎患者

5. 中老年有高血压家族史的人，每天食盐量应控制在（ ）。
   A. 3g　　　　B. 1g　　　　C. 5g　　　　D. 2g
   E. 4g

6. 下列措施不属于第一级预防的是（ ）。
   A. 适当体育锻炼　　B. 良好的生活方式　　C. 健康教育　　D. 预防接种
   E. 高血压普查

7. 测量血压健康教育最好采用的方法是（ ）。
   A. 专题讲座　　B. 印刷资料　　C. 板报或宣传栏　　D. 演示
   E. 交谈

8. 高血压的危险因素不包括（ ）。
   A. 体重过重　　B. 低盐饮食
   C. 饮酒　　D. 长时间精神紧张
   E. 遗传因素

（二）操作题

李某，男性，65岁，退休职工，有头痛头晕，胸闷，既往有高血压病史、不规律服药病史。昨日突发头痛、烦躁、眩晕、恶心、呕吐及视力模糊，查其血压为180/130mmHg。诊断为原发性高血压三级，极高危组，并高血压危象。患者平时喜欢高盐、高脂饮食，有吸烟嗜好，不爱运动，对高血压知识不了解，老伴健在，子女工作较忙，很少回家，无暇照顾老人。请根据案例，小组内模拟进行家庭健康指导。

任务小结

任务掌握程度	任务存在问题	努力方向
完全掌握 □		
部分掌握 □		
没有掌握 □		
任务学习记录		

知识拓展

智能血压计

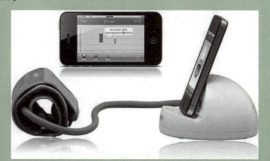

　　智能血压计是利用多种通信手段（蓝牙、USB线、GPRS、WiFi等），将电子血压计的测量数据通过智慧化处理上传到云端，实现实时或自动定时测量并记录用户血压值，智能分析血压变化情况，及时对高血压患者及并发疾病进行连续动态监测的一种智能医疗设备。

　　智能血压计可持续性地对个人的血压进行监控，在云端保存连续的历史数据，为使用者建立永久的健康档案，并且可以对使用者健康及疾病状况进行分析、统计、报告及提供最佳健康及疾病诊断方案，及时了解和跟踪使用者的健康状况和进行疾病监控，实现健康与疾病智慧医疗的管理新模式。可分享测量数据，父母在家中测量血压后，每次数据都会及时上传至云端，并实时同步到家属的手机上，同时还能邀请其他家庭成员一起参与父母的健康管理，实现家人共享。

导学视频

任务二　冠心病患者的居家护理

 任务描述

　　王某，男性，72岁，退休干部，冠心病患者，诉反复胸部剧痛6年，伴胸部紧迫感，发作时伴出汗、心跳，同时出现左肩及左上肢疼痛，每次发作持续2～3min，舌下含服硝酸甘油后缓解，在工作紧张或疲劳时发作频繁，经过抢救治疗，现在出院在家。
　　工作任务：请你为王某做冠心病居家健康指导。

 任务目标

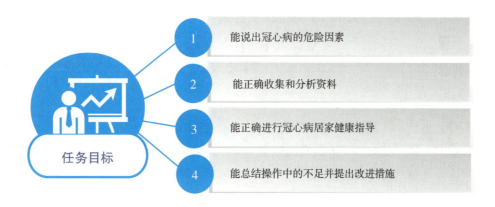

1. 能说出冠心病的危险因素
2. 能正确收集和分析资料
3. 能正确进行冠心病居家健康指导
4. 能总结操作中的不足并提出改进措施

任务分析

★ 冠心病是指冠状动脉粥样硬化使管腔狭窄或阻塞,和(或)因冠状动脉功能性改变(痉挛)导致心肌缺血、低氧或坏死而引起的心脏病。

冠心病可分为无症状心肌缺血、心绞痛、心肌梗死、缺血性心肌病和猝死。

冠心病的危险因素包括年龄、性别、高血压、血脂异常、吸烟、糖尿病、肥胖、体力活动减少、遗传、饮食、A型性格等。

★ 注意事项:

(1)护理前先了解患者的身心状况:一般情况、日常生活行为、健康史、疾病史、对冠心病的知晓度、心理状况、合作程度、危险因素。

(2)告知心绞痛型患者易在体力劳动、情绪激动、饱餐、寒冷、阴雨天气、吸烟时发病,洗澡不宜在饱餐或饥饿时进行,水温勿过冷过热,洗澡时间不宜过长,洗澡时门不上锁等。

(3)教育患者遵医嘱用药,不可随意增减药量、停药或自行突然撤换药物,外出时随身携带药物,以备不时之需,在家中,药物也需放在易取之处,用后放回原处,家属也应该清楚放药位置。

(4)疾病发作时如服药后无缓解,应即刻到医院就诊。

(5)定期进行心电图、血糖、血脂检查,积极治疗高血压、糖尿病、高脂血症。

(6)调整和改变以往不良生活方式:低糖、低脂、低胆固醇饮食,肥胖者限制热量摄入,控制体重;戒烟酒;克服急躁、焦虑情绪,保持乐观、平和的心态;避免饱餐;防止便秘;坚持服药,定期复查。

 任务实施

一、实施条件(表2-2-1)

表2-2-1 冠心病患者的居家护理实施条件

名称	基本条件	要求
实施环境	(1)社区护理实训室;(2)社区家庭病房;(3)Wi-Fi;(4)智慧职教云平台	环境安静整洁、光线良好、通风保暖;可实时在线观看操作视频等网络资源
设施设备	(1)多媒体电脑;(2)办公桌椅	基础设施牢固稳定
物品准备	(1)电子血压计;(2)体温计;(3)冠心病患者随访服务记录表;(4)纸;(5)笔	物品准备齐全,摆放有序物品,能正常使用
人员准备	护理对象:冠心病患者	避免过度紧张
	操作者着装规范、洗手	熟悉冠心病患者的居家护理流程

二、实施步骤

操作流程

(一)评估

1. 环境 安静、整洁、光线适宜、温度适宜。
2. 物品 血压计、体温计、冠心病患者随访服务记录表、纸、笔物品准备齐全,摆放有序。
3. 冠心病患者 提前预约,告知家访时间及目的;对冠心病的知晓度、心理状况、合作程度;目前的身体状况；嘱患者做好准备。

4. 操作者　仪表着装符合社区卫生服务要求。

（二）计划

（1）计划制订准确合理，内容齐全。

（2）目标制定切实可行。

（3）根据个人进行针对性、个案制定。

（三）实施

1. 入户　按门铃或敲门，自我介绍，说明目的，与患者进行沟通，取得信任，态度和蔼、亲切。

2. 询问身体状况

（1）一般情况：年龄、性别、身高、体重、腰围。

（2）日常生活行为：吸烟、饮酒、运动、饮食、睡眠、心理。

（3）询问目前的健康状况：是否有胸痛，发作时诱因、部位、性质、程度、时间、缓解方式等。

（4）是否有其他疾病史：高血压病、高脂血症、糖尿病等。

（5）对健康知识的知晓度、心理状况、合作程度。

3. 监测

（1）测量生命体征。

（2）记录监测结果。

4. 分析资料

（1）收集的资料进行整理和分析。

（2）确定健康教育内容。

（3）优先解决患者最迫切的问题。

5. 开展个体化健康教育

（1）家庭用药指导。

①告知患者长期、规律、按医嘱正确服药，不擅自服用药物，不随意增减及停用药物。

②外出时要随身携带硝酸酯制剂药物，居家时硝酸酯制剂药物放在易取之处，定位放置，家人也应知道，以便发病时及时取用。

③发给患者个人用药手册，实行服药记录。脉搏＜60次/min，应该暂停服药，由家人陪伴去医院就诊。

（2）饮食指导。

①合理安排饮食：以清淡、富含营养、多纤维素及多维生素、蛋白质及人体所需微量元素的食物为主。

②常食粗粮、豆类等对冠心病有益的食物。

③坚持低盐、低脂、低胆固醇、低糖摄入，少量多餐，避免暴饮暴食；戒烟、忌酒，少食猪油、奶油、蛋黄、动物内脏、巧克力等食品。

（3）运动指导。

①根据患者病情选择活动量和方式。

②选择有氧运动，如：慢跑、游泳、散步、羽毛球、太极拳、气功等。

③运动时间：饭后一小时进行，每周3～5次。

④运动监测：以不疲劳为宜，微微出汗，自我感觉良好，如出现头疼、头晕、眼花、血压升高、脉

搏加快应立即停止运动。避免竞争性运动，循序渐进，持之以恒。

（4）心理指导。

①指导患者正确对待自己的病情，保持良好心态，积极参与社交活动，与人沟通交流，塑造健康乐观向上的心态。

②应用行为心理疗法，又称自我放松疗法，是一种在医生指导下，主要由患者自己控制的治疗方法。如自我放松训练：通过呼吸放松、意念放松增强自身康复能力。

③指导患者家属鼓励支持患者积极配合治疗，创造良好的环境。

④生活中避免对患者施加压力，有不良情绪时，予以理解并进行疏导。

（5）日常生活。

①合理安排：注意生活规律，控制情绪，放松精神，愉快生活，保持心情平和，保证睡眠质量。

②做到劳逸结合，让患者每天有事可做，又不因工作劳累过度诱发本病。

③鼓励患者参加适合的文娱活动，如练习书画、种花、养鱼、听轻松音乐，可陶冶情操，缓解病情。精神紧张是导致冠心病发病的重要因素，应帮助患者合理安排日常生活（何时工作，何时休息等）。

（6）掌握转诊指征：对符合下列指征的患者，向综合医院转诊。

①首次发生心绞痛。

②无典型胸痛发作，但心电图 ST－T 有动态异常改变。

③首次发现的陈旧性心肌梗死。

④可疑心肌梗死。

⑤不稳定心绞痛。

⑥有新近发生的心力衰竭。

⑦正在恶化的慢性心力衰竭。

⑧需要调整治疗方案者：心律失常治疗药物的调整；经强化药物治疗但仍有一般活动明显受限；需要药物治疗的危险因素控制不理想；需要介入治疗；需要外科搭桥手术治疗；抗凝治疗药物调整。

⑨需要做进一步检查者：如运动试验、核素成像检查、超声心动图检查、多层螺旋 CT 或冠状动脉造影检查等。

⑩病情稳定的患者，定期到专科进行常规随访。

6. 整理　整理用物，分类处理。

7. 记录　填写冠心病患者随访服务记录表，预约下次服务时间。

（四）评价

（1）质量标准：患者掌握相关健康知识，对居家护理服务满意。

（2）熟练程度：操作规范，动作熟练，健康教育内容和方式合适。

（3）人文关怀：沟通有效、语言亲切，态度和蔼，尊重患者。

附2

冠心病患者随访服务记录表

姓名：　　　　　　　　　　　　　　　　　　　　　　　　　　　　　　　编号□□-□□□□□

随访日期		年　月　日	年　月　日	年　月　日	年　月　日
随访方式		1门诊　2家庭　3电话□	1门诊　2家庭　3电话□	1门诊　2家庭　3电话□	1门诊　2家庭　3电话□
症状	1 无症状 2 心慌 3 胸口闷痛 4 心绞痛 5 呼吸困难 6 心悸胸闷 7 喘憋 8 不能平卧 9 下肢水肿	□/□/□/□/□/□/□/□/□ 其他：	□/□/□/□/□/□/□/□/□ 其他：	□/□/□/□/□/□/□/□/□ 其他：	□/□/□/□/□/□/□/□/□ 其他：
体征	血压（mmHg）				
	体重（kg）	/	/	/	/
	体质指数	/	/	/	/
	心率				
	其他				
生活方式指导	日吸烟量（支）	/	/	/	/
	日饮酒量（两）	/	/	/	/
	运动	次/周　分钟/次 次/周　分钟/次	次/周　分钟/次 次/周　分钟/次	次/周　分钟/次 次/周　分钟/次	次/周　分钟/次 次/周　分钟/次
	摄盐情况（克/天）	轻/中/重　/轻/中/重	轻/中/重　/轻/中/重	轻/中/重　/轻/中/重	轻/中/重　/轻/中/重
	心理调整	1 良好　2 一般　3 差□	1 良好　2 一般　3 差□	1 良好　2 一般　3 差□	1 良好　2 一般　3 差□
	遵医行为	1 良好　2 一般　3 差□	1 良好　2 一般　3 差□	1 良好　2 一般　3 差□	1 良好　2 一般　3 差□
辅助检查*					
服药依从性		1 规律 2 间断 3 不服药□	1 规律 2 间断 3 不服药□	1 规律 2 间断 3 不服药□	1 规律 2 间断 3 不服药□
药物不良反应		1 无 2 有＿＿＿□	1 无 2 有＿＿＿□	1 无 2 有＿＿＿□	1 无 2 有＿＿＿□
此次随访分类		1 控制满意 2 控制不满意 3 不良反应 4 并发症　□	1 控制满意 2 控制不满意 3 不良反应 4 并发症　□	1 控制满意 2 控制不满意 3 不良反应 4 并发症　□	1 控制满意 2 控制不满意 3 不良反应 4 并发症　□
用药情况	药物名称1				
	用法用量	每日　次　每次　mg	每日　次　每次　mg	每日　次　每次　mg	每日　次　每次　mg
	药物名称2				
	用法用量	每日　次　每次　mg	每日　次　每次　mg	每日　次　每次　mg	每日　次　每次　mg
	药物名称3				
	用法用量	每日　次　每次　mg	每日　次　每次　mg	每日　次　每次　mg	每日　次　每次　mg
	其他药物				
	用法用量	每日　次　每次　mg	每日　次　每次　mg	每日　次　每次　mg	每日　次　每次　mg
转诊	原因				
	机构及科别				
下次随访日期					
随访医生签名					

填表说明：

（1）本表为冠心病患者在接受随访服务时由随访人员填写。每年的综合评估后填写居民健康档案的健康体检表。

（2）体征：体质指数＝体重（kg）/身高的平方（m²），如有其他阳性体征，请填写在"其他"一栏。体重和心率斜线前填写目前情况，斜线后填写下次随访时应调整到的目标。

（3）生活方式指导：在询问患者生活方式时，同时对患者进行生活方式指导，与患者共同制定下次随访目标。

日吸烟量：斜线前填写目前吸烟量，不吸烟填"0"，吸烟者写出每天的吸烟量"××支"，斜线后填写吸烟者下次随访目标吸烟量"××支"。

日饮酒量：斜线前填写目前饮酒量，不饮酒填"0"，饮酒者写出每天的饮酒量相当于白酒"××两"，斜线后填写饮酒者下次随访目标饮酒量相当于白酒"××两"。白酒1两相当于葡萄酒4两，黄酒半斤，啤酒1瓶，果酒4两。

运动：填写每周几次，每次多少分钟。即"××次/周，××分钟/次"。横线上填写目前情况，横线下填写下次随访时应达到的目标。

摄盐情况：斜线前填写目前摄盐量，根据患者的饮食情况计算出每天的摄盐量"×克/天"，斜线后填写患者下次随访目标摄盐量。

心理调整：根据医生印象选择对应的选项。

遵医行为：指患者是否遵照医生的指导去改善生活方式。

（4）辅助检查：记录患者在上次随访到这次随访之间到各医疗机构进行的辅助检查结果。

（5）服药依从性："规律"为按医嘱服药，"间断"为未按医嘱服药，频次或数量不足，"不服药"即为医生开了处方，但患者未使用此药。

（6）药物不良反应：如果患者服用的药物有明显的药物不良反应，应具体描述哪种药物，何种不良反应。

（7）此次随访分类：根据此次随访时的分类结果，由责任医生在4种分类结果中选一项在"□"中填上相应的数字。"控制满意"意为血压控制满意，无其他异常，"控制不满意"意为血压控制不满意，无其他异常、"不良反应"意为存在药物不良反应、"并发症"意为出现新的并发症或并发症出现异常。如果患者同时并存几种情况，填写最严重的一种情况，同时结合上次随访情况确定患者下次随访时间，并告知患者。

（8）用药情况：根据患者整体情况，为患者开具处方，填写患者即将服用的降压药物名称，写明用法。

（9）转诊：如果转诊要写明转诊的医疗机构及科室类别，如××市人民医院心内科，并在原因一栏写明转诊原因。

（10）随访人员签名：随访完毕，核查无误后随访人员签署其姓名。

三、考核标准（表2-2-2）

表2-2-2 冠心病患者的居家护理考核标准

考核内容		评分要求	分值	得分	备注
评估 （15分）	物品	冠心病患者随访记录表、血压计、体温计、纸、笔	5		
	环境	安静、温暖、整洁	2		
	冠心病患者	提前预约、告知居家护理时间	5		
	社区护理人员	衣帽整洁，举止端庄	3		
计划（5分）		1. 在规定时间（20min）内完成冠心病患者的居家护理	3		
		2. 操作规范，动作熟练、轻柔	1		
		3. 与冠心病患者沟通良好	1		
实施 （60分）	环境资源	1. 环境适宜，利于开展	3		
	有效沟通	2. 有效沟通，互相信任	5		
	冠心病患者居家护理评估及指导	3. 入户自我介绍，说明来意，获得许可及配合	5		
		4. 了解一般状态：测量生命体征、询问主要症状	5		
		5. 饮食及生活方式等问卷填写	5		
		6. 开展个体化健康教育 （1）明确冠心病的危险因素 （2）开展冠心病患者的健康教育 （3）立即转诊 对符合指征的患者，向综合医院转诊	30		
		7. 整理用物，预约下次服务时间	4		
	记录	8. 对实施过程进行整理汇总，填写冠心病患者服务记录表	3		
评价（20分）		1. 评估准确，操作规范，动作轻柔	5		
		2. 知晓健康知识及冠心病的居家护理措施	5		
		3. 沟通良好，语言亲切，态度和蔼，人文关怀	5		
		4. 在规定时间（20min）内完成	5		
总分			100		

四、同步练习

参考答案

（一）选择题

1. 社区冠心病一级预防措施的基本原则不包括（　　）。
   A. 戒烟限酒　　　B. 心理平衡　　　C. 合适膳食　　　D. 按时服药
   E. 适量运动

2. 下列属于冠心病合理膳食的是（　　）。
   A. 低膳食低纤维食物　　　　　　B. 低盐饮食
   C. 低钾饮食　　　　　　　　　　D. 霉变食物
   E. 高脂肪食物

3. 心绞痛发作时首要的护理措施是（　　）。
   A. 心电监护　　　　　　　　　　B. 指导患者放松技术

C. 迅速建立静脉通路　　　　　　　　D. 监测生命体征变化

E. 让患者立即停止活动，休息

4. 冠心病的三级管理对象是（　　）。

A. 不稳定型心绞痛　　　　　　　　B. 慢性稳定型心绞痛

C. 有心梗病史　　　　　　　　　　D. 心电图缺血的证据

E. 有心血管病危险因素存在，但未确诊冠心病

5. 为了预防冠心病，社区护士帮助社区人群建立健康生活方式的措施不包括（　　）。

A. 加强体育锻炼，控制体重　　　　B. 戒烟限酒

C. 避免进食含钙高的食物　　　　　D. 减少饱和脂肪摄入

E. 食盐的摄入量不超过6g/d

6. 冠心病的居家护理三级预防措施不包括（　　）。

A. 疾病的自我管理　　　　　　　　B. 对高危人群进行健康教育

C. 病情发生变化后的紧急处理　　　D. 并发症的预防和治疗

E. 康复护理和功能恢复

（二）操作题

张某，男性，61岁，心前区疼痛一周，加重两天。一周前开始在骑车上坡时感心前区疼痛，并向左肩放射，经休息可缓解，两天来走路快时亦有类似情况发作，每次持续3~5min，含硝酸甘油迅速缓解，来社区卫生服务中心就诊。查体：T：36.5℃，P：84次/min，R：18次/min，Bp：160/90mmHg（服药后），发病以来进食好，二便正常，睡眠可，体重无明显变化。既往有高血压病史5年，血压150-180/90-100mmHg，吸烟十几年，1包/d，不爱运动，不按规律用药，对高血压知识不了解。老伴健在，关系融洽，子女因工作忙很少回家。

请根据该案例，小组内模拟进行家庭健康指导。

任务小结

任务掌握程度	任务存在问题	努力方向
完全掌握 □ 部分掌握 □ 没有掌握 □		
任务学习记录		

知识拓展

诊断冠心病的"金标准"

1959 年，美国克利夫兰医学中心的儿科医师 Sones 为一个有主动脉病变的患者做心脏造影的时候，利用特制的头端呈弧形的造影导管，误经肱动脉逆行送入主动脉根部，并将导管远端分别置于左、右冠状动脉口，将约 30mL 的造影剂直接注入左、右冠状动脉内而使其清晰显影，令人惊讶的是，患者并没有像预期的那样发生室颤，因为在这之前医疗界普遍认为向冠状动脉里注射造影剂是非常危险的（会引起室颤），从而开创了选择性冠状动脉造影术。1964 年，Sones 完成了第一例经肱动脉切开的冠状动脉造影术。1967 年，Judkins 采用穿刺股动脉的方法进行选择性冠状动脉造影，使这一技术进一步完善并得以广泛推广应用。现已广泛应用于临床，被认为是目前冠心病诊断的"金标准"。

冠状动脉造影的主要指征：①对内科治疗下心绞痛仍较重者，明确动脉病变情况以考虑旁路移植手术；②胸痛似心绞痛而不能确诊者。

任务三　糖尿病患者的居家护理

导学视频

任务描述

康某，男，60 岁，退休，患者于 3 年前体检时偶尔发现血糖升高，当时为 12mmol/L，不规律服用二甲双胍缓释片，瑞格列奈片降糖，血糖波动在 9～15mmol/L。

工作任务：请为康某开展糖尿病居家护理指导。

任务目标

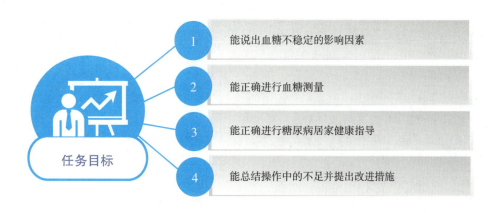

1. 能说出血糖不稳定的影响因素
2. 能正确进行血糖测量
3. 能正确进行糖尿病居家健康指导
4. 能总结操作中的不足并提出改进措施

任务分析

★ 糖尿病是由于胰岛素分泌绝对或相对不足而引起的一种代谢紊乱综合征,临床以高血糖为主要特点,是一种慢性、终身性疾病。

糖尿病诊断标准为:糖尿病症状加任意时间血浆葡萄糖水平≥11.1mmol/L,或空腹血糖≥7.0mmol/L。

糖尿病的社区管理内容包括:筛查、随访评估、分类干预和健康体检等。

★ 注意事项:

(1) 操作前先了解糖尿病患者的身心状况:一般情况、日常生活行为、健康史、疾病史、对疾病的知晓度、心理状况、合作程度。

(2) 教会患者使用血糖测定技术,了解血糖控制良好的标准,如空腹血糖应<7.0mmol/L,餐后2h血糖<10.0mmol/L。

(3) 教育患者遵医嘱用药,不可随意增减药量、停药或自行突然撤换药物,如注射胰岛素时,需教会患者和家属正确注射和药物保存方法及如何避免低血糖的发生。

(4) 糖尿病伴严重眼病、肾病、糖尿病足、神经病变、心力衰竭、严重心律失常、严重高血压及各种急性感染、急性代谢紊乱时暂不宜运动。

(5) 饮食注意要定时定量,避免随意增减;少吃甜食和油炸食物;减少高脂肪和胆固醇摄入;多吃高纤维食物。

(6) 教会患者识别低血糖症状:饥饿感、心慌、出冷汗、头晕、四肢无力或颤抖。如出现这些症状应立即进食糖类食物并休息10~15min,如持续发作,应立即送往医院抢救。

(7) 糖尿病患者抵抗力低,易受感染,注意保护皮肤、呼吸道、口鼻腔、泌尿道、足部等。

(8) 指导患者规律生活,改变不良生活方式,预防危险因素。

(9) 指导患者及家属尽早识别病情变化及并发症的发生,及时就诊,且定期门诊复查。

(10) 糖尿病是一种慢性疾病,从患病开始将伴随患者一生,因此需要进行终身治疗,将血糖控制在正常水平。

任务实施

一、实施条件(表2-3-1)

表2-3-1 糖尿病患者的居家护理实施条件

名称	基本条件	要求
实施环境	(1) 社区护理实训室;(2) 社区家庭病房;(3) Wi-Fi;(4) 智慧职教云平台	环境安静整洁、光线良好、通风保暖,可实时在线观看操作视频等网络资源
设施设备	(1) 多媒体电脑;(2) 桌椅	基础设施牢固稳定
物品准备	(1) 血糖仪;(2) 采血笔;(3) 血糖试纸;(4) 75%乙醇;(5) 棉签;(6) 糖尿病患者问卷调查表;(7) 笔;(8) 登记本;(9) 健康教育单	物品准备齐全,摆放有序物品,能正常使用
人员准备	糖尿病患者:空腹或餐后2h	精神状态良好
	操作者着装规范、洗手	熟悉糖尿病患者的居家护理流程

二、实施步骤

（一）评估

1. 环境　安静、整洁、光线适宜、温度适宜。
2. 物品　血糖仪、采血笔、血糖试纸、75%乙醇、棉签、糖尿病患者问卷调查表、笔、登记本、健康教育单。
3. 糖尿病患者　提前预约，告知家访时间及目的；了解患者目前的身体状况，对糖尿病的知晓度、心理状况、合作程度。
4. 操作者　着装整洁、规范洗手、戴口罩。

操作流程

（二）计划

（1）确定对象。
（2）患者掌握血糖监测技术，能及时识别并发症状并处理。
（3）健康指导内容具体完整。
（4）计划制订准确合理，内容齐全，目标制定切实可行。

（三）实施

1. 入户　按门铃或敲门，自我介绍，说明目的，与患者进行沟通，取得信任，态度和蔼、亲切。
2. 询问身体状况
（1）一般情况：年龄、性别、身高、体重、腰围。
（2）日常生活行为：吸烟、饮酒、运动、饮食、睡眠、心理。
（3）询问目前的健康状况：是否出现多饮、多食、多尿、消瘦的"三多一少"症状，口腔或皮肤感染等。
（4）是否有其他并发症：心、脑、肾、视网膜等。
（5）服药情况。
（6）健康知识的知晓度，心理状况、合作程度。
3. 血糖监测
（1）正确给糖尿病患者测量血糖。
（2）教会患者及家属血糖测量技术。
（3）每次监测结果做好记录。
4. 分析资料
（1）把收集的资料进行整理并分析，确定健康教育内容。
（2）明确糖尿病危险因素：①遗传、年龄；②不合理膳食；③肥胖；④吸烟；⑤饮酒；⑥缺少体力活动；⑦病毒感染。
5. 开展个体化健康教育
（1）家庭用药指导。
①告知患者长期、规律、按医嘱正确服药，服药后要注意观察，发现低血糖反应，应立即进食备用的饼干或糖果。
②注射胰岛素部位应经常更换，以防局部组织硬化，肌肉萎缩及胰岛素吸收不良。
（2）饮食指导。

①饮食品种多样、搭配合理、营养均衡。
②多吃粗粮，适量蛋白质，限制饱和脂肪酸摄入。
③每天多食一两种蔬菜，忌烟酒，饮酒最大允许量 50mL。
④计算体重指数，确定热能需求，指导饮食个性化。
⑤要定时定量，避免随意增减。

（3）运动指导。
①选择中低强度有氧运动，如：快步走、慢跑、游泳、散步、球类、跳舞、太极拳、气功等。
②运动时间：饭后半小时进行，每周 3～5 次，每次 30～40min。
③预防低血糖的发生，随身携带糖果或巧克力等食物以供低血糖时急救。
④穿合适轻便鞋，透气棉袜，防止足部损伤。
⑤根据个人情况选择运动强度，忌空腹进行运动。

（4）皮肤护理指导。
①洗澡的水温以不超过 37℃～40℃ 为宜，洗澡用的香皂或沐浴露以中性为宜（因为碱性的香皂或沐浴露用很容易导致皮肤瘙痒，手抓后易损伤皮肤），冬季洗澡后，适量涂抹护肤霜以保持皮肤湿润，以防瘙痒。
②测血糖时要严格消毒，避免造成感染。
③每天清洗外阴，保持局部清洁。

（5）足部护理指导。
①每日检查足部皮肤颜色，有无水泡、破损，发现异常及时处理。
②用温水泡脚，切忌水温过高，以免烫伤，擦干足部后做按摩，以促进血液循环，修剪指（趾）甲切忌太短。
③保持鞋袜清洁，大小合适，宽松柔软，切勿穿硬底鞋及凉鞋。

（6）预防并发症。
①长期坚持饮食治疗、运动治疗、药物治疗，控制血糖，预防和延缓慢性血管性并发症。
②外出随身携带糖尿病急救卡，以备急用。
③定期体检：血压、血糖、体重、视力、视网膜。
④保持个人卫生，防止皮肤受损及腔道感染而加重病情。

（7）监测血糖。
①教会患者使用血糖测定技术，了解血糖控制的标准，如空腹血糖应 <7.0mmol/L，餐后 2h 血糖 <10.0mmol/L。
②血糖控制不佳者每天测量血糖（空腹和三餐后 2h 血糖），血糖控制理想者 2 周查血糖一次。

6. 整理　整理用物，分类处理。
7. 记录　填写糖尿病患者随访服务记录表，预约下次服务时间。

(四) 评价

(1) 质量标准：患者掌握相关健康知识，对居家护理服务满意。
(2) 熟练程度：操作规范，动作熟练，健康教育内容和方式合适。
(3) 人文关怀：沟通有效、语言亲切、态度和蔼、尊重患者。

附

糖尿病患者日常护理调查表

姓名：	性别：	年龄：	联系电话：
家庭地址：		邮编：	
家人联系电话：		糖尿病病程：　　　　年	
糖尿病类型　1型糖尿病 □　2型糖尿病 □　妊娠糖尿病 □　其他类型 □			

1. 你饮食控制好吗？　好 □　不好 □
2. 你平时喜欢吃水果吗？　喜欢 □　不喜欢 □
3. 你能保证一日三餐正常进食吗？　能 □　不能 □
4. 你对糖尿病知识了解吗？　了解 □　不了解 □
5. 记录血糖检测结果吗？　有 □　没有 □
6. 你现在是怎样治疗的？　口服药 □　胰岛素 □　胰岛素泵 □
7. 你是否了解口服药的作用？　了解 □　不了解 □
8. 你对胰岛素了解吗？　了解 □　不了解 □
9. 你对自己的皮肤护理了解吗？　了解 □　不了解 □
10. 你每天晚上洗脚吗？　洗 □　不洗 □
11. 你对脚的护理方式了解吗？　了解 □　不了解 □
12. 你每天按摩脚吗？　按 □　不按 □
13. 糖尿病患者按摩脚的方法你知道吗？　知道 □　不知道 □
14. 你知道糖尿病患者怎样修剪指甲吗？　知道 □　不知道 □
15. 有了脚癣和皲裂知道怎样处理吗？　知道 □　不知道 □
16. 你知道如何预防牙龈出血吗？　知道 □　不知道 □
17. 你知道糖尿病患者怎样挑选鞋和袜子吗？　知道 □　不知道 □
18. 你知道糖尿病患者何时复查血糖吗？　知道 □　不知道 □
19. 你平时的运动方式是：_____。
20. 运动的时间：_____小时/天_____天/周。

附

糖尿病健康教育单

姓名：	性别：	年龄：
护理诊断：		
日常指导：		

签名：
年　月　日

三、考核标准（表2-3-2）

表2-3-2 糖尿病患者的居家护理考核标准

考核内容		考核评价要点	分值	扣分	得分	备注
评估 (15分)	患者	1. 全身情况：目前的健康状况，生命体征	3			
		2. 心理情况：有无紧张焦虑心理，对操作的合作程度	3			
	环境	宽敞、明亮、清洁、安静，室温适宜	3			
	护士	着装整洁、举止端庄、态度和蔼	3			
	用物	血糖仪、采血笔、血糖试纸、75%乙醇、棉签问卷调查表、笔、登记本、健康教育单	3			
计划（5分）		1. 在规定时间（20min）内完成操作	2			
		2. 正确收集资料，宣教和指导的内容正确	2			
		3. 与患者沟通良好，患者满意	1			
实施 (60分)		1. 入户自我介绍，说明来意，获得许可及配合	2			
		2. 询问症状	5			
		3. 血糖测定：正确使用血糖仪，了解患者平时血糖的控制情况	4			
		4. 发放调查表，指导患者正确填写，了解患者饮食、活动、用药、自我监测、皮肤护理的情况	6			
		5. 收集整理资料，列举出患者需要学习的糖尿病的相关护理知识	4			
		6. 指导用药：严格遵照医嘱，及时服药，服药后要注意观察，发现低血糖反应，应立即进食备用的饼干或糖果。注射胰岛素部位应经常更换	7			
		7. 指导饮食护理，严格控制主食量，多吃蔬菜，少吃肥肉和油炸食品，多喝水，减少食盐摄入量	7			
		8. 指导活动和休息：不宜剧烈运动，可适当锻炼，锻炼时间长短和运动量应根据病情轻重而定，防止引起低血糖反应。随身携带糖果或巧克力等食物以供低血糖时急救	5			
		9. 指导皮肤护理，对水温、沐浴液的使用、皮肤的清洁、足部皮肤的观察、鞋袜的选择等进行指导	7			
		10. 预防并发症：定期体检及重视长期坚持饮食治疗、运动治疗、药物治疗，控制血糖，预防和延缓慢性血管性并发症	6			
		11. 指导自我监测：教会患者使用血糖测定技术，了解血糖控制的标准，如空腹血糖应＜7.0mmol/L，餐后2h血糖＜10.0mmol/L。测量时间和次数	5			
		12. 记录并把健康教育单发放给患者，预约下次服务时间	2			
评价 (20分)		1. 操作规范、熟练	5			
		2. 沟通有效、配合良好，健康教育的内容和方式合适	5			
		3. 语言亲切、态度和蔼，关爱患者	5			
		4. 在规定时间（20min）内完成	5			
总分			100			

四、同步练习

（一）选择题

1. 糖尿病患者温水洗足的温度是（   ）。
   A. <30℃   B. <35℃   C. <37℃   D. <42℃
   E. <45℃

2. 正常人的空腹血糖值范围是（   ）。
   A. 2.8～3.8mmol/L   B. 3.8～6.1mmol/L
   C. 6.1～7.0mmol/L   D. 7.0～7.8mmol/L
   E. 7.8～8.6mmol/L

3. 关于糖尿病饮食护理，下列正确的是（   ）。
   A. 病情轻者可不需要饮食治疗   B. 有并发症者不宜控制饮食
   C. 每天每餐要吃饱吃好   D. 主食多以粗粮、杂粮为主
   E. 多吃肉类和豆类食品

4. 糖尿病患者出现强烈饥饿感、心悸、手颤、出汗，可能是（   ）。
   A. 胃溃疡   B. 糖尿病加重   C. 高血压   D. 低血糖
   E. 合并甲亢

5. 安排运动时间最好是在（   ）。
   A. 饭前1h   B. 饭后1h   C. 饭前2h   D. 饭后2h
   E. 早上起床后

6. 糖尿病患者运动时以下的注意事项除外的是（   ）。
   A. 宽松衣裤，柔软棉线袜，合脚运动鞋
   B. 带好血糖仪，随时检测
   C. 随身携带应急食物：糖果、饼干
   D. 运动时要注意饮水，无法随身带水时，可在运动前后各喝一杯
   E. 携带糖尿病患者信息急救卡

参考答案

（二）简答题

1. 糖尿病足应如何护理？
2. 简述低血糖的临床表现和处理方法。

任务小结

任务掌握程度	任务存在问题	努力方向
完全掌握 □		
部分掌握 □		
没有掌握 □		

续表

任务学习记录		

知识拓展

胰岛素泵的应用

胰岛素泵由泵、小注射器和与之相连的输液管组成。小注射器最多可以容纳 3mL 的胰岛素，注射器装入泵中后，将相连的输液管前端的引导针用注射器扎入患者的皮下（常规为腹壁），再由电池驱动胰岛素泵的螺旋马达推动小注射器的活塞，将胰岛素输注到体内。胰岛素泵的基本用途是模拟胰腺的分泌功能，按照人体需要的剂量将胰岛素持续地推注到使用者的皮下，保持全天血糖稳定，以达到控制糖尿病的目的。

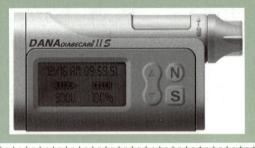

导学视频

任务四　COPD 患者的居家护理

任务描述

谭某，男性，75 岁，退休人员，主诉七年前无明显诱因，出现咳嗽、咳痰，为阵发性咳嗽，晨起明显，咳白色黏液痰，量少，易咳出，未予重视，此后上述症状反复发作，冬春季节明显，未系统就医。一周前患者因受凉后咳嗽咳痰再发入院，经医生诊断为慢性阻塞性肺疾病，经治疗后病情稳定，现在家休养。

工作任务：请你为谭某做居家健康指导，稳定病情，预防发作。

任务目标

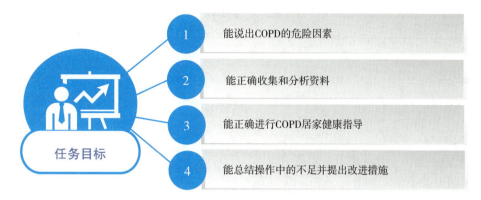

1. 能说出COPD的危险因素
2. 能正确收集和分析资料
3. 能正确进行COPD居家健康指导
4. 能总结操作中的不足并提出改进措施

任务分析

★ COPD是一种以气流受限为特征的可以预防和治疗的疾病，气流受阻不完全可逆，呈进行性发展，与肺部对香烟烟雾等有害气体或有害颗粒的炎症反应有关。
COPD是一种重要的慢性呼吸系统疾病，呈缓慢进行性发展，严重影响患者的劳动能力和生活质量。COPD的危险因素包括遗传、吸烟、职业性粉尘和化学物质、空气污染、感染等。

★ 注意事项：

（1）护理前先了解患者的身心状况：一般情况、日常生活行为、健康史、疾病史、对COPD的知晓度、心理状况、合作程度、危险因素。

（2）根据病情和饮食习惯制订饮食计划，少辛辣刺激、油腻和易过敏的食物。

（3）呼吸困难伴低氧血症者，需要家庭氧疗，低流量持续给氧，氧流量1～2L/min，每日需10～15h。

（4）伴有严重心血管疾病或体弱者禁止体位引流。

（5）进行呼吸功能锻炼，改善呼吸功能，减轻呼吸困难，增加活动耐力。

（6）用药充分，疗程应稍长，根据药物敏感试验，合理选用抗生素，注意观察药物的疗效和不良反应。

（7）若长时间的呼吸困难，若患者出现心理障碍，应引导患者适应疾病，积极对待疾病。

（8）禁止吸烟，改善环境卫生，减少烟雾、粉尘和刺激性物质的吸入。

任务实施

一、实施条件（表2-4-1）

表2-4-1 COPD患者的居家护理实施条件

名称	基本条件	要求
实施环境	（1）社区护理实训室；（2）社区家庭病房；（3）Wi-Fi；（4）智慧职教云平台	环境安静整洁、光线良好、通风保暖，可实时在线观看操作视频等网络资源
设施设备	（1）多媒体电脑；（2）办公桌椅	基础设施牢固稳定
物品准备	（1）COPD患者随访服务记录表；（2）纸；（3）笔	物品准备齐全，摆放有序物品，能正常使用

续表

名称	基本条件	要求
人员准备	COPD患者：做好准备，等候护理人员上门	精神状态良好，避免过度紧张
	操作者着装规范、洗手	熟悉COPD患者的居家护理流程

二、实施步骤

操作流程

（一）评估

1. 环境　安静、整洁、光线适宜、温度适宜。
2. 物品　COPD患者随访服务记录表、纸、笔。
3. COPD患者　提前预约，告知家访时间及目的，了解患者目前的身体状况，对疾病的知晓度、心理状况、合作程度。
4. 操作者　仪表着装符合社区卫生服务要求，带工作证或佩戴上岗证。掌握COPD相关理论知识和实践技能。

（二）计划

（1）确定对象。
（2）制定目标。
（3）COPD居家护理的具体内容。
（4）计划制订准确合理，内容齐全，目标制定切实可行，根据个人进行针对性、个案制定。

（三）实施

1. 入户　按门铃或敲门，自我介绍，说明目的，与患者进行沟通，取得信任，态度和蔼、亲切。
2. 询问身体状况
（1）一般情况：年龄、性别、身高、体重、腰围。
（2）日常生活行为：吸烟、饮酒、运动、饮食、睡眠、心理。
（3）询问目前的健康状况：咳嗽、咳痰情况（程度、持续时间、痰液的颜色、性质和量）、呼吸情况（频率、节律、深度和用力情况）、紫绀情况。
（4）是否有其他疾病史：高血压病、高脂血症和糖尿病等。
（5）对健康知识的知晓度，心理状况、合作程度。
3. 分析资料
（1）收集的资料进行整理和分析。
（2）确定健康教育内容。
（3）确保资料的完整性和准确性。
4. 开展个体化健康教育
（1）家庭用药指导。
①告知患者长期、规律、按医嘱正确服药，不擅自服用药物，不随意增减及停用药物。
②多种药物治疗时应注意药物疗效和不良反应。
③对痰液多、无力咳痰者，以祛痰为主；肾功能减退者慎用氨基糖苷类药物；氨茶碱类有恶心、呕吐等胃肠道不良反应；抗胆碱药有口干、口苦的反应等。

(2) 饮食指导。

①合理安排饮食：以清淡、易消化的高热量、高蛋白质、高维生素饮食为主。

②适量饮水以稀释痰液，促进排痰。

③少量多餐，避免辛辣刺激、油腻和易过敏的食物；忌酒、烟。

(3) 运动指导。

①根据患者病情选择活动量和方式。

②选择有氧运动：呼吸操训练、慢跑、游泳、散步、太极拳、气功等。

③运动时间：饭后1h进行，每周3~5次。

④循序渐进，持之以恒，做好安全防护。

(4) 心理指导。

①指导患者正确对待自己的病情，保持良好心态，积极参与社交活动，与人沟通交流，塑造健康乐观向上的心态。

②主动与患者沟通，耐心倾听，及时给予精神安慰，介绍同类疾病治疗成功的案例，提高患者信心，取得配合。

③指导患者家属鼓励支持患者积极配合治疗，创造良好的家庭支持环境；必要时请心理医生协助诊治。

(5) 氧疗指导。

①呼吸困难伴低氧血症者，需家庭氧疗，低流量持续给氧，氧流量1~2L/min，每日需10~15h。

②氧疗过程中判断氧疗效果并记录。

③氧疗时保持吸氧管畅通，湿润鼻腔，及时更换湿化瓶和鼻导管。

④注意用氧安全，避免长时间高浓度给氧，以防氧中毒。

(6) 呼吸功能锻炼。

①深呼吸。

②腹式呼吸：放松，双手轻按腹部，鼻子吸气，腹部放松膨出，稍憋气后缓慢呼出；呼气时腹肌收缩，腹部逐渐下陷，逐渐经口呼出。每日训练2~3次，每次10~15min。

③缩唇呼吸：取坐位、立位或卧位，调整呼吸，用鼻吸气，将嘴唇缩成吹笛样，将气缓慢呼出，吸气和呼气之比为1:2，每日练习5min。

(7) 保持呼吸道通畅。

①指导患者和家属应用深呼吸、有效咳嗽、胸部叩击、体位引流、雾化吸入。

②观察和记录痰液颜色、性质、量。

③保持室内空气流通，禁止吸烟。

④伴有严重心血管疾病或体弱者进行体位引流。

(8) 监测病情。

①指导患者学会自我监测病情变化的方法：6min步行、登楼梯、峰流速测定等。

②定期门诊随访。

5. 整理　整理用物，分类处理。

6. 记录　填写COPD患者随访服务记录表，预约下次服务时间。

(四) 评价

(1) 质量标准：患者掌握相关健康知识，对居家护理服务满意。

(2) 熟练程度：操作规范，动作熟练，健康教育内容和方式合适。

（3）人文关怀：沟通有效、语言亲切，态度和蔼，尊重患者。

附1：

慢阻肺患者随访记录表

姓名：　　　　　　　　　　　　　　　　　　　　　　　　　　　　　　　　编号□□□-□□□□□

病史采集	现病史	咳嗽、咳痰、喘憋等症状出现时间：　　确诊时间：　　确诊医疗机构：			
	个人史	吸烟史：1 吸烟 2 不吸烟 3 戒烟□日吸烟量　支戒烟时间： 职业粉尘暴露史：1 有 2 无□暴露时间　年职业性质 化学物质暴露史：1 有 2 无□暴露时间　年接触物质 生物燃料接触史：1 有 2 无□暴露时间　年厨房燃料：1 柴火 2 煤 3 沼气 4 煤气/天然气□ 厨房排风设备：1 无 2 烟囱 3 换气扇 4 油烟机□ 儿童时期是否有频繁下呼吸道感染 1 有 2 无□频繁感染史从　岁到　岁			
	既往史	合并症：1 心血管疾病 2 骨质疏松 3 焦虑/抑郁/认知功能障碍 4 肺癌 5 重症感染 6 糖尿病 7 胃食管反流 8 支气管扩张 9 哮喘 10 肺结核 11 其他　□年　□年　□年　□年　□年　□年　□年 并发症：1 慢性呼吸衰竭 2 心功能衰竭 3 肝功能异常 4 慢性肾病　□年　□年　□年　□年			
	家族史	父母有无以下呼吸疾病？1 有 2 无□父亲□/□/□/□母亲□/□/□/□ 1 慢阻肺 2 肺气肿 3 慢性支气管炎 4 哮喘 5 支气管扩张 6 肺癌 7 肺结核 8 肺栓塞 9 其他：			
随访日期					
随访方式		1 门诊 2 家庭 3 电话□	1 门诊 2 家庭 3 电话□	1 门诊 2 家庭 3 电话□	1 门诊 2 家庭 3 电话□
症状	1 无症状 2 咳嗽 3 咳痰 4 气急 5 喘憋 6 呼吸困难 7 咳血 8 乏力	□/□/□/□/□/□/□/□ 其他	□/□/□/□/□/□/□/□ 其他	□/□/□/□/□/□/□/□ 其他	□/□/□/□/□/□/□/□ 其他
一般体征	身高（cm）				
	体重（kg）	当前/目标	当前/目标	当前/目标	当前/目标
	血压（mmHg）	/	/	/	/
	心率（次/min）				
	呼吸频率（次/min）				
其他体征	1 桶状胸 2 双下肢浮肿 3 杵状指/趾 4 口唇紫绀 5 甲床紫绀 6 呼吸音 7 肺部啰音 8 颈动脉怒张	□/□/□/□/□/□/□/□ 其他	□/□/□/□/□/□/□/□ 其他	□/□/□/□/□/□/□/□ 其他	□/□/□/□/□/□/□/□ 其他

续表

急性加重	1年内急性加重次数				
	1年内因急性加重住院次数				
生活方式指导	日吸烟量（支）	当前/目标	当前/目标	当前/目标	当前/目标
	运动	当前__次/周__分钟/次 目标__次/周__分钟/次	当前__次/周__分钟/次 目标__次/周__分钟/次	当前__次/周__分钟/次 目标__次/周__分钟/次	当前__次/周__分钟/次 目标__次/周__分钟/次
	心理调整	1 良好 2 一般 3 差□	1 良好 2 一般 3 差□	1 良好 2 一般 3 差□	1 良好 2 一般 3 差□
	遵医行为				
辅助检查	FEV1（L）				
	FEV1（L）/FVC（%）				
	FEV1（L）/预计值（%）				
	SPO2（%）				
	血红蛋白（g/L）				
	红细胞（X^9/L）				
	白细胞（X^9/L）				
	淋巴细胞（X^9/L）				
	中性粒细胞（%）				
	嗜酸性粒细胞（%）				
	X线胸片报告				
	心电图报告				
问卷	CAT 评估 得分				
	mMRC 得分				
气流受限 GOLD 分级		级	级	级	级
GOLD 综合评估分组		组	组	组	组
慢阻肺管理级别		1 稳定期低风险 2 稳定期高分享 3 急性加重期□	1 稳定期低风险 2 稳定期高分享 3 急性加重期□	1 稳定期低风险 2 稳定期高分享 3 急性加重期□	1 稳定期低风险 2 稳定期高分享 3 急性加重期□
服药依从性		1 规律 2 间断 3 不服药□	1 规律 2 间断 3 不服药□	1 规律 2 间断 3 不服药□	1 规律 2 间断 3 不服药□
药物不良反应		1 无 2 轻微 3 严重□	1 无 2 轻微 3 严重□	1 无 2 轻微 3 严重□	1 无 2 轻微 3 严重□
吸入药物装置使用		1 熟练 2 不熟练 3 未掌握□	1 熟练 2 不熟练 3 未掌握□	1 熟练 2 不熟练 3 未掌握□	1 熟练 2 不熟练 3 未掌握□
非药物干预	吸入装置指导				
	肺康复治疗				
	氧疗				
	无创呼吸机治疗				
	疫苗接种	1 流感疫苗 2 肺炎疫苗□/□	1 流感疫苗 2 肺炎疫苗□/□	1 流感疫苗 2 肺炎疫苗□/□	1 流感疫苗 2 肺炎疫苗□/□
	健康教育/指导				

续表

用药情况	药物名称1												
	用法用量	每日	次	每次	mg	每日 次	每次 mg	每日 次	每次 mg	每日 次	每次 mg		
	药物名称2												
	用法用量	每日	次	每次	mg	每日 次	每次 mg	每日 次	每次 mg	每日 次	每次 mg		
	药物名称3												
	用法用量	每日	次	每次	mg	每日 次	每次 mg	每日 次	每次 mg	每日 次	每次 mg		
转诊	原因												
	机构及科别												
随访医生签名													

填表说明：

（1）本表为慢阻肺疾病患者在接受随访医生时由医生填写，表格中有序号的选项在"□"中填写选项序号，没有序号的在相应选项前"□"画"√"。

（2）编号填写：第一段为4位数字，为身份证号前4位数，第二段为6位数字，为身份证号后6位数。

（3）生活方式指导：在询问患者生活方式时，同时对患者进行生活方式指导，与患者共同制定下次随访目标。

（4）健康教育：填写统一编写的健康教育处方号，如未使用统一健康教育处方，应填写主要健康教育内容。

（5）问卷见表CAT评分得分和mMRC得分分别计算。

（6）辅助检查：记录患者在上次随访到这次随访之间到各医疗机构进行的辅助检查结果及检查日期。

（7）服药依从性："规律"为按医嘱服药，"间断"为未按医嘱服药，频次或数量不足，"不服药"即为医生开了处方，但患者未使用此药。

（8）药物不良反应：如患者服用药物有明显的药物不良反应，具体描述哪种药物，何种不良反应。

（9）用药情况：根据患者整体情况，为患者开具处方，并填写在表格中，写明用法、用量。

（10）转诊：如果转诊要写明转诊的医疗机构及科室类别，如XX市人民医院心内科，并在原因一栏写明转诊原因。

（11）随访医生签名：随访完毕，核查无误后随访医生签署其姓名。

附2：

慢阻肺患者年度评估记录表

姓名：　　　　　　　　　　　　　　　编号□□□□-□□□□□□

评估时间：	评估医疗机构：　　　　　评估人签名：
肺功能评估	肺功能变化（FEV1预计值%变化）：1无变化 2提高 3下降□ 呼吸道症状变化（参考mMRC评分变化）：1无变化 2提高 3下降□ 生活质量变化（参考CAT评分变化）：1无变化 2提高 3下降□ 上一年中慢阻肺急性加重次数：1无 2一次 3两次 4三次 5三次以上□ 上一年因急性加重住院次数：1无 2一次 3两次 4三次 5三次以上□ 目前慢阻肺管理等级：1稳定期低风险 2稳定期高风险 3急性加重期□

续表

并发症/靶器官损害评估	历史并发症：1 慢性呼吸衰竭 2 心功能衰竭 3 肝功能异常 4 慢性肾脏病 5 其他□/□/□ 呼吸衰竭进展情况：1 无变化 2 缓解 3 恶化□ 心功能进展情况：1 无变化 2 缓解 3 恶化□ 肝功能进展情况：1 无变化 2 缓解 3 恶化□ 肾功能进展情况：1 无变化 2 缓解 3 恶化□ 新并发症：1 慢性呼吸衰竭 2 心功能衰竭 3 肝功能异常 4 慢性肾脏病 5 其他□/□/□
合并症评估	1 心血管疾病 2 骨质疏松 3 焦虑/抑郁/认知功能障碍 4 肺癌 5 重症感染 6 糖尿病 7 胃食管反流 8 支气管扩张 9 哮喘 10 肺结核 11 其他： 历史合并症一□进展情况：1 无变化 2 缓解 3 恶化 4 痊愈□ 历史合并症二□进展情况：1 无变化 2 缓解 3 恶化 4 痊愈□ 历史合并症三□进展情况：1 无变化 2 缓解 3 恶化 4 痊愈□ 历史合并症四□进展情况：1 无变化 2 缓解 3 恶化 4 痊愈□ 上年度新发并发症：□/□/□/□/□/□
依从性评估	随访依从性：1 良好 2 一般 3 差□ 服药依从性：1 规律 2 间断 3 不服药 吸入药物装置使用：1 熟练 2 不熟练 3 未掌握□ 其他遵医行为（如戒烟、生活方式调整等）依从性：1 良好 2 一般 3 差□
健康指导	建议随访周期：1 每月一次 2 每三个月一次 3 每半年一次□ 其他健康指导意见：

三、考核标准（表2-4-2）

表2-4-2 COPD患者的居家护理考核标准

考核内容		评分要求	分值	得分	备注
评估 （15分）	物品	COPD患者随访记录表、工作衣、纸、笔	5		
	环境	安静、温暖、整洁、干净	2		
	患者	接受预约、确定居家护理时间	5		
	操作者	衣帽整洁，举止端庄，佩戴工作证	3		
计划（5分）		1. 在规定时间（20min）内完成患者的居家护理	3		
		2. 正确收集资料，宣教和指导的内容正确	1		
		3. 操作规范，动作熟练、与患者沟通良好	1		
实施（60分）记录		1. 入户，自我介绍，说明来意，获得许可及配合	5		
		2. 询问身体状况：咳嗽、咳痰情况（程度、持续时间、痰液的颜色、性质和量）、呼吸情况（频率、节律、深度和用力情况）、紫绀情况等	5		
		3. 饮食及生活方式等问卷填写并分析资料	8		
		4. 开展个体化健康教育：家庭用药、饮食护理、运动锻炼、心理指导、呼吸功能锻炼、保持呼吸道通畅方法，正确自我监测病情及转诊	30		
		5. 整理用物，洗手，预约下次服务时间	4		
		6. 对实施过程进行整理汇总，填写健康服务记录表	8		

续表

考核内容	评分要求	分值	得分	备注
评价（20分）	1. 评估准确，操作规范，动作轻柔	5		
	2. 知晓COPD健康知识及居家护理措施	5		
	3. 沟通良好，语言亲切，态度和蔼，人文关怀	5		
	4. 健康指导准确、具有针对性	5		
总分		100		

四、同步练习

参考答案

（一）选择题

1. 慢阻肺患者痰液黏稠，多饮水是为了（　　）。
 A. 补充出汗等丢失的水分　　　　　B. 防止尿酸性肾病
 C. 减少出血性膀胱炎并发症　　　　D. 加速细菌、毒素及炎性分泌物排出
 E. 促进痰液稀释而容易排出
2. 引起慢阻肺最主要的因素是（　　）。
 A. 吸烟　　　　B. 感染　　　　C. 大气污染　　　　D. 过敏反应
 E. 副交感神经功能亢进
3. 慢阻肺患者的主要护理问题包括（　　）。
 A. 清理呼吸道无效　B. 气体交换受损　C. 活动无耐力　D. 焦虑
 E. 以上都是
4. 慢阻肺的临床表现包括（　　）。
 A. 咳嗽　　　　B. 咳痰　　　　C. 呼吸困难、气短　　　　D. 喘息、胸闷
 E. 以上都是
5. 慢阻肺患者家庭氧疗注意事项除外的是（　　）。
 A. 持续低流量吸氧　　　　　　　　B. 吸氧浓度1～2L/min
 C. 每天吸氧15h以下　　　　　　　D. 氧疗装置定期更换清洁
 E. 湿润鼻腔防止干燥
6. 慢阻肺的健康指导包括（　　）。
 A. 饮食指导　　B. 长期家庭氧疗　C. 康复训练　D. 疾病知识指导
 E. 以上都是

（二）操作题

李某，女性，63岁，经常在冬季和季节转变时咳嗽，咳痰8年，近3年来活动时气急，近两天因受凉咳嗽，气急加重，咳黄痰，来社区卫生服务中心就诊。查体：双肺散在干湿啰音，心率100次/min，医生给予治疗和氧疗等，病情好转。

请根据该案例，为李某进行家庭健康指导。

任务小结

任务掌握程度	任务存在问题	努力方向
完全掌握 □ 部分掌握 □ 没有掌握 □		
任务学习记录		

世界慢阻肺日

2019年11月20日是第18个"世界慢阻肺日",主题是"防控慢阻肺 你我携手行"。宣传的核心信息如下:

1. 慢性阻塞性肺疾病(简称慢阻肺)是一种以持续气流受限为特征的可以预防和治疗的肺部疾病,气流受限多呈进行性发展,与气道和肺组织对烟草烟雾等有害气体或有害颗粒的慢性炎症反应增强有关。

2. 慢阻肺的主要症状:慢性咳嗽、咳痰、气短或呼吸困难、喘息和胸闷,还会有体重下降、食欲减退等全身症状。

3. 慢阻肺常见合并症包括心血管疾病、骨质疏松、焦虑和抑郁、肺癌、代谢综合征和糖尿病等,应该及早发现慢阻肺合并症并给予适当治疗。

4. 慢阻肺早发现早治疗至关重要,肺功能检查是诊断慢阻肺的金标准。

5. 40岁及以上人群伴有慢阻肺主要症状、吸烟史、职业粉尘暴露史、化学物质接触史、生物燃料烟雾接触中、慢阻肺家族史等情况,应警惕慢阻肺,建议每年进行一次肺功能检查。

6. 慢阻肺需要长期治疗,首选吸入疗法,应用支气管扩张剂是最核心的治疗措施。治疗目标是防止疾病进展、减轻症状、改善运动耐力、改善健康状态、预防和治疗并发症、预防和治疗急性加重、降低死亡率。

7. 慢阻肺急性加重主要表现为气促加重,常伴有喘息、胸闷、发热、咳嗽加剧、痰量增加、痰液颜色和(或)黏度改变等,其最常见的诱因为呼吸道感染(尤其是病毒感染),通常可以预防,一旦出现上述症状,应到医院就诊。

8. 慢阻肺患者需要做好长期自我管理，可在医生指导下戒烟、接种流感和肺炎球菌疫苗、坚持长期规律用药、合理膳食、适量的康复训练、长期家庭氧疗等，这些措施均可有效减少急性加重和住院次数，维持病情稳定，提高生活质量。

9. 吸烟是导致慢阻肺发生的重要危险因素，戒烟是慢阻肺的重要预防和治疗措施，可咨询当地医院戒烟门诊或拨打12320卫生热线。

10. 基层医疗卫生机构和二级及以上医院实施双向转诊，基层医疗卫生机构负责患者稳定期长期管理和随访，二级及以上医院主要负责患者确诊、治疗方案制订、急性加重期诊治、疑难急危重症救治等。

任务五　脑卒中患者的居家护理

任务描述

兰某，男，76岁，家属代诉患者劳动时突然出现胡言乱语，不能正确对答，伴右侧肢体乏力，右上肢持物不稳，右下肢步态不稳，家属立即将其送医院住院治疗，诊断为"脑梗死"。经治疗后患者症状明显好转，精神一般，但右侧肢体出现功能障碍，现出院在家。

工作任务：请你为兰某做脑卒中的居家健康指导，以促进患者功能恢复。

任务目标

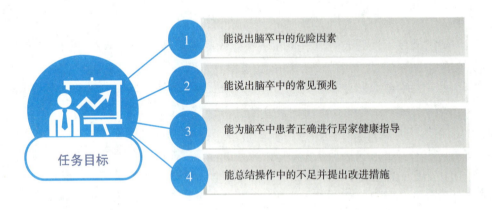

1	能说出脑卒中的危险因素
2	能说出脑卒中的常见预兆
3	能为脑卒中患者正确进行居家健康指导
4	能总结操作中的不足并提出改进措施

任务分析

★ 脑卒中又称"中风""脑血管意外"。是一种急性脑血管疾病，是由于脑部血管突然破裂或因血管阻塞导致血液不能流入大脑而引起脑组织损伤的一组疾病，包括缺血性和出血性卒中。脑卒中具有发病率高、死亡率高、致残率高的特点。

脑卒中的发生与遗传、高血压、糖尿病、心脏病血脂异常、年龄、种族、不良生活方式、社会心理因素都有关系。

脑卒中常见预兆：①头晕，特别是突然感到眩晕。②肢体麻木，突然一侧面部或手脚麻木，有的为舌麻、唇麻。③暂时性吐字不清或讲话不灵。④肢体无力或活动不灵。⑤与平时不同的头痛。⑥不明原因突然跌倒或晕倒。⑦短暂意识丧失或个性和智力的突然变化。⑧全身明显乏力，肢体软弱无力。⑨恶心呕吐或血压波动。⑩整天昏昏欲睡，处于嗜睡状态。⑪一侧或某一侧肢体不自主地抽动。⑫双眼一时看不清眼前出现的事物。

★ 注意事项：

（1）操作前先了解脑卒中患者的身心状况：一般情况、日常生活行为、健康史、疾病史、对脑卒中疾病的知晓度、心理状况、合作程度、危险因素。

（2）脑卒中康复内容包括：肢体功能训练、语言训练、生活训练、认知训练、心理康复训练。

（3）脑卒中患者运动训练由简到繁、由易到难、运动方式由被动、辅助到自主运动顺利进行。顺序为：床上移动翻身→坐位→坐位平衡→双膝立位平衡→单膝立位平衡→坐到站→站立平衡→步行→上下楼梯。

（4）高血压是导致脑卒中的重要可控危险因素，降压治疗对预防脑卒中发病尤为重要。

（5）饮食指导注意宜清淡，避免辛辣刺激、肥腻，控制盐的摄入，注意营养搭配，饮食有节，勿暴饮暴食，口眼歪斜的患者要从健侧喂食，以免呛咳。

任务实施

导学视频　　导学视频　　导学视频

一、实施条件（表2-5-1）

表2-5-1　脑卒中患者的居家护理实施条件

名称	基本条件	要求
实施环境	（1）社区护理实训室；（2）社区家庭病房；（3）Wi-Fi；（4）智慧职教云平台	环境安静整洁、光线良好、通风保暖，可实时在线观看操作视频等网络资源
设施设备	（1）多媒体电脑；（2）办公桌椅	基础设施牢固稳定
物品准备	（1）血压计、体温计、血糖仪、手电筒；（2）棉签、碘伏、手消毒剂；（3）脑卒中患者随访记录表；（4）轮椅、助行器、拐杖等	物品准备齐全，摆放有序，物品完好，处于备用状态
人员准备	脑卒中患者：情绪稳定，愿意接受康复指导	精神状态良好，避免空腹和过度紧张
	操作者着装规范、洗手	熟悉脑卒中患者的居家护理流程

二、实施步骤

操作流程

（一）评估

1. 环境　安静、整洁、光线适宜、温度适宜。

2. 物品　血压计、体温计、血糖仪、手电筒等、棉签、碘伏、手消毒剂、脑卒中患者随访记录表、纸、笔、轮椅、助行器、拐杖。

3. 脑卒中患者　提前预约，告知家访时间及目的；了解患者目前的身体状况，对脑卒中的知晓度、心理状况、合作程度。

4. 操作者　着装整洁、规范洗手、戴口罩；掌握脑卒中相关理论知识及不同功能障碍的评估及康复指导。

(二) 计划

(1) 计划制订准确合理，内容齐全，目标制定切实可行，根据个人进行针对性、个案制定。

(2) 患者能知晓脑卒中症状并及时处理；能按照健康指导内容进行锻炼康复。

(三) 实施

1. 入户　按门铃或敲门，自我介绍，说明目的，与患者进行沟通，取得信任，态度和蔼、亲切。

2. 询问身体状况

(1) 一般情况：年龄、性别、身高、体重、腰围。

(2) 日常生活行为：吸烟、饮酒、运动、饮食、睡眠、心理。

(3) 询问目前的健康状况：是否有高血压、冠心病、高血脂、糖尿病等危险因素，家族中是否有脑卒中病史。

(4) 身体现状：有无语言障碍、运动障碍、感觉障碍及压疮。

3. 血压监测

(1) 正确给患者测量血压、血糖和血脂。

(2) 并教会患者及家属测量血压、血糖的方法。

(3) 将每次监测结果做好记录。

4. 分析资料

(1) 把收集的资料进行整合并分析，确定健康教育内容。

(2) 结合危险因素制定针对性、个性化健康指导。

5. 开展个体化健康教育

(1) 家庭用药指导。

①告知患者长期、规律、按医嘱正确服药，不能根据自觉症状随意减量、停药。

②密切观察病情，监测用药效果、药物不良反应及副作用等，并记录。

(2) 日常生活指导。

督导戒烟、戒酒，规律作息，做好情绪管理，合理饮食，避免暴饮暴食，避免饱食，控制体重。

(3) 协助生活自理。

①协助患者床上活动：良肢位的摆放、翻身训练、坐起训练。

②协助患者行走：根据患者肢体的功能，配备合适的助行器，指导患者行走的方法及注意事项。

③协助患者日常生活活动：根据患者功能障碍的情况，选择合适的自助具，协助患者进餐、饮水、穿衣、梳洗、沐浴、转移等等。

④避免竞争性运动，循序渐进，持之以恒。

(4) 功能障碍康复指导。

①运动疗法：通过主动、被动和抗阻力运动等，包括关节活动范围训练、肌力增强训练、平衡训练、协调性训练、步行训练和医疗体操等。如利用哑铃、沙袋等增强四肢肌肉力量，手指协调训练器行协调性训练；巴氏球行平衡训练、助行器行步行训练和"脑血管疾病家庭医疗体操"促进康复等。也可利用社区配备的健身器械训练，如坐蹬器、坐推器锻炼四肢肌肉力量；转腰器行平衡训练；太极揉推器、平步机行协调性训练；椭圆机行步行训练等。

②作业疗法：指导患者完成手指精细活动作业训练，从易到难的拾核桃、带壳花生、花生米甚至黄豆、绿豆等，或者刺绣、弹琴、打字、下棋等；骑自行车练习完成髋膝伸屈作业训练，也可完成踝伸屈作业训练。

③传统疗法：如针灸、推拿等对瘫痪、麻木、肌肉萎缩等症状进行功能恢复。

④吞咽训练：以促进患者吞咽功能的恢复。

⑤言语训练：根据患者言语障碍种类可行不同言语训练以促进患者言语功能的恢复。比如失语症可行发音练习、命名、话语、阅读理解、书写、语言记忆等训练；构音障碍可行呼吸、放松、发音器官运动控制、语音、言语节奏、言语清晰度康复训练。

⑥运动疗法：可以改善患者关节、肌肉、韧带和骨骼的血液循环和代谢功能，防止肌肉粘连和关节僵硬变形，同时达到提高肌力耐力、心肺功能以及平衡协调能力等目的。

（5）常见症状处理。

①血压高出平时的 20mmHg，只有身体不适而无其他症状出现，可继续按时服药，及时休息，避免紧张、激动、疲劳即可，不必就医。

②收缩压大于 180mmHg，出现心悸、头痛、恶心、呕吐等症状，应保持镇静、平卧。舌下含服心痛定 10mg，30min 后仍未缓解，立即入院急救。

③高血压危重症护理：绝对卧床，抬高床头，避免不良刺激和不必要的活动。保持呼吸通畅，安抚患者情绪，必要时用镇静剂。连接急救设施，迅速建立静脉通道，尽快遵医嘱给药。

6. 整理　整理用物，分类处理。

7. 记录　填写脑卒中患者随访服务记录表，预约下次服务时间。

（四）评价

（1）质量标准：患者掌握相关健康知识，对居家护理服务满意。

（2）熟练程度：操作规范，动作熟练，健康教育内容和方式合适。

（3）人文关怀：沟通有效、语言亲切，态度和蔼，尊重患者。

附1：

脑卒中患者随访记录表

姓名：　　　　　　　　　　　　编号□□－□□□□□

	随访日期	年　月　日	年　月　日	年　月　日	年　月　日
	随访方式	1 门诊 2 家庭 3 电话□	1 门诊 2 家庭 3 电话□	1 门诊 2 家庭 3 电话□	1 门诊 2 家庭 3 电话□
症状	1 无症状 2 口眼歪斜 3 语音障碍 4 半身不遂 5 智力障碍 6 全身乏力 7 肌肉萎缩	□/□/□/□/□/□/□ 其他	□/□/□/□/□/□/□ 其他	□/□/□/□/□/□/□ 其他	□/□/□/□/□/□/□ 其他
一般体征	体重（kg）				
	体重指数	/	/	/	/
	血压（mmHg）	/	/	/	/
	心率（次/min）				
	呼吸频率（次/min）				

续表

生活方式指导	日吸烟量（支）	/支	/支	/支	/支
	日饮酒量（两）	/两	/两	/两	/两
	运动	当前__次/周__分钟/次 目标__次/周__分钟/次	当前__次/周__分钟/次 目标__次/周__分钟/次	当前__次/周__分钟/次 目标__次/周__分钟/次	当前__次/周__分钟/次 目标__次/周__分钟/次
	饮食情况	规律饮食　/ 清淡饮食　/	规律饮食　/ 清淡饮食　/	规律饮食　/ 清淡饮食　/	规律饮食　/ 清淡饮食　/
	健康教育				
	心理调整	1良好2一般3差□	1良好2一般3差□	1良好2一般3差□	1良好2一般3差□
	遵医行为	1良好2一般3差□	1良好2一般3差□	1良好2一般3差□	1良好2一般3差□
	辅助检查				
	服药依从性	1规律2间断3不服药□	1规律2间断3不服药□	1规律2间断3不服药□	1规律2间断3不服药□
	药物不良反应	1无2有____	1无2有____	1无2有____	1无2有____
	此次随访分类	1控制满意2控制不满意 3不良反应4并发症□	1控制满意2控制不满意 3不良反应4并发症□	1控制满意2控制不满意 3不良反应4并发症□	1控制满意2控制不满意 3不良反应4并发症□
用药情况	药物名称1				
	用法用量	每日　次　每次　mg	每日　次　每次　mg	每日　次　每次　mg	每日　次　每次　mg
	药物名称2				
	用法用量	每日　次　每次　mg	每日　次　每次　mg	每日　次　每次　mg	每日　次　每次　mg
	药物名称3				
	用法用量	每日　次　每次　mg	每日　次　每次　mg	每日　次　每次　mg	每日　次　每次　mg
转诊	原因				
	机构及科别				
	下次随访日期				
	随访医生签名				

填表说明：

(1) 本表为脑卒中患者在接受健康管理人员入户随访服务时由医生填写，表格编号为健康档案号后8位。巡回健康体检结果填入城乡居民健康档案管理服务规范的健康体检表。

(2) 体征：体质指数＝体重（kg）/身高的平方（m^2），体重和体质指数线前填写目前情况，斜线后填写下次随访时应调整到的目标。如果是体重失衡患者，要求每次随访时测量体重并指导患者控制体重；正常体重人群可每年测量一次体重及体质指数。如有其他阳性体征，请填写在"其他"栏

(3) 生活方式指导：在询问患者生活方式时，同时对患者进行生活方式指导，与患者共同制定下次随访目标。

①日吸烟量：斜线前填写目前吸烟量，不吸烟填"0"，吸烟者写出每天的吸烟量"××支"，斜线后填写吸烟者下次随访目标吸烟量"××支"。

②日饮酒量：斜线前填写目前饮酒量，不饮酒填"0"，饮酒者写出每天的饮酒量相当于白酒"××两"，斜线前填写目前饮酒量，不饮酒填"0"，饮酒者写出每天的饮酒量相当于白酒"××两"，斜线后填写饮酒者下次随访目标饮酒量相当于白酒"××两"。白酒1两相当于葡萄酒4两，黄酒半斤，啤酒1瓶，果酒4两。

③运动：填写每周几次，每次多少分钟。即"××次/周，××分钟/次"。横线上填写目前情况，横线下填写下次随访时应达到的目标。

④健康教育：填写统一编写的健康教育处方号。如未使用统一健教处方，应填写健康教育内容。

⑤心理调整：根据医生印象选择对应的选项。

⑥遵医行为：指患者是否遵照医生的指导去改善生活方式。

（4）辅助检查：记录患者在上次随访到这次随访之间到各医疗机构进行的辅助检查结果及检查日期。

（5）服药依从性："规律"为按医嘱服药，"间断"为未按医嘱服药，频次或数量不足，"不服药"即为医生开了处方，但患者未使用此药。

（6）药物不良反应：如果患者服用的药物有明显的药物不良反应，应具体描述哪种药物，何种不良反应。

（7）此次随访分类：根据此次随访时的分类结果，由责任医生在4种分类结果选项"□"中填上相应的数字。"控制满意"意为病情控制满意，无其他异常、"控制不满意"意为病情控制不满意，无其他异常、"不良反应"意为存在药物不良反应、"并发症"意为出现新的并发症或并发症异常。如果患者同时并存几种情况，填写最严重的一种情况，同时结合上次随访情况确定患者下次随访时间，并告知患者。

（8）用药情况：根据患者整体情况，为患者开具处方，并填写在表格中，写明用法用量。

（9）转诊：如果转诊要写明转诊的医疗机构及科室类别，如××市人民医院神经科，并在原因一栏写明转诊原因。

（10）下次随访日期：根据患者此次随访情况，确定下次随访日期，并告知患者。

（11）随访医生签名：随访完毕，核查无误后随访医生签署其姓名。

三、考核标准（表2-5-2）

表2-5-2　脑卒中患者的居家护理考核标准

考核内容		评分要求	分值	得分	备注
评估 （15分）	一般情况	患者性格特征、生活习惯、饮食习惯、抽烟、喝酒、大小便情况、肥胖、学习能力，配合程度等	3		
	疾病相关情况	既往史、家族史、发病情况、心理-社会支持情况	3		
	身体现状	血压、血糖、体温、脉搏、呼吸、瞳孔；意识障碍的程度：语言、运动、感觉等；其他并发症	3		
	教育者	掌握脑卒中相关理论知识、不同功能障碍的评估及康复指导、各种矫形器的使用方法及目的，各种康复护理及技术等	3		
	家庭环境	居住楼层、家庭环境、是否为患者准备有轮椅、助行器或拐杖等设备方便患者活动；是否有专人看护，并能协助患者生活及锻炼	3		
计划（5分）		1. 在规定时间（20min）内完成操作	2		
		2. 正确收集资料、宣教和指导内容正确	2		
		3. 与患者沟通良好、患者满意	1		

续表

考核内容		评分要求	分值	得分	备注
实施 （60分）	生活方式	1. 入户自我介绍，说明来意，获得许可及配合	3		
		2. 评估脑卒中患者的身体状况	6		
		3. 进行资料填写和分析，制定健康指导内容	3		
		4. 督导戒烟、戒酒、规律作息、做好情绪管理	3		
	日常生活	5. 协助患者床上活动：良肢位的摆放、翻身训练、坐起训练	5		
		6. 协助患者行走：根据患者肢体的功能状态，配备合适的助行器，指导患者行走的方法及注意事项	5		
		7. 协助患者日常生活活动：根据患者功能障碍的情况，选择合适的自助具，协助患者进餐、饮水、穿衣、梳洗、沐浴、转移等等	7		
	功能康复训练	8. 患者利用家里的物品及日常生活，和社区配备的健身器械等进行运动疗法训练	5		
		9. 根据作业处方完成肢体精细协调动作的恢复练习	5		
		10. 结合传统疗法，如针灸、推拿等对瘫痪、麻木、肌肉萎缩等症状进行功能恢复	5		
		11. 根据吞咽训练方法进行吞咽练习	5		
		12. 根据不同语言障碍运用恰当的言语训练方法进行言语功能训练	5		
	记录	对脑卒中患者康复护理活动整理汇总，填写活动记录表	3		
评价（20分）		1. 操作规范、熟练	5		
		2. 健康教育实施过程顺利，互动良好	5		
		3. 受教育者获得相关知识或技能，能够说出康复护理的目标或准确选择锻炼工具进行相关康复功能锻炼	5		
		4. 在规定时间（20min）内完成	5		
总分			100		

四、同步练习

（一）选择题

1. 脑卒中社区康复护理中评估脑卒中患者应从（　　）方面进行。

A. 患者性格特征，日常生活习惯和饮食习惯，大小便，体重情况和体质指数评估

B. 既往史、家族史、发病情况、心理—社会支持情况评估

C. 患者身体现状评估

D. 学习能力及配合能力评估

E. 以上都是

参考答案

2. 脑卒中社区康复护理计划应从（　　）部分拟定。

A. 服药管理　　　B. 良好生活方式　　　C. 日常生活自理　　　D. 功能障碍康复

E. 以上都正确

3. 脑卒中患者选择腋杖的高度应为身高减去（　　），所得数值即为腋杖的长度。

A. 31cm　　　B. 36cm　　　C. 41cm　　　D. 46cm

E. 51cm

4. 行作业疗法时下面说法不对的是（　　）。

A. 作业疗法可以促进肢体精细协调动作的恢复

B. 从易到难的拾核桃、带壳花生、花生米甚至黄豆、绿豆等可练习手指精细活动

C. 骑自行车练习既可完成髋膝伸屈作业训练，也可完成踝伸屈作业训练

D. 患者可在家行哑铃、沙袋等训练完成增强四肢肌肉力量的作业

E. 既想完成手指精细活动作业，又想完成增强手部肌力的作业时可包饺子

（二）操作题

吴大伯今年 71 岁，患高血压 10 余年，冠心病 8 年。三周前早晨起床突然感觉左侧肢体无力，活动不利，头颅 CT 检查为脑梗死，行住院治疗，每天按时打针、吃药，目前左侧肢体还是抬不起来，不能下床活动。

请针对此情况为吴大伯制定合理的康复护理指导。

知识拓展

脑卒中症状判别

脑卒中的典型症状仅为头痛、呕吐，很容易与其他疾病混淆，可以通过"FAST"判断法：

1. F 即 Face（脸），要求患者笑一下，看看患者嘴歪不歪，脑卒中患者的脸部会出现不对称，患者也无法正常露出微笑；

2. A 即 Arm（胳膊），要求患者举起双手，看患者是否有肢体麻木无力现象；

3. S 即 Speech（言语），请患者重复说一句话，看是否言语表达困难或者口齿不清；

4. T 即 Time（时间），明确记下发病时间；

5. 立即送医。

任务小结

任务掌握程度	任务存在问题	努力方向
完全掌握 □ 部分掌握 □ 没有掌握 □		
任务学习记录		

项目三　社区重点人群保健技术

学习楷模

有这样的一群人,他们为进一步降低可预防性传染病的发病率默默无闻地坚守在岗位上;他们扎根基层、服务家庭,用平凡的言行诠释着执着奉献的生动内涵和白衣战士的人生真谛,赢得了社会的尊重和热爱;他们用背后的努力与付出守护着亿万家庭的幸福、守护着民族的未来。他们,就是最美的基层接种医生!

大爱无言,大美无形,大善无迹。默默工作在平凡岗位上,用真情坚守一方群众健康的"最美接种医生",为美的定义作出了最朴实的诠释!

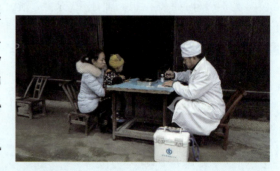

项目情境

案例:某社区常住人口33109人,农业人口占17.70%,男女性别比为1.03∶1。目前已为社区10098户家庭30150名居民建立了居民家庭健康档案,占社区人口数91.09%;社区家庭规模2.99人/户,家庭组成以二代人居住一起为主,占家庭总数的64.03%。老年人口系数为7.3%(成年型),儿童青少年人口系数为20.7%(老年型),老少比为9.4(老年型)。0~6岁儿童预防接种情况良好,但有个别漏种情况;已婚妇女宫颈炎检出率达39.93%。

任务:请根据该社区居民人口分布情况开展社区人群保健服务。

项目目标

1. **知识目标**:能正确说出社区重点人群保健技术的目的和注意事项。
2. **技能目标**:能熟练为社区重点人群实施针对性的保健护理。
3. **素养目标**:具备社区护理服务相关的法律法规知识,尊重关怀重点人群,善于观察发现问题,操作规范,手法熟练;态度和蔼,语言亲切,沟通有效。

项目三 社区重点人群保健技术

项目概述

社区护理是以社区人群为服务对象，以促进和维护人群健康为最终目的的连续、动态、综合性的护理专业服务。社区人群人口众多，服务需求量大，医疗资源有限，难以面面俱到，因此需结合实际需求、统筹安排，明确重点人群，有序开展服务。其中社区重点人群是指有特殊保健服务需求的人群，包括儿童青少年、妇女和老人等。重点人群的社区护理技术是应用临床护理理论、技术及全科医学的相关知识，对重点人群进行预防、保健、咨询、健康教育等方面的护理服务，是社区保健服务的重要内容。本项目与"1+X"证书培训有部分关联，其中老年保健项目、妇女保健项目可与"1+X"证书《老年照护》和《母婴照护》职业技能培训内容进行学分互换。

项目导学

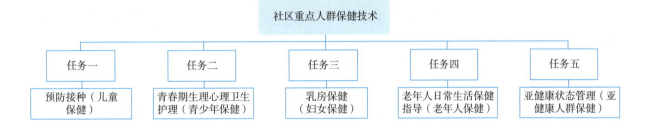

任务一 预防接种（儿童保健）

导学视频

任务描述

贝贝，男，4月龄，足月顺产，母乳喂养至今，生长发育良好。

工作任务：请社区护士正确为贝贝完成百白破疫苗第2剂次的接种任务。

任务目标

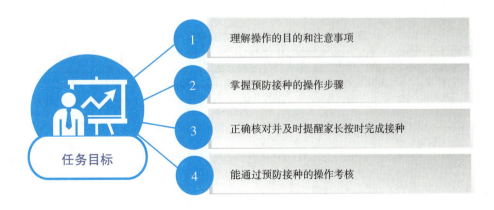

1. 理解操作的目的和注意事项
2. 掌握预防接种的操作步骤
3. 正确核对并及时提醒家长按时完成接种
4. 能通过预防接种的操作考核

任务分析

导学视频

★ 预防接种是指有针对性地将生物制品接种到人体内，使人体对某种传染病产生免疫能力，从而预防该传染病。

计划免疫是根据儿童的免疫特点和传染病发生的情况制定的免疫程序，有计划和有针对性地实施基础免疫（即全程足量的初种）及随后适时的加强免疫（即复种），确保儿童获得可靠的免疫，达到预防、控制和消灭相应传染病的目的。

★ 注意事项：

（1）操作前要检查接种者健康状况和接种禁忌证，查对预防接种证，查看疫苗外观与批号有效期，核对接种对象姓名、年龄、疫苗品名、规格、剂量、接种部位和接种途径。

（2）凡有禁忌证的应不予接种，发热或患急性传染病者应暂缓接种。

（3）凡过期、变色、污染、发霉、有摇不散的凝块或异物、无标签或标签不清、安瓿有裂纹或受过冻结的液体疫苗，一律不得使用。

（4）疫苗应避免受到阳光直接照射，使用前方可从冷藏容器内取出。

（5）使用冻干疫苗时，用注射器抽取稀释液，沿安瓿内壁缓慢注入，充分摇匀，使疫苗充分溶解，避免出现泡沫。

（6）安瓿启开后，未吸取用完的疫苗应盖上消毒干棉球；活疫苗超过0.5h、灭活疫苗超过1h未用完，应将疫苗废弃。

（7）使用一次性注射器，严格"一人一针一管一苗"制度。

（8）告知此次预防接种可能发生的不良反应以及注意事项，便于及时处理。

（9）两种注射用减毒活疫苗可同时在不同部位接种，应间隔4周以上；口服活疫苗可在注射疫苗前后的任何时候接种。

（10）禁用2%碘酊进行皮肤消毒。

（11）接种方法

①皮内接种：与皮肤呈10°~15°快速刺入皮内，注入疫苗。

②皮下接种：与皮肤表面呈30°~40°，快速刺入皮下约至针头长度的1/3~2/3，回抽无血后，注入疫苗。

③肌内注射：针头与皮肤表面呈90°，快速进针，刺入针头长度的2/3，回抽无血后，注入疫苗。

 任务实施

一、实施条件（表3-1-1）

表3-1-1 儿童保健（预防接种）实施条件

名称	基本条件	要求
实施环境	（1）模拟接种室；（2）理实一体化多媒体示教室；（3）Wi-Fi；（4）智慧职教云平台	模拟接种室安静整洁、光线良好、通风保暖，可实时在线观看操作视频等网络资源
设施设备	（1）冷藏容器；（2）坐凳；（3）屏风；（4）生活垃圾桶、医用垃圾桶；（5）抢救车	冷藏容器运行良好；基础设施牢固稳定；符合医用垃圾处理原则；抢救车内药物在有效期内

续表

名称	基本条件	要求
物品准备	（1）一次性注射器；（2）无菌棉签；（3）弯盘；（4）手消毒剂；（5）方盘；（6）疫苗；（7）砂轮；（8）消毒纱布；（9）75%乙醇溶液；（10）急救药盒：地塞米松针剂、异丙嗪针剂、肾上腺素针剂	物品准备齐全，摆放有序，均在有效期内
人员准备	接种对象：适龄儿童，体健，无接种禁忌证	精神状态良好，避免空腹和过度紧张
	操作者着装规范、洗手	熟悉预防接种流程

二、实施步骤

（一）评估

1. 环境　安静整洁、光线良好、通风保暖。

2. 物品　①一次性注射器；②无菌棉签；③弯盘；④手消毒剂；⑤方盘；⑥疫苗；⑦砂轮；⑧消毒纱布；⑨75%乙醇溶液；⑩急救药盒：地塞米松针剂、异丙嗪针剂、肾上腺素针剂。物品准备齐全，摆放有序，均在有效期内。

3. 接种对象

（1）全身情况：近期体健，无接种禁忌证，非空腹状态，暴露接种部位。

（2）心理情况：有无紧张恐惧心理。

（3）健康知识：知晓预防接种的意义。

（4）受种儿童精神状态良好，避免空腹和过度紧张。

4. 操作者　着装整洁、规范洗手、戴口罩。

（二）实施

1. 舒适环境　接种环境适宜，宽敞明亮，便于观察，现场工作应组织有序，避免拥挤吵闹，以免加重受种儿童紧张情绪。

2. 有效沟通

（1）核实此次接种疫苗种类，安抚、鼓励受种儿童，使其能够配合接种。

（2）详细询问近期健康状况，排除接种禁忌证。

3. 舒适体位　由家长抱紧受种儿童，协助其取合适坐位，将受种儿童头部偏向一侧，露出上臂。

4. 接种过程

（1）吸取疫苗：检查注射器包装日期、疫苗性状批次、消毒抽吸疫苗方法正确。用砂轮割锯安瓿颈部，75%乙醇棉球消毒安瓿颈部后，再用消毒干纱布包住颈部掰开，针头斜面向下吸取疫苗，注射器的针头向上，排出注射器内的气泡，直至针头上有一小滴疫苗出现为止。

（2）消毒皮肤：根据疫苗种类确定接种部位，消毒方法正确。75%乙醇溶液由内向外螺旋式对接种部位皮肤进行消毒，直径≥5cm，待干。消毒区不可再用手触碰。

（3）接种疫苗：用左手绷紧注射部位皮肤，右手持注射器，示指固定针管，针头斜面向上，左手固定针管，回抽无血后，注入疫苗，严格执行无菌操作。根据疫苗种类选择合适的注射方法。

（4）拔针：快速拔出针头，用消毒干棉球按压针眼部位，向受种儿童家长交代可能出现的不良反应和注意事项，整理用物，规范洗手。

5. 接种后工作

（1）正确清理器材，统计登记疫苗的使用情况。

（2）及时正确在预防接种卡上记录接种日期、批号。

（3）告知接种对象留观 15~30min 后方可离开，并告知可能出现的反应。

（4）预约下次接种疫苗的种类、时间和地点。

（三）评价

（1）质量标准：受种儿童安全、无不良反应出现。

（2）熟练程度：程序正确，操作规范，动作熟练。

（3）人文关怀：沟通有效、语言亲切，态度和蔼，关爱儿童。

操作流程

三、考核标准（表 3-1-2）

表 3-1-2　儿童保健（预防接种）考核标准

考核内容		评分要求	分值	得分	备注
评估 （15分）	物品	（1）一次性注射器；（2）无菌棉签；（3）弯盘；（4）手消毒剂；（5）方盘；（6）疫苗；（7）砂轮；（8）消毒纱布；（9）75%乙醇溶液；（10）急救药盒：地塞米松针剂、异丙嗪针剂、肾上腺素针剂	4		
	环境	安静整洁、光线良好、通风保暖	2		
	接种对象	1. 受种儿童全身情况：近期体健，无接种禁忌证，非空腹状态，暴露接种部位	2		
		2. 心理情况：无紧张恐惧心理	2		
		3. 健康知识：知晓预防接种的意义	2		
	操作者	着装整洁、规范洗手、戴口罩	3		
计划 （5分）	预期目标	1. 在规定的时间（10min）内完成	3		
		2. 接种方法正确，无不良反应发生	1		
		3. 与受种儿童沟通良好、满意	1		
实施 （60分）	舒适环境	1. 接种环境适宜，宽敞明亮，便于观察；现场工作组织有序，无拥挤吵闹	4		
	有效沟通	2. 核实此次接种疫苗种类，安抚、鼓励受种儿童，使其能够配合接种	3		
		3. 详细询问近期健康状况，排除接种禁忌证	3		
	舒适体位	4. 由家长抱紧受种儿童，协助其取合适坐位，儿童头偏向一侧，露出上臂	3		
	接种过程	5. 吸取疫苗：检查注射器包装日期、疫苗性状批次、消毒抽吸疫苗方法正确。用砂轮割锯安瓿颈部，75%乙醇棉球消毒安瓿颈部后，再用消毒干棉球包住颈部掰开，针头斜面向下吸取疫苗，注射器的针头向上，排出注射器内的气泡，直至针头上有一小滴疫苗出现为止	10		
		6. 消毒皮肤：根据疫苗种类确定接种部位，消毒方法正确。75%乙醇溶液由内向外螺旋式对接种部位皮肤进行消毒，直径≥5cm，待干	10		
		7. 接种疫苗：用左手绷紧注射部位皮肤，右手持注射器，示指固定针管，针头斜面向上，左手固定针管，回抽无血后，注入疫苗，严格执行无菌操作	10		
		8. 拔针：快速拔出针头，用消毒干棉球按压针眼部位，向受种儿童家长交代可能出现的反应和注意事项，整理用物，规范洗手	7		

续表

考核内容		评分要求	分值	得分	备注
实施 （60分）	接种后工作	9. 正确清理器材，统计登记疫苗的使用情况	2		
		10. 及时正确在预防接种卡上记录接种日期、批号	3		
		11. 告知接种对象留观30min后方可离开，并告知可能出现的反应	4		
		12. 预约下次接种疫苗的种类、时间和地点	1		
评价（20分）		1. 受种儿童安全、无不良反应出现	4		
		2. 操作规范，动作熟练、轻柔	4		
		3. 沟通有效，配合良好，健康教育内容和方式合适	4		
		4. 语言亲切，态度和蔼，关爱儿童	4		
		5. 在规定时间（10min）内完成，每超过1min扣1分	4		
总分			100		

四、同步练习

选择题

1. 预防接种异常反应是（   ）。
   A. 发热   B. 腹泻   C. 晕厥   D. 接种部位局部红肿
   E. 接种部位炎症反应

2. 乙肝疫苗的接种程序下列描述正确的是（   ）。
   A. 0、1、6月三针次   B. 0、2、6月三针次
   C. 0、3月两针次   D. 0、6月两针次
   E. 0、6、12月三针次

3. 要求新生儿期就接种的疫苗是（   ）。
   A. 麻疹疫苗   B. 卡介苗   C. 甲肝疫苗   D. 百白破疫苗
   E. 流感疫苗

4. 为了保证疫苗的质量，疫苗的管理应实行下列管理制度的是（   ）。
   A. 冷链管理   B. 按一般的药物管理
   C. 毒麻药物的管理   D. 按照食品管理
   E. 以上都不是

参考答案

 知识拓展

疫苗免疫程序

疫苗	接种对象 月（年）龄	接种剂次	接种部位	接种途径	接种剂量/剂次	备注
乙肝疫苗	0、1、6月龄	3	上臂三角肌	肌内注射	酵母苗 5μg/0.5mL，CHO苗 10μg/1mL、20μg/1mL	出生后24h内接种第1剂次，第1、2剂次间隔≥28d
卡介苗	出生时	1	上臂三角肌中部略下处	皮内注射	0.1mL	

续表

疫 苗	接种对象月（年）龄	接种剂次	接种部位	接种途径	接种剂量/剂次	备 注
脊灰疫苗	2、3、4月龄，4周岁	4		口服	1粒	第1、2剂次，第2、3剂次间隔均≥28d
百白破疫苗	3、4、5月龄，18~24月龄	4	上臂外侧三角肌	肌内注射	0.5mL	第1、2剂次，第2、3剂次间隔均≥28d
白破疫苗	6周岁	1	上臂三角肌	肌内注射	0.5mL	
麻风疫苗（麻疹疫苗）	8月龄	1	上臂外侧三角肌下缘附着处	皮下注射	0.5mL	
麻腮风疫苗（麻腮疫苗、麻疹疫苗）	18~24月龄	1	上臂外侧三角肌下缘附着处	皮下注射	0.5mL	
乙脑（减毒）	8月龄，2周岁	2	上臂外侧三角肌下缘附着处	皮下注射	0.5mL	
流脑A	6~18月龄	2	上臂外侧三角肌附着处	皮下注射	30μg/0.5mL	第1、2剂次间隔3个月
流脑A+C	3周岁，6周岁	2	上臂外侧三角肌附着处	皮下注射	100μg/0.5mL	2剂次间隔≥3年；第1剂次与A群流脑疫苗第2剂次间隔≥12个月
甲肝（减毒）	18月龄	1	上臂外侧三角肌附着处	皮下注射	1mL	
出血热疫苗（双价）	16~60周岁	3	上臂外侧三角肌	肌内注射	1mL	接种第1剂次后14d接种第2剂次，第3剂次在第1剂次接种后6个月接种
炭疽疫苗	炭疽疫情发生时，病例或病畜间接接触者及疫点周围高危人群	1	上臂外侧三角肌附着处	皮上划痕	0.05mL（2滴）	病例或病畜的直接接触者不能接种
钩体疫苗	流行地区可能接触疫水的7~60岁高危人群	2	上臂外侧三角肌附着处	皮下注射	成人第1剂0.5mL，第2剂1.0mL，7~13岁剂量减半，必要时7岁以下儿童依据年龄、体重酌量注射，不超过成人剂量1/4	接种第1剂次后7~10d接种第2剂次
乙脑灭活疫苗	8月龄（2剂次），2周岁，6周岁	4	上臂外侧三角肌下缘附着处	皮下注射	0.5mL	第1、2剂次间隔7~10d
甲肝灭活疫苗	18月龄，24~30月龄	2	上臂三角肌附着处	肌内注射	0.5mL	2剂次间隔≥6个月

注：1. CHO疫苗用于新生儿母婴阻断的剂量为20μg/mL。

2. 未收入药典的疫苗，其接种部位、途径和剂量参见疫苗使用说明。

任务小结

任务掌握程度	任务存在问题	努力方向
完全掌握 □ 部分掌握 □ 没有掌握 □		
任务学习记录		

任务二　青春期生理心理卫生护理（青少年保健）

 任务描述

吴同学，女，12岁，月经初潮，羞于见人，不愿与男同学接触，最近睡眠欠佳，注意力不集中，学习成绩直线下降。

工作任务：请社区护士正确为吴同学进行青春期生理心理卫生护理。

 任务目标

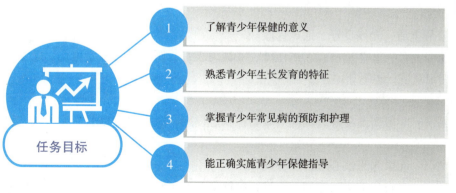

1. 了解青少年保健的意义
2. 熟悉青少年生长发育的特征
3. 掌握青少年常见病的预防和护理
4. 能正确实施青少年保健指导

导学视频

任务分析

★青少年保健是指社区卫生服务人员根据青少年不同时期的生长发育特点,以满足其健康需求为目的,以解决健康问题为核心,为他们所提供的系统化服务。

★青少年期保健指导的要点包括:

(1)指导家长保证青少年的营养摄入,以满足青少年期骨骼的生长发育需要。

(2)指导家长创建良好的生活环境。

(3)指导青少年加强体格锻炼,积极参加各种体育活动。

(4)指导家长为青少年进行预防接种和预防传染病。

(5)指导家长培养青少年良好的生活习惯。

(6)指导家长加强青少年的思想品德、安全教育。

(7)加强心理健康指导。

二、实施条件(表3-2-1)

表3-2-1 青少年保健实施条件

名称	基本条件	要求
实施环境	(1)社区实训室;(2)理实一体化多媒体示教室;(3)Wi-Fi;(4)智慧职教云平台	实训室安静整洁、光线良好、通风保暖;可实时在线观看操作视频等网络资源
设施设备	(1)多媒体电脑;(2)投影仪;(3)办公桌椅;(4)治疗车	电脑、投影仪运行良好;基础设施牢固稳定;符合医用垃圾处理原则
物品准备	(1)身高尺;(2)体重秤;(3)血压计;(4)体温计;(5)听诊器;(6)手电筒;(7)血糖仪;(8)视力表;(9)青少年保健宣传单;(10)记录单;(11)笔	物品准备齐全,摆放有序
人员准备	保健对象:青少年	精神状态良好,避免过度紧张
	操作者着装规范、洗手	熟悉青少年保健流程

二、实施步骤

(一)评估

1. 环境 安静整洁、光线良好、通风保暖。

2. 物品 ①身高尺;②体重秤;③血压计;④视力表;⑤听诊器;⑥手电筒;⑦血糖仪;⑧青少年保健宣传单;⑨记录单;⑩笔。

3. 保健对象

(1)全身情况:一般情况良好。保健对象精神状态良好,避免过度紧张。女性应避开月经期,不要化妆。

(2)心理情况:无紧张恐惧心理,能够配合。

(3)健康知识:对自身健康状态和将要进行的评估有所了解。

4. 操作者 衣帽整洁,举止端庄,剪短指甲,洗手。

(二) 实施

1. 舒适环境　现场工作应组织有序,无拥挤吵闹,以免加重青少年紧张情绪。教育环境安全适宜,能够保护青少年隐私。

2. 有效沟通　对保健人群先作自我介绍,说明评估的目的,获得保健对象的认可。询问保健对象的既往史、遗传病史、传染病史、预防接种史。

3. 体格检查

(1) 形体指标检查:①量身高;②测体重。

(2) 生理功能指标检查:①测体温、脉搏、呼吸、血压;②测血糖。

(3) 眼科检查:视力、沙眼、结膜炎等。

(4) 口腔科检查:牙齿、牙周、龋齿等。

(5) 内科检查:心、肺、肝、脾等。

(6) 外科检查:头部、颈部、胸部、脊柱、四肢、皮肤、淋巴结。

(7) 生殖系统检查:观看视频,引导保健对象完成自检。

操作流程

4. 心理评估　指导保健对象完成表3-2-2中国中学生心理健康量表。注意保护隐私,有异常结果及时与监护人沟通。

5. 保健后工作

(1) 对评估资料汇总,记录。

(2) 对保健对象进行针对性的健康指导:①合理营养;②创建良好的生活环境;③加强体育锻炼;④及时进行预防接种和预防传染病;⑤培养良好的生活习惯;⑥加强思想品德和安全教育;⑦加强心理健康指导。

(三) 评价(表3-2-2)

(1) 质量标准:保健对象安全、满意。

(2) 熟练程度:程序正确,操作规范,动作熟练。

(3) 人文关怀:沟通有效、语言亲切,态度和蔼,关爱青少年。

下面是有关你近10天状态的问题,请你仔细阅读每一个题目,然后根据你自己的实际情况认真填写。每一个题目没有对错之分,请你尽快回答,不要在每道题上过多思考。每个题目后边都有五个等级供你选择。分别按照程度的高低用1、2、3、4、5来表示。

(1) 无:自觉该项目无问题。

(2) 轻度:自觉有该项目问题,轻度出现。

(3) 中度:自觉有该项目症状,其程度为中度。

(4) 偏重:自觉有该项目症状,其程度为中等严重。

(5) 严重:自觉有该项目症状,已达到非常严重程度。

每个题目后面只能选一个等级。每个题目都要回答,不要遗漏。答完试题之后,请你认真检查一遍有没有漏项的,如果有漏项的请你补上,如果有一道题目选择两个等级的请更正,每一道题只能选择一个等级。

……1 无　2 轻度　3 中度　4 偏重　5 严重

表 3－2－2　中国中学生心理健康量表

1. 我不喜欢参加学校的课外活动	1 2 3 4 5
2. 我心情时好时坏	1 2 3 4 5
3. 做作业必须反复检查	1 2 3 4 5
4. 感到人们对我不友好，不喜欢我	1 2 3 4 5
5. 我感到苦闷	1 2 3 4 5
6. 我感到紧张或容易紧张	1 2 3 4 5
7. 我学习劲头时高时低	1 2 3 4 5
8. 对现在的学校生活感到不适应	1 2 3 4 5
9. 看不惯现在的社会风气	1 2 3 4 5
10. 为保证正确，做事必须做得很慢	1 2 3 4 5
11. 我的想法总与别人不一样	1 2 3 4 5
12. 总担心自己的衣服是否整齐	1 2 3 4 5
13. 容易哭泣	1 2 3 4 5
14. 我感到前途没有希望	1 2 3 4 5
15. 我感到坐立不安，心神不定	1 2 3 4 5
16. 经常责怪自己	1 2 3 4 5
17. 当别人看着我或谈论我时，感到不安	1 2 3 4 5
18. 感到别人不理解我	1 2 3 4 5
19. 我常发脾气，想控制但控制不住	1 2 3 4 5
20. 觉得别人想占我的便宜	1 2 3 4 5
21. 大叫或摔东西	1 2 3 4 5
22. 总在想一些不必要的事情	1 2 3 4 5
23. 必须反复洗手或反复数数	1 2 3 4 5
24. 我总感到有人在背后谈论	1 2 3 4 5
25. 时常与人争论、抬杠	1 2 3 4 5
26. 我觉得对大多数人都不可信任	1 2 3 4 5
27. 我对做作业的热情忽高忽低	1 2 3 4 5
28. 同学考试成绩比我高，我感到难过	1 2 3 4 5
29. 我不适应老师的教学方法	1 2 3 4 5
30. 老师对我不公平	1 2 3 4 5
31. 我感到学习负担很重	1 2 3 4 5
32. 我对同学忽冷忽热	1 2 3 4 5
33. 上课时，总担心老师提问自己	1 2 3 4 5
34. 我无缘无故地突然感到害怕	1 2 3 4 5
35. 我对老师时而亲近时而疏远	1 2 3 4 5
36. 一听说要考试，心里就感到好紧张	1 2 3 4 5
37. 别的同学穿戴比我好、有钱，我感到不舒服	1 2 3 4 5
38. 我讨厌做作业	1 2 3 4 5
39. 家里环境干扰我学习	1 2 3 4 5
40. 我讨厌上学	1 2 3 4 5

续表

41. 不喜欢班里的风气	1 2 3 4 5
42. 父母对我不公平	1 2 3 4 5
43. 感到心里烦躁	1 2 3 4 5
44. 我常常无精打采，提不起劲来	1 2 3 4 5
45. 我的感情容易受到别人的伤害	1 2 3 4 5
46. 觉得心里不踏实	1 2 3 4 5
47. 别人对我的表现评价不恰当	1 2 3 4 5
48. 明知担心没有用，但总害怕考不好	1 2 3 4 5
49. 总觉得别人在跟我作对	1 2 3 4 5
50. 我容易激动和烦恼	1 2 3 4 5
51. 同异性在一起时，感到害羞不自在	1 2 3 4 5
52. 有想伤害他人或打人的冲动	1 2 3 4 5
53. 我对父母时而亲热，时而冷淡	1 2 3 4 5
54. 我对比我强的同学并不服气	1 2 3 4 5
55. 我讨厌考试	1 2 3 4 5
56. 心里总觉得有事	1 2 3 4 5
57. 经常有自杀的念头	1 2 3 4 5
58. 有想摔东西的冲动	1 2 3 4 5
59. 要求别人十全十美	1 2 3 4 5
60. 同学考试成绩比我高，但能力并不比我强	1 2 3 4 5

中学生心理健康量表简要说明

中科院心理研究所王极盛于1997年编制《中学生心理健康量表》（MSSMHS），该量表共有60个项目组成，包括10个分量表。它们分别为强迫症状、偏执、敌对、人际关系敏感、抑郁、焦虑、学习压力感、适应不良、情绪不稳定、心理不平衡，采用5级评分制。分量表与总量表的相关在0.7652~0.8726之间，内容效度比较理想[1]。除以上介绍的量表常用量表外，通常还采用"家庭环境量表中文版""儿童十四种人格问题中国修订版"（CPQ）、"儿童行为问卷"等工具进行测评。

各因子所包括的项目如下：

（1）**强迫症状**：包括3、10、12、22、23、48共6项。该因子反映受试者做作业必须反复检查，反复数数。总在想一些不必要的事情，总害怕考试成绩不好等强迫症状。

（2）**偏执**：包括11、20、24、26、47、49共6项。该因子反映受试者觉得别人占自己便宜，别人在背后议论自己，对多数人不信任，别人对自己评价不适当，别人跟自己做对等偏执问题。

（3）**敌对**：包括19、21、25、50、52、58共6项。该因子反映受试者控制不住自己脾气，经常与别人争论，容易激动，有摔东西的冲动等等。

（4）**人际关系紧张与敏感**：包括4、17、18、45、51、59共6项。该因子反映受试者别人不理解自己，别人对自己不友好，感情容易受到别人伤害，对别人求全责备，同异性在一起感到不自在等问题。

（5）**抑郁**：包括5、13、14、16、44、57共6项。该因子反映受试者感到生活单调，感到自己没有前途，容易哭泣，责备自己，无精打采等问题。

（6）**焦虑**：包括6、15、34、43、46、56共6项。该因子反映受试者感到紧张，心神不定，无缘无故的害怕，心里烦躁，心里不踏实等问题。

（7）**学习压力**：包括31、33、36、38、40、55共6项。该因子反映受试者感到学习负担重，怕老师提问，讨厌做作业，讨厌上学，害怕和讨厌考试等问题。

（8）**适应不良**：包括1、8、9、29、39、41共6项。该因子反映受试者对学校生活不适应，不愿参加课外活动，不适应老师教学方法，不适应家里学习环境，情绪不平衡等问题。

（9）**情绪不平衡**：包括2、7、27、32、35、53共6项。该因子反映受试者情绪不稳定，对老师和同学以及父母，学习情绪忽高忽低等问题。

（10）**心理不平衡**：包括28、30、37、42、54、60共6项。该因子反映受试者感到老师和父母对自己不公平、对同学比自己成绩好感到难过和不服气等问题。

根据填完量表后10个因子的因子分评定分数值，即可初步判断哪些因子存在心理健康问题的症状。

2分——2.99分，表示该因子存在轻度问题。

3分——3.99分，表示该因子存在中等程度的症状。

4分——4.99分，表示该因子存在较重的症状。

如果5分，表示该因子存在严重的心理症状。

中国中学生心理健康量表，某因子存在轻度问题，可以通过自我心理调节予以改善和消除。

某因子分超过3分，但不超过4分，也可以通过自我心理调适，逐步症状减轻和消失。如果自己心理调适已经超过一个月尚没有缓解，最好找心理医生咨询。

如果某因子分超过4分，可自己心理调适。一周后再用中国中学生心理健康量表再测试一次，如果该因子分仍为4分以上，应找心理医生咨询。

中国中学生健康量表，测试中学生心理健康状况，除用10个因子的分数进行判断外，还用总均分进行总体的评定。总均分的计算方法：把该量表60项各自的分数加在一起之和被60除，得出的分数便是受试者心理健康总均分。

使用总均分评定中学生心理健康状况：

2分——2.99分，表示存在轻度的心理健康问题。

3分——3.99分，表示存在中等程度心理健康问题。

4分——4.99分，表示存在较严重心理健康问题。

如果5分，表示存在非常严重的心理健康问题。建议受试者的心理健康总均分如在2分以上，应找心理医生咨询。

三、考核标准（表3-2-3）

表3-2-3 青少年保健考核标准

考核内容		评分要求	分值	得分	备注
评估 （15分）	物品	（1）身高尺；（2）体重秤；（3）血压计；（4）体温计；（5）听诊器；（6）手电筒；（7）血糖仪；（8）视力表；（9）青少年保健宣传单；（10）记录单；（11）笔	4		
	环境	安静整洁、温湿度适宜、安全可靠	2		
	保健对象	1. 全身情况：一般情况良好	2		
		2. 心理情况：无紧张恐惧心理，能够配合	2		
		3. 健康知识：对自身健康状态和将要进行的评估的有所了解	2		
	操作者	衣帽整洁，举止端庄，剪短指甲，洗手	3		
计划 （5分）	预期目标	1. 在规定的时间（20min）内完成操作和对资料的收集整理	2		
		2. 检查方法正确，无遗漏部位，资料准确、有效	2		
		3. 沟通良好、保健对象对健康指导满意	1		

续表

考核内容		评分要求	分值	得分	备注
实施（60分）	舒适环境	1. 现场组织有序，教育环境安全适宜，能够保护青少年隐私	4		
	有效沟通	2. 对学习人群先作自我介绍，说明评估的目的，获得保健对象的认可	4		
	体格检查	3. 形体指标检查方法正确	6		
		4. 生理功能指标检查方法正确	6		
		5. 眼科检查方法正确	6		
		6. 口腔科检查方法正确	6		
		7. 内科检查方法正确	6		
		8. 外科检查方法正确	6		
		9. 观看生殖系统检查，引导保健者自检	6		
	记录宣教	10. 对评估资料汇总，记录	4		
		11. 对保健对象进行针对性的健康指导	6		
评价（20分）		1. 保健对象安全、满意	4		
		2. 操作规范，动作熟练、轻柔	4		
		3. 沟通有效，配合良好，健康教育内容和方式合适	4		
		4. 语言亲切，态度和蔼，关爱青少年	4		
		5. 在规定时间（20min）内完成，每超过1min扣1分	4		
总分			100		

四、同步练习

参考答案

选择题

1. 青春早期的特征是（　　）。
   A. 身高突增 B. 女性乳房发育
   C. 女性出现月经初潮 D. 男性睾丸发育
   E. 男性喉结出现、变声

2. 青春期最容易出现的问题是（　　）。
   A. 营养问题 B. 心理问题 C. 学习问题 D. 人格问题
   E. 疾病

知识拓展

青少年心理健康十大标准

我国著名心理学家林崇德认为心理健康标准的核心是：对一切有益于心理健康的事件或活动做出积极反应，其心理便是健康的。结合青少年的心理发育特点，青少年的心理健康标准包括：①智力正常；②情绪稳定、积极乐观；③坚强的意志品质；④心理与行为符合年龄特征；⑤人际关系和谐；⑥保持健全的人格；⑦良好的社会适应；⑧正确的自我意识；⑨面对现实、接受现实；⑩热爱生活、热爱学习。

任务小结

任务掌握程度	任务存在问题	努力方向
完全掌握 □ 部分掌握 □ 没有掌握 □		
任务学习记录		

任务三　乳房保健（妇女保健）

导学视频

任务描述

刘某，女，45岁，育有一子一女，平素月经正常，近日感觉乳房内有硬结。
工作任务：请社区护士正确为刘阿姨完成妇女保健工作。

任务目标

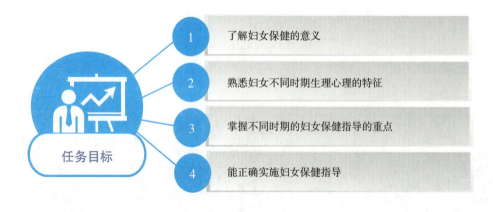

1. 了解妇女保健的意义
2. 熟悉妇女不同时期生理心理的特征
3. 掌握不同时期的妇女保健指导的重点
4. 能正确实施妇女保健指导

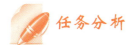

★ 社区妇女保健工作主要针对女性青春期、围婚期、围生期、围绝经期等不同时期的生理和心理特征进行干预和保护。采取以预防为主、以保健为中心，通过健康教育、预防保健、普查普治的方式降低孕产妇及婴幼儿的死亡率，预防妇科疾病，减少患病率和伤残率，从而有效地保护社区妇女健康，提高妇女健康水平。主要包括五个方面：①妇女保健服务；②定期检查；③生活保健；④优生优育；⑤劳动保护。

一、实施条件（表3-3-1）

表3-3-1 妇女保健实施条件

名称	基本条件	要求
实施环境	（1）社区护理实训室；（2）理实一体化多媒体示教室；（3）Wi-Fi；（4）智慧职教云平台	实训室安静整洁、光线良好、通风保暖，可实时在线观看操作视频等网络资源
设施设备	（1）多媒体电脑；（2）投影仪	设施设备运行良好
物品准备	（1）乳房模型；（2）乳房保健宣传单；（3）记录单	物品准备齐全，摆放有序
人员准备	保健对象：妇女群体	精神状态良好，避免空腹和过度紧张
	操作者仪表端庄、着装规范、洗手	熟悉妇女保健流程

二、实施步骤

（一）评估

1. 环境　安静整洁、光线良好、通风保暖。
2. 物品　①乳房模型；②乳房保健宣传单；③记录单。
3. 保健对象
（1）全身情况：一般情况良好。
（2）心理情况：有无紧张恐惧心理，能否配合。
（3）健康知识：对自身健康状态和将要进行的保健指导有所了解。
4. 操作者　衣帽整洁，举止端庄，剪短指甲，洗手。

（二）实施

1. 舒适环境　现场工作应组织有序，无拥挤吵闹，以免加重妇女紧张情绪。教育环境安全适宜，能够保护女性隐私。
2. 有效沟通　对保健人群先作自我介绍，说明评估的目的，获得保健对象的认可。
3. 乳房自查示范
（1）视诊。
①对称性：正常女性坐位时两侧乳房基本对称。
②乳房皮肤：嘱被评估者做双手上举过头，或相互推压双手掌面，或双手按压两侧髋部等动作，有助于早期发现乳房皮肤回缩。

③乳头：评估乳头的位置、大小、对称性、有无回缩及分泌物。

④腋窝和锁骨上窝：此为乳房淋巴引流最重要的区域。要详细观察有无红肿、包块、溃疡、瘘管及瘢痕等。

⑤自查对象：20岁以上妇女、高危女性群体、乳腺癌术后的患者。

⑥自查时间：停经前的女性最好选择月经周期的第7~10d或月经结束后2~3d进行检查，每月自我检查乳房1次；绝经期妇女每月固定1日检查。

⑦乳房影像学检查：40岁以上女性或乳腺癌术后患者，应每年定期性钼靶X线摄片。

（2）触诊。

正常乳房触诊呈模糊的颗粒感和柔韧感。青年人乳房柔软，质地均匀一致；老年人多呈纤维感和结节感；月经期乳房小叶充血，触诊有紧张感；妊娠期乳房增大并有柔韧感；哺乳期呈结节感。

方法：取乳房模型，先评估健侧，后评估患侧。评估者的手指和手掌平置于乳房上，以指腹轻施压力，通过旋转或来回滑动进行触诊。通常以乳头为中心作一垂直线和水平线，将乳房分成4个象限。检查时，依次按外上、外下、内下、内上四个象限的顺序由浅入深触诊，最后触诊乳头。

触诊乳房时必须注意以下征象：

①硬度和弹性：硬度增加和弹性消失提示皮下组织被炎症或新生物所浸润。

②压痛：乳房局部压痛常提示有炎症，如急性乳腺炎；月经期乳房亦较敏感；恶性病变时较少出现压痛。

③包块：触及包块时应注意其部位、大小、硬度、活动度、有无压痛，边缘是否清楚，外形是否规则，与周围组织有无粘连等。可见于乳腺肿瘤、急性乳腺炎等。

乳房触诊后，还应仔细触诊腋窝、锁骨上窝及颈部的淋巴结有无肿大。此处常为乳房炎症扩展或恶性肿瘤转移的区域。

4. 保健后工作

（1）对评估资料汇总，完成乳房检查记录。

（2）指导女性掌握乳房自查方法，能初步识别乳腺囊性增生及乳腺癌、乳腺纤维瘤，并知晓乳房病变的处理方法。

（三）评价

（1）质量标准：保健对象安全、满意。
（2）熟练程度：程序正确，操作规范，动作熟练。
（3）人文关怀：沟通有效、语言亲切、态度和蔼、关爱妇女。

操作流程

三、考核标准（表3-3-2）

表3-3-2 妇女保健考核标准

考核内容		评分要求	分值	得分	备注
评估 （15分）	物品	乳房模型、记录单、健康教育资料、示教课件	4		
	环境	安静整洁、温湿度适宜、安全可靠	2		
	保健对象	1. 全身情况：一般情况良好	2		
		2. 心理情况：无紧张恐惧心理，能够配合	2		
		3. 健康知识：对自身健康状态和将要进行的保健指导有所了解	2		
	操作者	衣帽整洁，举止端庄，剪短指甲，洗手	3		

续表

考核内容		评分要求	分值	得分	备注
计划 （5分）	预期 目标	1. 在规定的时间（20min）内完成操作和对资料的收集整理	2		
		2. 检查方法正确，无遗漏部位，资料准确、有效	2		
		3. 沟通良好，被评估者对健康指导满意	1		
实施 （60分）	舒适环境	1. 现场组织有序，教育环境安全适宜，能够保护女性隐私	4		
	有效沟通	2. 对保健人群先作自我介绍，说明评估的目的，获得被评估者的认可	4		
	乳房 自查 示范	3. 视诊内容完全，包括乳房的大小，两侧是否对称，乳房皮肤，乳头	10		
		4. 触诊内容完全，方法正确，包括被评估者的体位，检查两侧乳房的顺序，触诊的手法	12		
		5. 如在检查乳房时发现包块，描述包块的部位，大小，质地，压痛，活动度	10		
		6. 检查乳房后检查双侧腋窝、锁骨上窝及颈部的淋巴结	10		
	记录宣教	7. 对评估资料汇总，完成乳房检查记录	5		
		8. 指导女性掌握乳房自查方法，能初步识别乳腺囊性增生及乳腺癌、乳腺纤维瘤，并知晓乳房病变的处理方法	5		
评价（20分）		1. 保健对象安全、满意	4		
		2. 操作规范，动作熟练、轻柔	4		
		3. 沟通有效，配合良好，健康教育内容和方式合适	4		
		4. 语言亲切，态度和蔼，关爱女性	4		
		5. 在规定时间（20min）内完成，每超过1min扣1分	4		
总分			100		

四、同步练习

选择题

1. 触诊乳房开始的部位是（　　）。
A. 内上象限　　　B. 外上象限　　　C. 内下象限　　　D. 外下象限
E. 乳头

2. 最适合乳房检查的时间是（　　）。
A. 月经周期的 3~5d　　　　　　B. 月经周期的 5~7d
C. 月经周期的 7~9d　　　　　　D. 月经周期的 9~11d
E. 月经周期的 2~3d

3. 右侧乳房触诊按（　　）方向进行。
A. 从左至右　　B. 从右至左　　C. 顺时针　　　　D. 逆时针
E. 任意方向均可

4. 以下常提示乳腺癌的是（　　）。
A. 乳房红肿　　　　　　　　　　B. 乳房胀痛
C. 乳房皮肤呈橘皮样　　　　　　D. 乳房内触及光滑肿块
E. 乳房周期性胀痛

参考答案

任务小结

任务掌握程度	任务存在问题	努力方向
完全掌握 □ 部分掌握 □ 没有掌握 □		
任务学习记录		

知识拓展

TCT 宫颈癌筛查

宫颈癌的发展是一个长期的过程，若能在病变早期进行筛查，就能阻止癌变的发生、发展。宫颈癌筛查的重点，是在无自觉症状时期，发现癌前病变，在非癌时期及早进行临床诊治，从而预防、阻止癌变的发生。建议30岁以上的女性朋友最好每年做一次妇科检查，尽早发现癌变的产生，为治疗争取时间。

癌前症状：

(1) 性生活后出血：70%~80%的宫颈癌症患者都有这一症状；

(2) 宫颈糜烂：年轻女性宫颈糜烂经久不治，或是更年期后仍有宫颈糜烂，应该引起重视；

(3) 接触出血：性生活后出血，或是妇科内诊检查后子宫出血，都是宫颈癌前病变的征兆；

(4) 白带混血：除上环引起子宫出血外，女性长期白带混血应及时检查。

宫颈癌的症状：

(1) **阴道流血**：年轻患者常表现为接触性出血，发生在性生活、妇科检查及便后出血。出血量可多可少，一般根据病灶大小、侵及间质内血管的情况而定。早期出血量少，晚期病灶较大表现为大量出血，一旦侵蚀较大血管可能引起致命性大出血。年轻患者也可表现为经期延长、周期缩短、经量增多等。老年患者常主诉绝经后不规则阴道流血。

(2) **阴道排液**：患者常诉阴道排液增多，白色或血性，稀薄如水样或米汤样，有腥臭味。晚期因癌组织破溃，组织坏死，继发感染等，有大量脓性或米汤样恶臭白带排出。

注意事项：

(1) 在做TCT检查前24h避免性生活；

(2) 在做TCT检查前24~48h内不要冲洗阴道或使用阴道栓剂，也不要做阴道内诊；

(3) 如有炎症应先治疗，然后再做TCT检查，以免影响诊断结果；

(4) TCT检查最好安排在非月经期进行。

任务四 老年人日常生活保健指导（老年人保健）

导学视频　　导学视频

 任务描述

> 王某，男，68 岁，既往有高血压病史，一直按时服药，血压控制良好。
> **工作任务**：请社区护士正确为王爷爷完成老年人日常生活保健。

任务目标

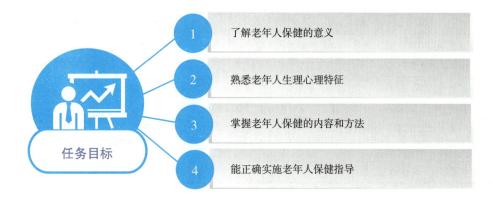

1. 了解老年人保健的意义
2. 熟悉老年人生理心理特征
3. 掌握老年人保健的内容和方法
4. 能正确实施老年人保健指导

 任务分析

★ 老年人保健是指在平等的享用卫生资源的基础上，充分利用现有的人力、物力，以保护和促进老年人健康为目的，发展老年人保健事业，使老年人得到基本的医疗、护理、康复、保健等服务。

★ 老年人保健内容、方法和注意事项

（一）内容

（1）躯体健康评估：①健康史；②体格检查；③功能状态检查；④辅助检查。

（2）心理健康评估：老年人的心理健康评估主要从认知、情感和人格 3 方面进行。评估方法有观察法、访谈法和心理测试法。

（3）社会功能评估：①社会角色评估；②家庭评估；③环境评估；④文化评估。

（二）方法

①交谈法；②观察法；③体格检查；④阅读法；⑤测试法。

（三）注意事项

（1）时间：老年人由于反应慢，感官退化，行动迟缓，需要花费较长的时间和更多的耐心来收集资料，但是过长的时间又会引起老年人疲惫，因此健康评估的时间一般为 30min，中间最好给予 5min 休息。社区护士还可以根据老年人的实际情况分次进行健康评估,既能避免老年人疲惫,又可以保证获取详尽的健康资料。

（2）环境：环境尽可能安静、不受打扰。灯光柔和,避免光线直接照射,温湿度适宜,温度保持在22℃~24℃。还要注意保护老年人的隐私。

（3）沟通技巧：与老年人交谈时语速不可过快,有时需要反复多次提问一个问题,以便保证老年人有足够时间反应；语音要清晰,尽量使用通俗易懂的语言,问题要简单直接；对于有听力、视力障碍的老年人,鼓励其配戴眼镜和助听器,以便开展有效沟通；与听力障碍者交流还可以使用笔谈及肢体语言。

任务实施

一、实施条件（表3-4-1）

表3-4-1 老年人保健实施条件

名称	基本条件	要求
实施环境	（1）社区护理实训室；（2）理实一体化多媒体示教室；（3）Wi-Fi；（4）智慧职教云平台	社区护理实训室安静整洁、光线良好、通风保暖；可实时在线观看操作视频等网络资源
设施设备	（1）办公桌椅；（2）电话	基础设施牢固稳定；电话通讯通畅,声音清晰
物品准备	（1）血压计；（2）听诊器；（3）体温计；（4）视力表；（5）软尺；（6）记录单；（7）健康教育资料等	物品准备齐全,摆放有序,均在有效期内
人员准备	保健对象：65岁以上老年人	精神状态良好
	操作者仪表端庄、着装规范、洗手	熟悉老年人保健流程

二、实施步骤

（一）评估

1. 环境 安静整洁、光线良好、通风保暖。
2. 物品 ①血压计；②听诊器；③体温计；④视力表；⑤软尺；⑥记录单；⑦健康教育资料等。
3. 保健对象
（1）全身情况：意识清晰,一般情况良好。
（2）心理情况：无紧张恐惧心理,合作程度良好。
（3）健康知识：知晓老年人保健的意义。
4. 操作者 衣帽整洁,举止端庄,剪短指甲,洗手。

（二）实施

1. 舒适环境 安排合适的评估环境,关闭门窗或使用屏风遮挡；环境安静,注意隐私保护,以免影响与保健对象的沟通交流。
2. 有效沟通 对保健人群先作自我介绍,说明评估的目的,获得保健对象的认可。
3. 舒适体位 根据检查需要取合适的体位,一般取坐位。
4. 体格检查
（1）询问慢性病常见症状：有无头痛、头晕、心悸、胸闷、胸痛、慢性咳嗽、咳痰、呼吸困难、多饮、多尿、体重下降、乏力、关节肿痛、视力模糊、手脚麻木、尿急、尿痛、便秘、腹泻、恶心呕吐、眼花、耳鸣、乳房胀痛及其他。

（2）健康状态自评：满意/基本满意/说不清楚/不太满意/不满意。

（3）生活自理能力及认知功能、情感状态评估。

①生活自理能力评估表（表3-4-2）。

②老年人认知功能粗筛：告知被检查者"我将要说3件物品的名称，请您立刻重复。如手表、飞机、羽毛球"（注意3件物品随机选取，没有关联）。过1min后请其再次重复。如被检查者无法立即重复或1min后无法完整回忆3件物品名称为粗筛阳性，需进行"简易智力状态检查量表"检查（表3-4-3）。

③老年人情感状态初筛：询问被检查者"你经常感到伤心或抑郁吗"或"你的情绪怎样"。如回答"是"或"我想不是很好"，为初筛阳性，需进行"老年抑郁量表"检查（表3-4-4）。

④体格检查：体温、脉搏、呼吸、血压、身高、体重、腰围、皮肤、浅表淋巴结、心脏、肺部、腹部等常规体格检查。口腔、视力、听力和活动能力的粗测判断。

5. 辅助检查　检查血常规、尿常规、空腹血糖、心电图、肝功能、肾功能。

6. 询问生活方式和健康状况

（1）吸烟（年限、每日吸烟支数、是否戒烟）、饮酒（年限、每日饮酒量、种类）、体育锻炼（年限、形式、频率、每次锻炼时间）、饮食（荤素搭配情况，食量，有无嗜油、盐、糖等）。

（2）现患疾病：病种、病情。

（3）住院治疗情况：住院日期、原因、医疗机构名称。

（4）目前主要用药情况：药物名称、用法、用量、持续时间。

操作流程

7. 告知健康体检结果，分类处理

（1）既往确诊患高血压、糖尿病等疾病者，纳入相应疾病管理。

（2）存在危险因素者，进行有针对性的健康教育、定期复查。

（3）无异常发现者不做特殊处理，加强健康保健指导。

8. 健康教育

（1）告知健康体检结果。

（2）进行健康指导。

①生活方式：情绪平稳、合理饮食、适当运动、戒烟限酒、生活规律。

②疫苗接种：根据实际情况进行气管炎疫苗（哮喘疫苗）、流感疫苗等预防接种。

③骨质疏松预防：参加体育运动，合理膳食，防止跌倒，在医生指导下选用保健品或药物。培养良好生活习惯，如有不适及时就医。

④预防意外伤害：预防烫伤、窒息、走失等。

（3）记录并告知下次健康管理服务时间。

（三）评价

（1）质量标准：体格检查方法正确，老年人及其家属对此次评估满意，并能对常见危险事件有所预防。

（2）熟练程度：程序正确，操作规范，动作熟练。

（3）人文关怀：沟通有效、语言亲切，态度和蔼，关爱老年人。

表 3-4-2　老年人生活自理能力评估表

该表为自评表,根据下表中 5 个方面进行评估,将各方面判断评分汇总后,0~3 分者为可自理;4~8 分者为轻度依赖;9~18 分者为中度依赖;≥19 分者为不能自理。

评估事项、内容与评分	程度等级				判断评分
	可自理	轻度依赖	中度依赖	不能自理	
(1) 进餐:使用餐具将饭菜送入口、咀嚼、吞咽等活动	独立完成	—	需要协助,如切碎、搅拌食物等	完全需要帮助	
评分	0	0	3	5	
(2) 梳洗:梳头、洗脸、刷牙、剃须洗澡等活动	独立完成	能独立地洗头、梳头、洗脸、刷牙、剃须等;洗澡需要协助	在协助下和适当的时间内,能完成部分梳洗活动	完全需要帮助	
评分	0	1	3	7	
(3) 穿衣:穿衣裤、袜子、鞋子等活动	独立完成	—	需要协助,在适当的时间内完成部分穿衣	完全需要帮助	
评分	0	0	3	5	
(4) 如厕:小便、大便等活动及自控	不需协助,可自控	偶尔失禁,但基本上能如厕或使用便具	经常失禁,在很多提示和协助下尚能如厕或使用便具	完全失禁,完全需要帮助	
评分	0	1	5	10	
(5) 活动:站立、室内行走、上下楼梯、户外活动	独立完成所有活动	借助较小的外力或辅助装置能完成站立、行走、上下楼梯等	借助较大的外力才能完成站立、行走,不能上下楼梯	卧床不起,活动完全需要帮助	
评分	0	1	5	10	
总评分					

表 3-4-3　老年人简易智力状态检查量表(老年人认知功能粗筛阳性后使用)

	项目	日期
5 (　)	1 时间定向力　问:今天是? 哪一年:□(1)　季节:□(1)　月份:□(1)　日期:□(1)　星期几:□(1)	
5 (　)	2 地点定向力　问:我们现在在哪里? 国家:□(1)　城市:□(1)　城市的哪一部分:□(1)　建筑物:□(1)　楼层:□(1)	

续表

	项目	日期
3 ( )	3 即刻回忆　问：仔细听。我要说三个单词，请在我说完以后重复。准备好了吗？三个词是：球（停一秒钟），旗子（停一秒钟），树（停一秒钟）。请马上重复三个词是什么？ □（1）　□（1）　□（1）	
5 ( )	4 注意力与计算力　问：从100减去7，顺序往下减，直至我让你停止。 100减去7等于？　□（1）继续□（1）　□（1）　□（1）　□（1）	
3 ( )	5 回忆那三个单词　问：我刚才让你记住的三个单词是什么？ □（1）　□（1）　□（1）	
2 ( )	6 命名　问：这是什么？　展示铅笔□（1）　展示手表□（1）	
1 ( )	7 语言重复　说：我现在让你重复我说的话。准备好了吗？瑞雪兆丰年 你再说一遍□（1）	
3 ( )	8 理解力　说：仔细听并按照我说的做　左手拿这张纸□（1） 把它对折□（1）把它放在你的右腿上□（1）	
1 ( )	9 阅读　说：读下面的句子，并按照做　闭上你的眼睛□（1）	
1 ( )	10 写说：写一个句子□（1）	
1 ( )	11 画画　　说：照下图画□（1）	
总分：( )	结果分析：	

备注：每个正确得一分，总分范围为0—30分，正常与不正常的分界值与受教育程度有关，划分痴呆标准：

文盲（未接受教育）⩽17分

小学程度（受教育年限⩽6年）⩽20分

中学（包括中专）程度⩽22分

大学（包括大专）程度⩽23分

1 日期和星期一差一天可算正确

3 即刻回忆只许主试者讲一遍，不要求受试者按照物品次序回答。为第五题回忆做准备，可让受试者重复学习最多五次。

4 不能笔算。若1项算错，则扣该项的分。若后1项正确，则得该项的分。

如100－7=93（正确，得分），93－7=88（应为86，不正确，不得分）。但如从88－7=81（正确，得分）

7 只许说一遍，只有正确，咬字清楚才记1分

8 操作要求次序正确

10 句子必须有主语、谓语，且有意义

11 只有绘出两个五边形的图案，交叉形成一个小四边形，才算对，计1分

表 3-4-4　老年抑郁量表（GDS）

		答案	
	选择最切合您最近一周来的感受的答案	是	否
1	你对生活基本上满意吗？		
2	你是否已经放弃了许多活动和兴趣？		
3	你是否觉得生活空虚？		
4	你是否常感到厌倦？		
5	你觉得未来有希望吗？		
6	你是否因为脑子里有一些想法摆脱不掉而烦恼？		
7	你是否大部分时间精力充沛？		
8	你是否害怕会有不幸的事落到你头上？		
9	你是否大部分时间感到幸福？		
10	你是否常感到孤立无援？		
11	你是否经常坐立不安，心烦意乱？		
12	你是否希望待在家里而不愿意去做些新鲜事？		
13	你是否常常担心将来？		
14	你是否觉得记忆力比以前差？		
15	你是否觉得现在生活很惬意？		
16	你是否常感到心情沉重、郁闷？		
17	你是否觉得像现在这样生活毫无意义？		
18	你是否常为过去的事忧愁？		
19	你觉得生活很令人兴奋吗？		
20	你开始一件新的工作困难吗？		
21	你觉得生活充满活力吗？		
22	你是否觉得你的处境毫无希望？		
23	你是否觉得大多数人比你强得多？		
24	你是否常为些小事伤心？		
25	你是否常觉得想哭？		
26	你集中精力困难吗？		
27	你喜欢每天早上起床的感觉吗？		
28	你希望避开聚会吗？		
29	你做决定很容易吗？		
30	你的头脑像往常一样清晰吗？		

说明：1. 项目及评定标准　GDS 以 30 个条目代表了老年抑郁的核心，包含以下症状：情绪低落、活动减少、易激惹、退缩、痛苦的想法，对过去、现在与将来的消极评价。每个条目都是一句问话，要求受试者以"是"或"否"作答。30 个条目中的 10 条（1, 5, 7, 9, 15, 19, 21, 27, 29, 30）用反序计分（回答"否"表示抑郁存在），20 条用正序计（回答"是"表示抑郁存在）。每项表示抑郁的回答得 1 分。

2. 结果分析　Brink 建议按不同的研究目的（要求灵敏度还是特异性）用 9~14 分作为存在抑郁的界限分。一般地讲，在最高分 30 分中得 0~10 分可视为正常范围，即无抑郁症，11~20 分显示轻度抑郁，而 21~30 分为中重度抑郁。该表用于筛查老年抑郁症，但其临界值仍有疑问。

3. 评定注意事项　GDS 是专为老年人创制并在老年人中标准化了的抑郁量表，在对老年人的临床评定上，它比其他抑郁量表有更高的符合率，在年纪较大的老人中这种优势更加明显。本量表为 56 岁以上者的专用抑郁筛查量表，而非抑郁症的诊断工具，每次检查需 15 分钟左右。临床主要评价 56 岁以上者以下症状：情绪低落、活动减少、易激惹、退缩，以及对过去、现在和未来的消极评价。但 56 岁以上食欲下降、睡眠障碍等症状属于正常现象，使用该量表有时易误评为抑郁症。因此分数超过 11 分者应做进一步检查。

三、考核标准（表3-4-5）

表3-4-5 老年人保健考核标准

考核内容		评分要求	分值	得分	备注
评估 （15分）	物品	（1）血压计；（2）听诊器；（3）体温计；（4）视力表；（5）软尺；（6）记录单；（7）健康教育资料等	4		
	环境	安静整洁、光线良好、通风保暖	2		
	保健对象	1. 全身情况：意识清晰，一般情况良好	2		
		2. 心理情况：无紧张恐惧心理，合作程度良好	2		
		3. 健康知识：对自身健康状态和将要进行的评估有所了解	2		
	操作者	衣帽整洁，举止端庄，剪短指甲，洗手	3		
计划 （5分）	预期目标	1. 在规定的时间（20min）内完成操作和对资料的收集	3		
		2. 检查方法正确，无遗漏部位，资料准确、有效	1		
		3. 沟通良好、保健对象对健康指导满意	1		
实施 （60分）	舒适环境	1. 安排合适的评估环境，关闭门窗或使用屏风遮挡	5		
	有效沟通	2. 对保健人群先作自我介绍，说明评估的目的，获得保健对象的认可	5		
	健康状况评估及健康教育	3. 体格检查：语言得体，动作规范	10		
		4. 询问生活方式和健康状况：内容准确、全面	10		
		5. 告知健康体检结果：语言得体，解释科学规范	10		
		6. 进行健康指导，告知下次健康管理服务时间	10		
	记录	7. 对评估资料汇总，完成健康评估记录	10		
评价（20分）		1. 保健对象安全、满意	4		
		2. 操作规范，动作熟练、轻柔	4		
		3. 沟通有效，配合良好，健康教育内容和方式合适	4		
		4. 语言亲切，态度和蔼，关爱老年人	4		
		5. 在规定时间（20min）内完成，每超过1min扣1分	4		
总分			100		

四、同步练习

参考答案

选择题

1. 我国（　　）以上为老年人。
A. 50岁　　　B. 55岁　　　C. 60岁　　　D. 65岁
E. 70岁

2. 除（　　）外都是老年保健的方法。
A. 交谈法　　B. 观察法　　C. 体格检查　　D. 阅读法
E. 访谈法

3. 老年人健康评估时间一般控制在（　　）左右。
A. 15min　　B. 20min　　C. 30min　　D. 45min
E. 60

4. 下列不是老年人常见心理问题的是（　　）。

A. 兴奋　　　　　B. 易激怒　　　　　C. 沉默　　　　　D. 喜欢唠叨
E. 与人争论

知识拓展

联合国老年人保健原则

联合国大会于1991年12月16日通过《联合国老年人原则》（第46/91号决议）。大会鼓励各国政府尽可能将这些原则纳入本国国家方案。老年保健是指在平等享用卫生资源的基础上，充分利用现有人力、物力以维持和促进老年人健康为目的，发展老年保健事业，使老年人得到基本的医疗、康复、保健、护理等服务。该原则强调老年人的独立、参与、照顾、自我充实和尊严。

任务小结

任务掌握程度	任务存在问题	努力方向
完全掌握 □ 部分掌握 □ 没有掌握 □		
任务学习记录		

导学视频

任务五　亚健康状态管理（亚健康人群保健）

任务描述

张某，男，32岁，某事业单位职员，吸烟史14年。近两年来家庭二孩出生，领导安排工作任务增多，职称晋升竞争加大，逐渐感觉失眠多梦、体力下降，食欲减退，常诉头晕、乏力、叹气、焦虑、烦躁，在医院检查未见实质性疾病。

工作任务： 请社区护士为张先生进行身体评估，并提供相应的保健指导。

任务目标

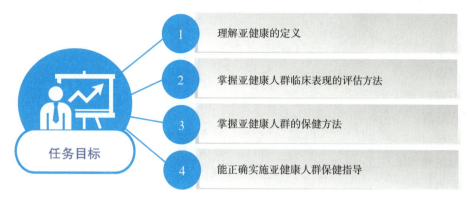

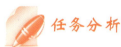

★ **亚健康的定义**

亚健康（sub health）是指介于健康与疾病之间的中间状态，表现出躯体和心理上的病症和不适感觉，但无临床检查证据，处于一种机体结构退化和生理功能减退的体质降低与心理失衡的状态。在我国亚健康也称为亚健康状态，依据健康和疾病的连续谱来看，亚健康属于健康和疾病的过渡阶段。

我国预防医学会的统计数据表明，目前我国处于亚健康状态的人群约占总人口的75%，其中女性发病率高于男性，中年人高于青年人，城市居民高于农村居民，脑力劳动者高于体力劳动者。

亚健康分类：

躯体亚健康　主要表现为不明原因或排除疾病原因外的体力疲劳、虚弱、全身不适、月经周期紊乱等，以全身疲劳最典型。

心理亚健康　主要表现为不明原因的脑力疲劳、情感障碍、思维紊乱、恐惧、焦虑、自卑及神经质、冷漠、孤独、轻率、甚至产生自杀念头等。

社会适应性亚健康　表现为对工作、生活、学习等环境难以适应，对人际关系难以协调，即角色错位和不适应是社会适应性亚健康的集中表现。

道德方面的亚健康　主要表现为世界观、人生观和价值观上存在着明显的损人利己的偏差。

亚健康特点：

（1）亚健康状态是功能性改变，而不是器质性病变。世界卫生组织（WHO）将机体这种无器质性病变，但有一些功能改变的状态，称为"第三状态"。

（2）体征改变，包括慢性疾病伴随的病变部位外的不健康体征，但现有的医学技术不能发现阳性改变。

（3）生命质量差，长期处于低质量的健康水平状态。

（4）出现胸闷、气短、眩晕、失眠、健忘等症状，但没有合理的解释。

（5）主观上有种种不适的心理体验，缺乏良好、稳定的心态。

★ **亚健康的临床表现和评估**

1. 亚健康的临床表现　亚健康状态的主要表现是患者体虚困乏、易疲劳、失眠、休息质量不高、注意力不易集中、适应能力减退、精神状态欠佳，甚至不能正常生活和工作。概括起来存在"四多""八高""三低"，"四多"：疲劳症状增多、器官紊乱增多、精神负担和体力透支多、超重和肥胖多；"八高"：高血压、高血脂、高胆固醇、高血糖、高血黏、高低密度脂蛋白、高血酶及脂肪肝；"三低"：免疫功能低、工作效率低、适应（环境、社会、角色）能力低。

2. 亚健康的评估

（1）睡眠生物节律失调；

（2）健忘；

（3）食欲减退；

（4）性欲减退；

（5）焦虑不安；

（6）抑郁或低沉；

（7）缺氧症状；

（8）排泄问题和肢体不适；

（9）疲乏无力；

（10）免疫功能低下。

★ **亚健康人群保健指导**

生理调节：保障睡眠，适当运动，合理膳食，中医调理（刮痧、艾灸、火罐）。

心理调节：提高心理素质，消除心理危机；调节不良心态，培养健康心理；采用心理调节法（暗示疗法、疏导疗法、音乐疗法、自我放松和娱乐疗法）。

任务实施

一、实施条件（表3-5-1）

表3-5-1 亚健康人群保健实施条件

名称	基本条件	要求
实施环境	（1）保健室；（2）理实一体化多媒体示教室；（3）Wi-Fi；（4）智慧职教云平台	保健室安静整洁、光线良好、通风保暖，可实时在线观看操作视频等网络资源
设施设备	（1）办公桌；（2）椅子；（3）屏风；（4）生活垃圾桶、医用垃圾桶	基础设施牢固稳定；符合医用垃圾处理原则
物品准备	（1）心理社会评估测验表；（2）无菌棉签；（3）弯盘；（4）手消毒剂；（5）方盘；（6）听诊器；（7）叩诊锤	物品准备齐全，摆放有序，均在有效期内
人员准备	保健对象：接受亚健康状态评估和保健指导者	情绪稳定，心情放松，避免空腹和过度紧张
	操作者着装规范	熟悉亚健康人群保健流程

二、实施步骤

（一）评估

1. 环境　安静整洁、光线良好、通风保暖。

2. 物品　①心理社会评估测验表；②无菌棉签；③弯盘；④手消毒剂；⑤方盘；⑥听诊器；⑦叩诊锤。

3. 保健对象　接受亚健康状态评估和保健指导，愿意积极配合调理。情绪稳定，心情放松，避免空腹和过度紧张。

4. 操作者　着装整洁、规范洗手、戴口罩。自身着装、仪表符合护士的要求。

（二）实施

1. 舒适环境　接待环境适宜，宽敞明亮，便于观察和交谈。
2. 有效沟通　告知此次评估目的。
3. 亚健康评估

（1）身体评估：逐步对头面颈、呼吸系统、循环系统、消化系统、脊柱四肢、神经系统进行评估。按照从头到足的顺序进行评估。

（2）心理评估：让评估对象结合自身情况，在测量表相应的选项中打钩即可。

①Zung焦虑状态自评量表进行评估；

②Zung抑郁状态自评量表进行评估。

（3）社会评估：重点进行亚健康状态自评。

①社会角色评估：使用观察法和交谈法进行评估；

②压力评估：亚健康状态自评表。

（4）整理评估资料。

4. 亚健康保健

（1）结合保健对象的生理状态制定睡眠方案，运动方案和饮食计划，指导保健对象合理选择调理方式。

（2）结合保健对象的心理状态，选择暗示疗法、音乐疗法等，协助其提高心理素质，消除心理危机，调节不良心态，培养健康心理。

（3）预约下次保健的时间和地点。

（三）评价

（1）质量标准：检查评估过程规范，调理治疗方法符合操作规程。

（2）熟练程度：程序正确，操作规范，动作熟练。

（3）人文关怀：沟通有效、语言亲切、态度和蔼、关爱亚健康人群。

操作流程

表3-5-2　焦虑自评量表系统（SAS）

编号_____　姓名_____　性别_____　年龄_____　测验日期_____

【要求】1. 独立的、不受任何人影响的自我评定。2. 评定的时间范围，应强调是"现在或过去一周"。3. 每次评定一般可在10min内完成。

【填表注意事项】下面有二十条文字，请仔细阅读每一条，把意思弄明白，然后根据您最近一星期的实际情况在适当的方格里划勾，每一条文字后有四个格，表示：A 没有或很少时间；B 小部分时间；C 相当多时间；D 绝大部分或全部时间。

1. 我觉得比平时容易紧张或着急	（A）	（B）	（C）	（D）
2. 我无缘无故地感到害怕	（A）	（B）	（C）	（D）
3. 我容易心里烦乱或感到惊恐	（A）	（B）	（C）	（D）
4. 我觉得我可能将要发疯	（A）	（B）	（C）	（D）
*5. 我觉得一切都很好	（A）	（B）	（C）	（D）
6. 我手脚发抖打颤	（A）	（B）	（C）	（D）
7. 我因为头疼、颈痛和背痛而苦恼	（A）	（B）	（C）	（D）
8. 容易衰弱和疲乏	（A）	（B）	（C）	（D）
*9. 我觉得心平气和，并且容易安静坐着	（A）	（B）	（C）	（D）
10. 我觉得心跳得很快	（A）	（B）	（C）	（D）
11. 我因为一阵阵头晕而苦恼	（A）	（B）	（C）	（D）

12. 我有晕倒发作,或觉得要晕倒似的	(A)	(B)	(C)	(D)
*13. 我吸气呼气都感到很容易	(A)	(B)	(C)	(D)
14. 我的手脚麻木和刺痛	(A)	(B)	(C)	(D)
15. 我因为胃痛和消化不良而苦恼	(A)	(B)	(C)	(D)
16. 我常常要小便	(A)	(B)	(C)	(D)
*17. 我的手脚常常是干燥温暖的	(A)	(B)	(C)	(D)
18. 我脸红发热	(A)	(B)	(C)	(D)
*19. 我容易入睡并且一夜睡得很好	(A)	(B)	(C)	(D)
20. 我做噩梦	(A)	(B)	(C)	(D)

【计分】

正向计分题A、B、C、D按1、2、3、4分计;反向计分题按4、3、2、1计分。反向计分题号:5、9、13、17、19。

总分乘以1.25取整数,即得标准分,分值越小越好,分界值为50。

焦虑自评量表分析系统(表3-5-2)是根据Zung于1971年编制的"焦虑自评量表(Self-rating anxiety scale,SAS)"改编而成。该系统集心理学、精神病学、多元统计学、人工智能、计算机网络技术于一体。准确迅速地反映伴有焦虑倾向的被试者的主观感受。为临床心理咨询、诊断、治疗以及病理心理机制的研究提供科学依据。本测验应用范围颇广,适用于各种职业、文化阶层及年龄段的正常人或各类精神患者。包括青少年患者、老年患者和神经症患者。

表3-5-3 抑郁自评量表(SDS)

编号_____ 姓名_____ 性别_____ 年龄_____ 测验日期_____

指导语:以下列出了有些人可能会有的问题,请仔细地阅读每一条,然后根据最近一星期以内下述情况影响您的实际感觉,在每个问题后标明该题的程度得分。其中,"从无或偶尔有"选1,"很少有"选2,"经常有"选3,"总是如此"选4。

题目	选择
1. 我感到情绪沮丧、郁闷。	1-2-3-4
*2. 我感到早晨心情最好。	1-2-3-4
3. 我要哭或想哭。	1-2-3-4
4. 我夜间睡眠不好。	1-2-3-4
*5. 我吃饭像平时一样多。	1-2-3-4
*6. 我的性功能正常。	1-2-3-4
7. 我感到体重减轻。	1-2-3-4
8. 我为便秘烦恼。	1-2-3-4
9. 我的心跳比平时快。	1-2-3-4
10. 我无故感到疲劳。	1-2-3-4
*11. 我的头脑像往常一样清楚。	1-2-3-4
*12. 我做事像平时一样不感到困难。	1-2-3-4
13. 我坐卧不安,难以保持平静。	1-2-3-4
*14. 我对未来感到有希望。	1-2-3-4
15. 我比平时更容易激怒。	1-2-3-4
*16. 我觉得决定什么事很容易。	1-2-3-4
*17. 我感到自己是有用的和不可缺少的人。	1-2-3-4
*18. 我的生活很有意义。	1-2-3-4
19. 假若我死了别人会过得更好。	1-2-3-4
*20. 我仍旧喜爱自己平时喜爱的东西。	1-2-3-4

评分说明:SDS按症状出现频度评定,分4个等级:从无或偶尔、有时、经常、总是如此。若为正

向评分题，依次评分1、2、3、4。反向评分题（前文中有＊号者），则评分4、3、2、1。总分在20～80分之间。SDS评定的抑郁严重度指数按下列公式计算：抑郁严重度指数＝各条目累计分/80（最高总分）。指数范围为0.25～1.0，指数越高，抑郁程度越重。Zung氏等提出抑郁严重度指数在0.5以下者为无抑郁；0.50～0.59为轻微至轻度抑郁；0.60～0.69为中至重度抑郁；0.70以上为重度抑郁。（心理卫生评定量表手册195）

抑郁自评量表（Self－rating depression scale，SDS），是含有20个项目，分为4级评分的自评量表（表3－5－3），原型是Zung抑郁量表（1965）。其特点是使用简便，并能相当直观地反映抑郁患者的主观感受。主要适用于具有抑郁症状的成年人，包括门诊及住院患者。只是对严重迟缓症状的抑郁，评定有困难。同时，SDS对于文化程度较低或智力水平稍差的人使用效果不佳。

表3－5－4　亚健康状态自评表（SRSHS）
（压力程度）

	没有	轻度	中度	偏重	严重
1. 近来时常觉得打不起精神，对什么都没有兴趣……………	1	2	3	4	5
2. 近来常有恐慌之感，似乎有灾难要发生………………	1	2	3	4	5
3. 后背痛，肌肉酸痛……………………………………	1	2	3	4	5
4. 日子过得挺灰暗，常感到压抑………………………	1	2	3	4	5
5. 心跳得厉害，呼吸也不顺畅…………………………	1	2	3	4	5
6. 工作1h后，就感到身体倦怠，头脑也变得迟钝………	1	2	3	4	5
7. 不想面对同事和上司，有逃避的愿望………………	1	2	3	4	5
8. 工作感受不到乐趣和成就，完全成了一种负担……	1	2	3	4	5
9. 睡眠质量差，且早上起床后仍感到头脑昏沉………	1	2	3	4	5
10. 工作效率下降，上司已表示了对你的不满…………	1	2	3	4	5
11. 食欲减退，即使符合自己胃口的饭菜，也感到索然无味………	1	2	3	4	5
12. 常感到疲惫，渴望休息，通过休息也难以恢复……	1	2	3	4	5
13. 体重明显减轻，早上起床后常是眼眶深陷，下巴突出………	1	2	3	4	5
14. 熟悉的工作感到困难重重，自己也感到什么地方出了毛病……	1	2	3	4	5
15. 不再热衷于朋友的聚会，以至于许多好朋友长时间不来往…	1	2	3	4	5
16. 早上起床后，有持续的头发掉落，近期经常如此……	1	2	3	4	5
17. 感到火气很大，一脸愤愤不平的样子………………	1	2	3	4	5
18. 手脚总是冰凉的……………………………………	1	2	3	4	5
19. 昨天想好的事，今天怎么也想不起来了，这样的事近来总发生………	1	2	3	4	5
20. 常怀疑自己的能力，不敢尝试新事物，对他人的成功则是既羡慕又嫉妒………	1	2	3	4	5
21. 社会发展得太快，感到无所适从，认为时代已将自己抛弃………	1	2	3	4	5
22. 性欲减退，对配偶的亲昵动作无动于衷，暗自怀疑自己的性能力………	1	2	3	4	5
23. 感到孤独，满腹的心事，却找不到倾诉的对象……	1	2	3	4	5
24. 感到自己挺可怜，希望有人能保护自己……………	1	2	3	4	5
25. 事情一多就感到心情烦乱，有应付不了的感觉……	1	2	3	4	5
26. 配偶和孩子对自己不满意…………………………	1	2	3	4	5
27. 生活没有了激情，很少碰到使自己开心的事，整日茫然地过日子………	1	2	3	4	5
28. 容易感冒，流感一来，自己必感冒………………	1	2	3	4	5
29. 对城市的污染、噪声、拥挤非常敏感，实在难以忍受，渴望清静…………	1	2	3	4	5

30. 感到事情变得很糟糕,且看不到改善的征兆………………………   1   2   3   4   5

    评分标准:较完满状态:30~39分

    亚健康状态:40~69分

    轻度亚健康状态:40~49分

    中度亚健康状态:50~59分

    重度亚健康状态:60~69分

    疾病状态:70分以上

    亚健康状态自评表见表3-5-4。

三、考核标准(表3-5-5)

3-5-5 亚健康人群保健考核标准

考核内容		评分要求	分值	得分	备注
评估 (15分)	物品	(1)心理社会评估测验表;(2)无菌棉签;(3)弯盘;(4)手消毒剂;(5)方盘;(6)听诊器;(7)叩诊锤	3		
	环境	安静整洁、光线良好、通风保暖	2		
	保健对象	情绪稳定,心情放松,接受亚健康状态评估和保健指导,愿意积极配合调理	5		
	操作者	着装整洁、规范洗手、戴口罩	5		
计划(5分)	预期目标	1. 在规定的时间(20min)内完成	3		
		2. 评估和调理方法正确,无不良反应发生	1		
		3. 与保健对象沟通良好、满意	1		
实施 (60分)	舒适环境	1. 接待环境适宜,宽敞明亮,便于观察和交谈	5		
	有效沟通	2. 告知此次评估目的 3. 告知亚健康保健的调理方法	5		
	亚健康评估	4. 身体评估:逐步对头面颈、呼吸系统、循环系统、消化系统、脊柱四肢、神经系统进行评估	10		
		5. 心理评估: ①Zung焦虑状态自评量表进行评估 ②Zung抑郁状态自评量表进行评估	10		
		6. 社会评估: ①社会角色评估:指导使用观察法和交谈法进行评估 ②压力评估:亚健康状态自评表	10		
		7. 整理评估资料	5		
	亚健康保健	8. 结合保健对象的生理状态制定睡眠方案、运动方案和饮食计划,指导保健对象合理选择调理方式	5		
		9. 结合保健对象的心理状态,选择暗示疗法、音乐疗法等,协助其提高心理素质,消除心理危机,调节不良心态,培养健康心理	5		
		10. 预约下次保健的时间和地点	5		

考核内容	评分要求	分值	得分	备注
评价（20分）	1. 保健对象安全、满意	4		
	2. 操作规范，动作熟练、轻柔，调理方法正确	4		
	3. 沟通有效，配合良好，健康教育内容和方式合适	4		
	4. 语言亲切，态度和蔼，关爱亚健康人群	4		
	5. 在规定时间（20min）内完成，每超过1min扣1分	4		
总分		100		

四、同步练习

选择题

1. 以下不属于亚健康状态的是（　　）。

   A. 不定陈述综合征　　　　　　　　B. 不明原因综合征

   C. 病原携带状态　　　　　　　　　D. 疾病后状态

   E. 高致病危险因子状态

2. 亚健康的临床特点不包括（　　）。

   A. 以主观感受为主

   B. 伴随各种行为障碍或自主神经功能紊乱

   C. 症状可以单一出现，也可以合并或交替出现

   D. 客观体征较多

   E. 客观体征极少或没有

3. 以下预防亚健康的措施中错误的是（　　）。

   A. 保持平静心态、平稳情绪

   B. 改变或调整不良生活习惯

   C. 适时缓解过度紧张和压力

   D. 通过有氧代谢运动等增强自身免疫力

   E. 积极治疗疾病

参考答案

知识拓展

预防亚健康的"十字方针"

1. "平心"即平衡心理、平静心态、平稳情绪。
2. "减压"即适时缓解过度紧张和压力。
3. "顺钟"即顺应好生物钟，调整好休息和睡眠。
4. "增免"即通过有氧运动等增强自身免疫力。
5. "改良"即通过改变不良生活方式和习惯，从源头上阻止亚健康状态的发生。

任务小结

任务掌握程度	任务存在问题	努力方向
完全掌握 □ 部分掌握 □ 没有掌握 □		
任务学习记录		

项目四　出院患者的延续护理

学习楷模

1994 年，美国宾夕法尼亚大学护理学院 Naylor 研究团队提出"延续护理"（Transitional Care）是指在安全和及时地协助患者从急性期过渡到亚急性期，或由医院转移到家庭这一过程中所提供的护理照顾。

2002 年，香港理工大学黄金月教授将 APN 主导的延续护理模式引入香港，采取出院前健康教育和出院后护理随访的干预方案，开展了糖尿病、晚期肾病、慢性阻塞性肺病、冠心病、老年慢性病患者等多个延续护理研究，并在此基础上发展了"4C"的延续护理模型，"4C"指护理服务的全面性（Comprehensiveness）、协调性（Coordination）、延续性（Continuity）、协作性（Collaboration）。

自 2008 年始，延续护理服务在国内得到了广泛关注，各大医院研究数量明显增多，且主要以慢性疾病为主，涉及脑卒中、糖尿病、高血压、肿瘤、慢性阻塞性肺疾病、心血管病等多种疾病，体现在延续护理的干预措施：出院前干预（护理评估、健康宣教）和出院后干预（电话随访、家庭访视、护理门诊、居家护理指导等）。

项目情境

案例：李某，男，58 岁，大学文化，肺癌晚期，Ⅱ型糖尿病。左肺上叶切除术后，多次化疗后肺部感染，入院治疗。查体：患者神志清楚，抑郁，T 36.9℃，P68 次/min，R20 次/min，BP122/68 mmHg，空腹血糖 8.4 mmol/L，经患者及家属同意行 PICC 置管，进行多药联合化疗，现病情稳定后出院。出院后请对患者 PICC 导管进行维护、查空腹末梢血糖。

工作任务：请根据李某情况开展出院后的延续护理服务。

项目目标

1. **知识目标**：能正确说出出院患者延续护理操作的目的和注意事项。
2. **技能目标**：能熟练为出院患者实施针对性的延续护理操作。
3. **素养目标**：具备延续护理服务相关的法律法规知识，尊重关怀重点人群，善于观察发现问题，操作规范，手法熟练；态度和蔼，语言亲切，沟通有效。

项目概述

延续性护理是通过一系列行动设计用以确保患者在不同的健康照顾场所（如从医院到家庭）及同一健康照护场所（如医院的不同科室）受到不同水平的协作性与连续性的照护，通常是指从医院到家庭的延续，包括经由医院制定的出院计划、转诊、患者回归家庭或社区后的持续性随访和指导。延续护理是为满足出院患者的需求而开展的延伸护理服务，使医院的医疗服务延伸到社区和家庭。随着社会人口逐渐老龄化，疾病谱的变化及治疗模式的变革，有关患者出院后护理服务的延伸问题越来越受到重视。延续护理被认为是高质量医疗服务所必不可少的环节，对慢性病的康复、成本效益控制、有效利用医疗卫生资源都起到至关重要的作用。社区延续护理服务内容包括管道护理、造口护理、手术切口护理等，并提供护理技术服务及康复指导，是社区服务的重要内容。本项目与"1+X"证书培训有部分关联，其中管道护理、造口护理、可与"1+X"证书《老年照护》职业技能培训内容进行学分互换。

项目导学

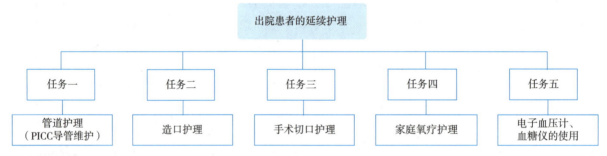

导学视频

任务一　管道护理（PICC 导管维护）

任务描述

邓某，男，60岁，本科文化，退休干部，直肠癌术后2年，需进行多药联合化疗，经患者及家属同意行PICC置管，置管当日开始行化疗，化疗期间稍感恶心，食欲缺乏，无其他特殊不适，医嘱予明日出院，嘱患者在社区医院行PICC导管维护。

工作任务：请社区护士正确为邓某完成PICC导管维护。

任务目标

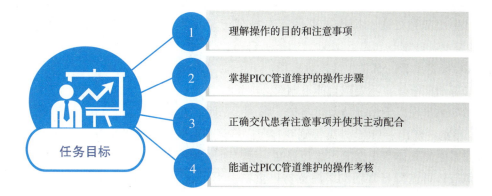

1. 理解操作的目的和注意事项
2. 掌握PICC管道维护的操作步骤
3. 正确交代患者注意事项并使其主动配合
4. 能通过PICC管道维护的操作考核

任务分析

★ 经外周静脉置入中心静脉导管（PICC）是指由外周静脉（贵要静脉、肘正中静脉、头静脉）穿刺置管，其尖端定位于上腔静脉或锁骨下静脉的导管。用于需长期静脉输液，补充营养、化疗的患者，可减少患者重复静脉穿刺的痛苦，减少化疗药物对外周血管的刺激和破坏。

PICC 导管维护的目的是确保 PICC 穿刺点保持无菌状态，预防导管相关性血流感染，确保 PICC 导管通畅。

★ 注意事项：

（1）应每日观察穿刺点及周围皮肤的完整性；若穿刺部位发生渗血、渗液时应及时更换敷料；穿刺部位的敷料发生松动、污染时应立即更换。

（2）导管在治疗间歇期间应至少每周维护一次。

（3）经导管输注药物前宜通过回抽血液来确定导管在静脉内；给药前后宜用生理盐水脉冲式冲洗导管，如果遇到阻力或者抽吸无回血，应进一步确定导管的通畅性，不应强行冲洗导管。

（4）冲管和封管应使用 10mL 以上注射器或一次性 10mL 专用冲洗装置，脉冲式正压冲封管，禁止用静脉点滴或普通静脉推注方式冲管和封管。

（5）输液完毕应用导管容积加延长管容积 2 倍的生理盐水或肝素生理盐水正压封管。

（6）肝素帽应至少每周更换 1 次，输注血液或胃肠道营养，需 24h 更换一次，肝素帽内有血液残留、完整性受损或取下后，应立即更换。

（7）更换贴膜应自下向上，由外向内顺着皮肤方向撕取，注意切勿将导管拔出。

（8）维护时应选择合格的皮肤消毒剂，宜选用 2% 葡萄糖酸氯己定乙醇溶液（年龄 <2 个月的婴儿慎用）、有效碘浓度不低于 0.5% 碘伏或 2% 碘酊溶液和 75% 酒精；但注意酒精避开穿刺点周围 1cm 皮肤及避免接触导管本身，以免导致导管老化损坏，而络合碘应在穿刺点停留片刻，充分接触，杀灭穿刺点周围细菌。

（9）严格无菌操作，不要用手触及无菌透明敷料覆盖区内皮肤，以穿刺点为贴膜中心，将导管部分覆盖在无菌贴膜下，导管摆放要合理，不能有反折，以免损坏导管；贴贴膜时要做到无张力粘贴。

（10）使用导管固定装置或白色固定翼加强固定外露导管时，不应将导管体外部分人为移入体内，防止导管相关性感染。

（11）如果穿刺点有出血或渗液，穿刺点处可分别放一小块止血方纱，如医用吸收性明胶海绵或藻酸盐敷料，促进止血或渗液的吸收。

（12）禁止将连接器打开后重复安装使用；禁止用于某些造影检查时高压注射泵推注造影剂；禁止用含有血液和药液混合的盐水冲洗导管。

（13）出诊前应备齐物品，提前与家属取得联系，首次操作要护患双方签订协议责任书，一次性医疗用物须带回卫生服务站处理，操作结束后应在护理记录单上记录，并有护士和家属在记录单上都签名。

★ 携带PICC导管患者的日常生活注意事项：

（1）保持局部清洁干燥，不要擅自撕下贴膜。

（2）置管后如果出现以下情况请及时与护士联系：贴膜有卷曲、松动、贴膜下有汗液时；穿刺点及周围有红、肿、疼痛、渗出；PICC外露管刻度有变化；穿刺上肢疼痛、肿胀等。

（3）输液时置管侧肢体自由摆放，适当提高。睡眠时，保持舒适体位，尽量避免压迫置管侧肢体。

（4）置管侧肢体可进行日常活动，注意勿提重物，不用这一侧手臂做引体向上、托举哑铃等持重锻炼。

（5）携带此导管的患者可以淋浴，但应避免盆浴、泡浴。淋浴前用塑料保鲜膜将贴膜上下10cm严密包裹，切忌浸湿贴膜。

（6）治疗间歇期每7d到医院对导管进行冲管、换贴膜、换肝素帽等维护，注意不要遗忘。

任务实施

一、实施条件（表4-1-1）

表4-1-1 管道护理（PICC导管维护）实施条件

名称	基本条件	要求
实施环境	（1）模拟病房；（2）理实一体化多媒体示教室；（3）Wi-Fi；（4）智慧职教云平台	模拟病房安静整洁、光线良好、通风保暖，可实时在线观看操作视频等网络资源
设施设备	（1）床；（2）治疗车；（3）生活垃圾桶、医用垃圾桶	基础设施牢固稳定；符合医用垃圾处理原则
物品准备	（1）PICC换药包：垫巾、皮尺、无菌手套、纱布、酒精棉片、酒精棉棒、碘伏棉棒、敷贴胶布、透明敷贴；（2）输液接头；（3）生理盐水及10mL注射器，或预冲式导管冲洗器；（4）导管固定装置；（5）无菌棉签；（6）75%乙醇；（7）0.5%碘伏；（8）清洁手套；（9）消毒纱布；（10）免洗手消毒液；（11）油性签字笔；（12）治疗盘	物品准备齐全，摆放有序，均在有效期内
人员准备	患者：了解管道维护步骤，愿意配合	精神状态良好，避免过度紧张
	操作者仪表端庄、着装规范、洗手	熟悉管道护理流程

二、实施步骤

（一）评估

1. 环境　清洁、减少人员走动，光线充足，通风保暖。

2. 物品

①PICC换药包：垫巾、皮尺、无菌手套、纱布、酒精棉片、酒精棉棒、碘伏棉棒、敷贴胶布、透明敷贴；②输液接头；③生理盐水及10mL注射器，或预冲式导管冲洗器；④导管固定装置；⑤无菌棉签；

⑥75%乙醇；⑦0.5%碘伏；⑧清洁手套；⑨消毒纱布；⑩免洗手消毒液；⑪油性签字笔；⑫治疗盘。

3. 患者　精神状态良好，避免过度紧张

（1）全身情况：患者病情，配合程度，导管有无移位，贴膜有无潮湿、脱落、污染，是否到期，并查阅上次维护记录。

（2）心理情况：无紧张恐惧心理。

（3）健康知识：知晓导管维护的意义。

4. 操作者　着装整洁、规范洗手、戴口罩。

（二）实施

1. 环境　清洁无尘，光线良好，温度适宜，注意保护患者隐私。

2. 有效沟通

（1）携用物至患者处，核对患者。

（2）解释操作目的及配合要求。

3. 舒适体位　协助患者取平卧位，手臂稍外展，暴露穿刺部位。

4. 操作过程

（1）检查：检查穿刺点有无触痛及分泌物。

（2）测量臂围：开换药包，在穿刺肢体下铺垫巾。用皮尺测量肘横纹上10cm处臂围并记录。

（3）更换输液接头：①揭开固定输液接头的胶布，如有胶痕给予清除；②手消毒，戴清洁手套；③打开预冲注射器，释放压力，或抽取生理盐水预冲输液接头；④卸下旧输液接头，酒精棉片包裹消毒导管接头，用力多方位擦拭15s，连接新的输液接头可用酒精棉签清洁输液接头下皮肤，去除胶痕。

（4）冲洗导管：①抽回血，判断导管的通畅性；②用预冲式注射器（或抽好10mL生理盐水注射器）脉冲方式冲洗导管；③实行正压封管。采用脉冲式冲洗方法，使生理盐水在导管内形成小旋涡，有利于把导管内的残留药物冲洗干净。

（5）去除原透明敷料，评估穿刺点：①"0"度角平行撕拉，自下而上平拉去除原透明敷料；②评估穿刺点有无红肿、渗血、渗液，体外导管长度有无变化；③用酒精棉签充分浸润、溶解固定导管固定装置下方的黏合剂；④拆除原导管固定装置（轻轻打开锁扣，小心地从锁扣上移开导管，将原导管固定装置从皮肤移开）；⑤脱清洁手套，手消毒，将新导管固定装置投入无菌换药包内，戴无菌手套。忌将导管带出体外，手勿触及贴膜覆盖区域内皮肤。

（6）消毒皮肤及导管：①左手持纱布覆盖在输液接头处轻轻向上提起导管，右手持酒精棉棒一根，避开穿刺点直径1cm处，顺时针消毒、再取第二第三根酒精棉棒同样的方法，逆、顺时针消毒皮肤；②酒精完全待干后，取碘伏棉棒一根，放平导管以穿刺点为中心顺时针消毒皮肤及导管，取第二、三根碘伏棉棒同样的方法逆顺时针消毒皮肤及导管。消毒范围：以穿刺点为中心直径≥15cm；导管消毒至连接器翼行部分。

（7）导管固定装置固定导管：①导管出皮肤处逆血管方向摆放"L"形或"U"形；②在摆放导管固定装置处涂抹皮肤保护剂，待干15s；③按导管固定装置上箭头所示方向（指向穿刺点）摆放导管固定装置；④将导管安装在导管固定装置的立柱上，锁定纽扣，依次撕除导管固定装置的背胶纸，将导管固定装置贴在皮肤上。

（8）黏贴透明敷料：①粘贴透明敷料；②胶带碟型交叉固定导管装置下缘，再以胶带横向固定碟形交叉上方；③脱手套，手消毒，在记录胶带上标注操作者姓名及日期、PICC名称，贴于透明辅料边缘；④采用高举平台法固定延长管及接头。以穿刺点为中心无张力粘贴透明敷料，敷料应完全覆盖导管固定装置。

5. 操作后处理

（1）整理用物，垃圾分类处理。

（2）整理床单位，向患者宣教带管注意事项。

（3）手消毒，填写PICC患者维护手册及PICC记录单。

操作流程

（三）评价

（1）质量标准：严格无菌操作，导管维护有效，固定美观，不影响活动。

（2）熟练程度：程序正确，操作规范，动作熟练。

（3）人文关怀：沟通有效、语言亲切，态度和蔼，关爱患者。

三、考核标准（表4-1-2）

表4-1-2 管道护理（PICC导管维护）考核标准

考核内容		评分要求	分值	扣分	得分	备注
评估 （15分）	物品	（1）PICC换药包：垫巾、皮尺、无菌手套、纱布、酒精棉片、酒精棉棒、碘伏棉棒、敷贴胶布、透明敷贴；（2）输液接头；（3）生理盐水及10mL注射器，或预冲式导管冲洗器；（4）导管固定装置；（5）无菌棉签；（6）75%乙醇；（7）0.5%碘伏；（8）清洁手套；（9）消毒纱布；（10）免洗手消毒液；（11）油性签字笔；（12）治疗盘	4			
	环境	清洁无尘，温度适宜，注意保护患者隐私	2			
	患者	1. 全身情况：患者病情，配合程度，导管有无移位，贴膜有无潮湿、脱落、污染，是否到期，并查阅上次维护记录	2			
		2. 心理情况：无紧张恐惧心理	2			
		3. 健康知识：知晓导管维护的意义	2			
	操作者	着装整洁、规范洗手、戴口罩	3			
计划 （5分）	预期 目标	1. 在规定的时间（15min）内完成	3			
		2. 维护方法正确，无不良反应发生	1			
		3. 与患者沟通良好、患者满意	1			
实施 （60分）	舒适环境	1. 管道维护环境安静舒适，清洁无尘，光线良好，温度适宜，注意保护患者隐私	2			
	有效沟通	2. 携用物至患者处，核对患者 3. 解释操作目的及配合要求	2			
	舒适体位	4. 协助患者取平卧位，置管手臂稍外展，暴露穿刺部位	2			
	操作过程	5. 检查：检查穿刺点有无触痛及分泌物	2			
		6. 测量臂围：开换药包，在穿刺肢体下铺垫巾，用皮尺测量肘横纹上10cm处臂围并记录	2			
		7. 更换输液接头：①揭开固定输液接头的胶布，如有胶痕给予清除；②手消毒，戴清洁手套；③打开预冲注射器，释放压力，或抽取生理盐水预冲输液接头；④卸下旧输液接头，酒精棉片包裹消毒导管接头，用力多方位擦拭15s，连接新的输液接头	8			

续表

考核内容		评分要求	分值	扣分	得分	备注
实施 （60分）	操作过程	8. 冲洗导管：①抽回血，判断导管的通畅性；②用预冲式注射器（或抽好10mL生理盐水注射器）脉冲方式冲洗导管；③实行正压封管	6			
		9. 去除原透明敷料，评估穿刺点：①"0"度角平行撕拉，自下而上平拉去除原透明敷料；②评估穿刺点有无红肿、渗血、渗液，体外导管长度有无变化；③用酒精棉签充分浸润、溶解导管固定装置下方的黏合剂；④拆除原导管固定装置（轻轻打开锁扣，小心地从锁扣上移开导管，将原导管固定装置从皮肤移开）；⑤脱清洁手套，手消毒，将新导管固定装置投入无菌换药包内，戴无菌手套	8			
		10. 消毒皮肤及导管：①左手持纱布覆盖在输液接头处轻轻向上提起导管，右手持酒精棉棒一根，避开穿刺点直径1cm处，顺时针消毒、再取第二、三根酒精棉棒同样的方法，逆、顺时针消毒皮肤；②酒精完全待干后，取碘伏棉棒一根，放平导管以穿刺点为中心顺时针消毒皮肤及导管，取第二、三根碘伏棉棒同样的方法逆顺时针消毒皮肤及导管	6			
		11. 导管固定装置固定导管：①导管出皮肤处逆血管方向摆放"L"或"U"形；②在摆放导管固定装置处涂抹皮肤保护剂，待干15s；③按导管固定装置上箭头所示方向（指向穿刺点）摆放导管固定装置；④将导管安装在导管固定装置的立柱上，锁定纽扣，依次撕除导管固定装置的背胶纸，将导管固定装置贴在皮肤上	8			
		12. 粘贴透明敷料：①粘贴透明敷料；②胶带碟型交叉固定导管装置下缘，再以胶带横向固定碟形交叉上方；③脱手套，手消毒，在记录胶带上标注操作者姓名及日期、PICC名称，贴于透明辅料边缘；④采用高举平台法固定延长管及接头	8			
	操作后处理	13. 整理用物，垃圾分类处理	2			
		14. 整理床单位，向患者宣教带管注意事项	2			
		15. 手消毒，填写PICC患者维护手册及PICC记录单	2			
评价（20分）		1. 严格无菌操作	4			
		2. 操作规范，动作熟练，导管固定有效且美观，不影响活动	4			
		3. 沟通有效，配合良好，健康教育内容和方式合适	4			
		4. 语言亲切，态度和蔼，关爱患者	4			
		5. 在规定时间（15min）内完成，每超过1min扣1分	4			
总分			100			

四、同步练习

选择题

1. PICC 导管最长能使用（　　）。
   A. 5d B. 7d C. 30d D. 半年
   E. 1 年

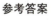

参考答案

2. 输液治疗时患者突然出现心慌气紧、呼吸困难、发绀、大汗、咳嗽、咳泡沫血痰、烦躁不安。听诊：肺部布满湿性啰音。应高度怀疑（　　）。

　A. 循环负荷过重　　　B. 空气栓塞　　　　C. 输液反应　　　　D. 过敏反应

　E. 左心衰

3. 中心静脉置管成功后，对患者及家属的健康教育尤为重要，以下不正确的是（　　）。

　A. 应指导患者及时观察穿刺点有无出血　　B. 指导患者正确的沐浴方式

　C. 指导患者及家属有效保护管道　　　　　D. 置管侧不能提2kg以上重物

　E. 置管侧上臂可以挂拐

4. 患者置入PICC管后需要判定导管尖端位置，金标准检查方式是（　　）。

　A. X线　　　　　　B. B超　　　　　　C. CT　　　　　　D. 核磁

　E. EKG

知识拓展

植入式静脉输液港

　　植入式输液港（Venous Port Access，VPA），又称植入式中央静脉导管系统（Centrol Venous Port Access System，CVPAS），简称输液港，是一种可以完全植入体内的闭合性血管通道系统。主要由供穿刺的注射座和静脉导管系统两部分组成，经锁骨下静脉穿刺置管后将导管送入上腔静脉，而导管的另一端与穿刺座相连埋置到胸壁皮下组织中，缝合固定。输液港特别为需要长期及重复输注药物的患者设计，借助于专用的隔膜和导管，不仅用于药物注射或连续性药物输注，也可输注血制品、营养液，并可经此途径抽取血标本。

　　具有以下优点。

　　1. 安全且并发症少：输液港的感染率很低，极少出现并发症，能够提供长期可靠的中心静脉通道。

　　2. 痛苦少：减少穿刺血管的次数，保护血管，减少药物外渗的机会。

　　3. 高生活质量：埋植于皮下不易被别人注意，不会对患者的日常生活造成影响。

　　4. 维护简单：治疗间歇期4周维护一次即可。

　　5. 使用期限长：能够使用至少5年，甚至是终身使用。

任务小结

任务掌握程度	任务存在问题	努力方向
完全掌握 □ 部分掌握 □ 没有掌握 □		
任务学习记录		

任务二 造口护理

导学视频

任务描述

夏某，男，50岁，结肠癌，行经腹直肠癌切除、近段造口、远端封闭术。医嘱：开放造瘘口，造口护理。

工作任务：请社区护士正确为夏某行造口护理。

任务目标

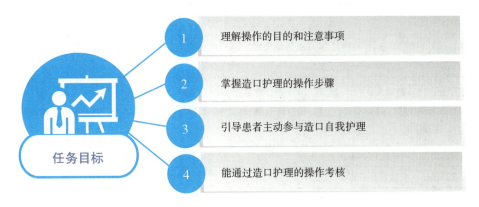

1. 理解操作的目的和注意事项
2. 掌握造口护理的操作步骤
3. 引导患者主动参与造口自我护理
4. 能通过造口护理的操作考核

任务分析

★ 造口即消化系统或泌尿系统疾病引起的，需要通过外科手术治疗对肠管进行分离，将肠管的一端引出到体表（肛门或尿道移至腹壁）形成一个开口。

造口护理目的是保持手术造口周围皮肤的清洁；帮助患者掌握造口护理的方法。

★ 注意事项：

（1）评估患者自理程度、心理接受程度、造口功能状况。

（2）造口护理至少1次/d，观察造口周围皮肤情况，保持皮肤完整。

（3）指导患者家属观看操作过程，鼓励患者参与换袋过程。

（4）向患者或家属介绍造口袋种类、使用方法、特性，指导患者或家属更换、清洗造口袋。

（5）介绍造口常见的并发症：造口周围皮炎、造口出血、造口缺血坏死、造口皮肤黏膜分离等。

（6）平时衣服应柔软、宽松，可像正常人一样沐浴，每次沐浴后更换造口袋，避免剧烈运动和重体力劳作。

（7）做好饮食指导：宜少渣软食或半流食，避免食用辛辣刺激、不易消化的食物；补充新鲜水果和蔬菜，忌吃生冷食品，以免增加排便次数。

（8）人工肛门排便训练：患者应养成定时排便的习惯，定时如厕，从每天数次逐步固定到1~2次/d；

平时注意减轻腹压,避免剧烈咳嗽和用力排便;还可以在一定的时间内,由人工肛门近端注入生理盐水500~1000mL,训练定时排便。

(9)注意观察大便是否通畅,若排便变细,说明瘘口狭窄,可戴上手套用手指或扩张器扩张,每日1次。若出现几天不解大便的情况,腹胀腹痛明显并有呕吐等症状应立即到医院就诊,以防止肠梗阻发生。

(10)出诊前应备齐物品,提前与家属取得联系,首次操作要护患双方签订协议责任书,一次性医疗用物须带回卫生服务站处理,操作结束后应在护理记录单上记录,并有护士和家属在记录单上双签名。

任务实施

一、实施条件(表4-2-1)

表4-2-1 造口护理实施条件

名称	基本条件	要求
实施环境	(1)模拟病房;(2)理实一体化多媒体示教室;(3)Wi-Fi;(4)智慧职教云平台	模拟病房安静整洁、光线良好、通风保暖;可实时在线观看操作视频等网络资源
设施设备	(1)床;(2)治疗车;(3)屏风;(4)生活垃圾桶;(5)医用垃圾桶	基础设施牢固稳定;符合医用垃圾处理原则
物品准备	(1)治疗盘;(2)造口袋;(3)剪刀;(4)造口度量尺;(5)弯盘;(6)纱布或棉球;(7)手套;(8)治疗碗及镊子;(9)治疗巾;(10)生理盐水	物品准备齐全,摆放有序,均在有效期内
人员准备	患者:神志清楚,明确造口护理意义	精神状态良好,避免过度紧张
	操作者仪表端庄、着装规范、洗手	熟悉造口护理流程

二、实施步骤

(一)评估

1. 环境 安静整洁、光线良好、温湿度适宜、必要时屏风遮挡。

2. 物品 ①治疗盘;②造口袋;③剪刀;④造口度量尺;⑤弯盘;⑥纱布或棉球;⑦清洁手套;⑧治疗碗及镊子;⑨治疗巾;⑩生理盐水;⑪必要时备皮肤保护膜、防漏膏。

3. 患者情况

(1)全身情况:自理程度、造口类型、造口周围皮肤情况及造口有无异常情况。

(2)心理情况:接受程度、无紧张焦虑心理。

(3)健康知识:知晓造口护理的意义。

4. 操作者 着装整洁、规范洗手、戴口罩。

(二)实施

1. 舒适环境 操作环境适宜,拉上窗帘,屏风遮挡,保护患者隐私,调节室温至24~26℃。

2. 沟通

(1)携用物至患者处,核对患者。

(2) 向患者解释造口护理的目的，鼓励患者，使患者减轻心理负担，积极配合。

3. 舒适体位　协助患者取舒适体位，便于暴露造口部位。

4. 操作过程

(1) 铺治疗巾，戴手套。

(2) 撤离造口袋：由上向下撕离已用的造口袋，动作轻柔，勿扯伤皮肤，可用一手按住皮肤使牵拉不至于过大。观察造口袋内容物，脱手套，手消毒。

(3) 清洁：自外向内用生理盐水棉球清洁造口周围皮肤及造口，并观察周围皮肤及造口的情况。注意勿用酒精、碘酒、化学制剂的湿纸巾或其他消毒液清洗。

(4) 测量：用造口度量尺测量造口的大小形状，底盘与造口黏膜之间保持适当空隙（1~2mm）。

(5) 记号和修剪底盘：绘线，做记号；沿记号修剪造口袋底盘；必要时可涂皮肤保护膜、防漏膏。用手指将底板的造口圈磨光，以免剪裁不齐的边缘损伤造口；如使用防漏膏应当按压底盘15~20min。

(6) 贴造口袋：按照造口位置由下而上将造口袋贴上，夹好便袋夹。注意应在确定造口周围皮肤已完全干燥后才能粘贴造口袋。

5. 操作后工作

(1) 整理：协助患者取舒适卧位，整理床单位。

(2) 用物处理：用物分类处理。

(3) 洗手记录：洗手，脱口罩，记录造口情况。

(4) 健康教育：指导患者饮食、活动、衣着、沐浴等知识，引导患者及家属参与造口护理。

（三）评价

(1) 质量标准：造口护理方法正确。

(2) 熟练程度：程序正确，操作规范，动作熟练。

(3) 人文关怀：沟通有效、语言亲切，态度和蔼，关爱患者。

操作流程

三、考核标准（表4-2-2）

表4-2-2　造口护理考核标准

考核内容		评分要求	分值	扣分	得分	备注
评估 (15分)	物品	(1) 治疗盘；(2) 造口袋；(3) 剪刀；(4) 造口度量尺；(5) 弯盘；(6) 纱布或棉球；(7) 清洁手套；(8) 治疗碗及镊子；(9) 治疗巾；(10) 生理盐水；(11) 必要时备皮肤保护膜、防漏膏	4			
	环境	安静整洁、光线良好、温湿度适宜、必要时屏风遮挡	2			
	实施对象	1. 全身情况：意识状态、手术方式、造口类型、造口周围皮肤情况及造口有无异常情况	2			
		2. 心理情况：无紧张恐惧心理	2			
		3. 健康知识：知晓造口护理的意义	2			
	操作者	着装整洁、规范洗手、戴口罩	3			
计划 (5分)	预期目标	1. 在规定的时间（15min）内完成	3			
		2. 造口护理方法正确	1			
		3. 沟通良好，患者及家属满意	1			

续表

考核内容		评分要求	分值	扣分	得分	备注
实施（60分）	舒适环境	操作环境适宜，已拉上窗帘，屏风遮挡，调节室温至24－26℃	2			
	有效沟通	1. 核对解释，确认患者 2. 向患者解释造口护理的目的，鼓励患者，使患者减轻心理负担，积极配合	2 2			
	体位	3. 协助患者移向护士并取舒适体位	2			
	操作过程	4. 铺治疗巾，戴手套	2			
		5. 撤离造口袋：由上向下撕离已用的造口袋，并观察内容物，脱手套，手消毒	8			
		6. 清洁：自外向内用生理盐水棉球清洁造口周围皮肤及造口，并观察周围皮肤及造口的情况	8			
		7. 测量：用造口度量尺测量造口的大小形状	6			
		8. 记号和修剪底盘：绘线，做记号；沿记号修剪造口袋底盘；必要时可涂皮肤保护膜、防漏膏	10			
		9. 贴造口袋：按照造口位置由下而上将造口袋贴上，夹好便袋夹	8			
	操作后工作	10. 整理：协助患者取舒适卧位，整理床单位 11. 用物处理：用物分类处理 12. 洗手记录：洗手，脱口罩，记录患者及造口情况 13. 健康教育：指导患者饮食、活动、衣着、沐浴等知识，引导患者及家属参与造口护理	2 2 2 4			
评价（20分）		1. 操作规范，动作熟练、轻柔	4			
		2. 沟通有效，配合良好，健康教育内容和方式合适，向患者解释利用造口袋进行造口管理的重要性，强调患者学会操作的必要性；向患者及家属介绍造口特点以减轻恐惧感，引导其尽快接受造口的现实而主动参与造口自我护理	4			
		3. 语言亲切，态度和蔼，关爱患者	4			
		4. 在规定时间（15min）内完成，每超过1min扣1分	4			
		5. 按消毒技术规范要求分类整理使用后物品	4			
总分			100			

四、同步练习

参考答案

选择题

1. 造口袋底盘与造口黏膜之间保持（　　）。

A. 1～2mm　　　　　　　　　　　　B. 3～4mm

C. 0.1～0.2mm　　　　　　　　　　D. 2.5～3.5mm

E. 1～2cm

2. 行结肠造瘘术后3d，患者诉造口处疼痛，更换造口袋时发现造口颜色呈紫黑色，考虑该患者造口可能出现（　　）。

A. 水肿　　　　　　B. 出血　　　　　　C. 缺血坏死　　　　D. 感染
E. 梗阻

3. 结肠造口一般多见于（　　）。

A. 升结肠　　　　　B. 降结肠　　　　　C. 乙状结肠　　　　D. 横结肠
E. 环状结肠

4. 更换造口袋时贴造口袋的方向顺序是（　　）。

A. 由上向下　　　　B. 由下向上　　　　C. 由中间向外　　　D. 从外侧向中间

知识拓展

造口专科护理的发展

肠造口治疗师是指负责肠造口护理、预防及治疗肠造口并发症，处理各种类型慢性伤口，提供失禁护理、康复及心理咨询服务，使上述患者完全康复的专业护理人员。在国外，造口护理人士被称为"玫瑰天使"，经他们之手的人工造口被喻为"上帝赐予的玫瑰"，让患者过上与正常人一样的生活。

1958 年美国外科医生 Rupert Turnbull 教授培养出世界上第一个专业造口治疗师 Norma N. Gill，并在克利夫兰诊所开始肠造口治疗护理工作，造口治疗学由此正式进入人们视野。1961 年，克利夫兰诊所开设第一所肠造口治疗学校，成为现代肠造口治疗护理的起源。2001 年，中山大学护理学院及附属肿瘤医院通过与香港大学专业深造学院和香港造瘘治疗师协会的结对帮扶工程，创办了内地第一所造口治疗师学校。2003 年中华护理学会成立伤口、造口及失禁专业委员会，每年都会举办专业学术会议，促进了我国伤口、造口、失禁护士护理专业的快速发展。2010 年，华西医院开始建立中国第一所国际伤口造口失禁专业培训学校。2017 年，我国已发展为有 9 所培训学校可以培养肠造口治疗师。

任务小结

任务掌握程度	任务存在问题	努力方向
完全掌握 □ 部分掌握 □ 没有掌握 □		
任务学习记录		

导学视频

任务三　手术切口护理

任务描述

焦某，男，77岁。患者突发下腹部疼痛伴右侧腹股沟可复性肿块1日入院。已行疝修补术，术后第3d。

工作任务：请社区护士为焦某完成手术切口护理。

任务目标

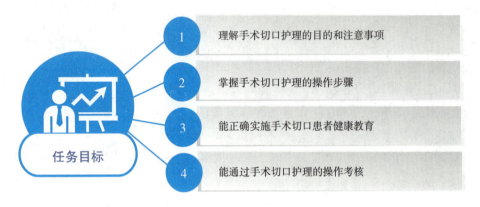

1　理解手术切口护理的目的和注意事项

2　掌握手术切口护理的操作步骤

3　能正确实施手术切口患者健康教育

4　能通过手术切口护理的操作考核

任务分析

★手术切口分为Ⅰ类（清洁）切口、Ⅱ类（清洁－污染）切口、Ⅲ类（污染）切口、Ⅳ类（严重污染－感染）切口。

手术切口护理即为切口更换敷料，又称换药，通过换药可观察切口的变化，评估切口的愈合程度；清除切口污物、分泌物及坏死组织；更换无菌敷料，保持切口的清洁，控制局部感染，增进患者的舒适及促进切口的愈合。

★注意事项：

（1）换药前应做好解释工作，消除患者的恐惧心理和顾虑，使患者保持情绪稳定并主动配合。

（2）换药时应注意尽量减轻伤口的疼痛，与患者进行良好的沟通，并做好心理护理。

（3）严格遵守外科无菌技术。换药用物若已接触伤口的绷带和敷料，不应再接触无菌的换药盘；各种无菌棉球、敷料从换药盘中取出后，不得放回；污染的敷料须立即放入污物盘或医疗垃圾袋内。

（4）换药动作应轻柔，注意保护健康组织。

（5）若患者有多处切口，应先换清洁切口，然后换污染切口，最后换感染切口。

（6）换药时应注意去除伤口内的异物，如线头等。若带有伤口引流物，换药时应核对引流物的数目是否正确并更换引流物。

（7）切口换药后，胶布应避免环形缠绕肢体。位于骨突处或不易固定的切口可使用固定网或弹性绷带固定;弹性绷带固定应从身体远端至近端包扎,并注意不可包扎太紧,以保持良好的血液循环。

(8) 如怀疑切口有感染,应及时做细菌培养,尤其应注意不能选择密闭性的湿性愈合敷料。

(9) 每次换药完毕,须将用物放回指定的位置,认真洗净双手后方可进行其他操作。

(10) 出诊前应备齐物品,提前与家属取得联系,首次操作要护患双方签订协议责任书,一次性医疗用物须带回卫生服务站处理,操作结束后应在护理记录单上记录,并有护士和家属在记录单上双签名。

任务实施

一、实施条件(表4-3-1)

表4-3-1 手术切口护理实施条件

名称	基本条件	要求
实施环境	(1) 模拟换药室;(2) 理实一体化多媒体示教室;(3) Wi-Fi;(4) 智慧职教云平台	模拟换药室安静整洁、光线良好、通风保暖;可实时在线观看操作视频等网络资源
设施设备	(1) 床;(2) 换药车;(3) 屏风;(4) 生活垃圾桶、医用垃圾桶	基础设施牢固稳定;符合医用垃圾处理原则
物品准备	(1) 换药包(包内装有:无菌止血钳2把、无菌换药盘1个、无菌纱布数块、无菌棉球若干);(2) 无菌棉签;(3) 透气胶布;(4) 新型无菌敷料(大小视伤口而定);(5) 无菌生理盐水;(6) 消毒剂;(7) 快速手消毒液;(8) 清洁手套;(9) 无菌手套;(10) 酌情备无菌一次性注射器、无菌剪刀	物品准备齐全,摆放有序,均在有效期内
人员准备	患者:了解切口换药步骤,愿意配合	精神状态良好,避免过度紧张
	操作者仪表端庄、着装规范、洗手	熟悉手术切口护理流程

二、实施步骤

(一) 评估

1. 环境 安静整洁、宽敞明亮、通风保暖、必要时屏风遮挡。
2. 物品 ①换药包(包内装有:无菌止血钳2把、无菌换药盘1个、无菌纱布数块、无菌棉球若干);②无菌棉签;③透气胶布;④新型无菌敷料(大小视伤口而定);⑤无菌生理盐水;⑥消毒剂;⑦快速手消毒液;⑧清洁手套;⑨无菌手套;⑩酌情备无菌一次性注射器、无菌剪刀。
3. 患者
(1) 病情:意识,生命体征,手术切口部位、大小,切口敷料情况。
(2) 心理情况:有无紧张恐惧心理。
(3) 健康知识:知晓切口换药的意义。
4. 操作者 着装整洁、规范洗手、戴口罩。

(二) 实施

1. 核对解释 备齐用物至患者处,核对患者,并对换药的过程以及可能引起的疼痛向患者解释,以取得合作。
2. 查看 查看患者的切口记录资料。
3. 舒适体位 协助患者采取舒适的卧位或坐位,切口下方铺治疗巾,便于充分暴露切口。
4. 换药过程

（1）移除胶布及外层敷料：戴上清洁手套，一手固定皮肤，另一手由胶布两侧向切口的方向轻撕下胶布，抓住敷料的最外层，将其去除，如外层敷料粘连较紧，可先用生理盐水湿润后再移除，将外层敷料抓在手上，脱下手套包住一并丢入医疗垃圾袋。查看并初步评估切口。注意沿与切口平行方向揭开敷料，以免撕裂缝合或已拆线正在愈合的伤口。

（2）再次洗手，根据切口情况准备用物。

（3）打开换药包，弯盘内棉球分置两侧，分别倒入生理盐水和络合碘溶液，浸湿棉球，将换药所需物品放置操作方便处。

（4）戴无菌手套，用一把止血钳取下内层敷料。观察切口的情况，包括大小、颜色、是否肿胀、渗出液的颜色、量、气味，若内层敷料与伤口粘连紧密，应先用盐水浸湿后再揭去，以免损伤肉芽组织或引起创面出血。

（5）清洁切口：换一把止血钳，夹生理盐水棉球，由内到外环形旋转清洁切口，直径大于5cm，每一次清洁范围小于前次清洁范围；用两把钳子操作，一手持钳子接触伤口，另一手持钳子夹取无菌物品传递，两钳不可相碰。

（6）感染切口：由外向内消毒，根据细菌培养的结果选用消毒剂，再用生理盐水将消毒剂清洗。感染伤口，消毒时应稍用力，清除创面坏死组织，露出新鲜组织，必要时需要加用双氧水和碘伏冲洗。

（7）伤口创面上覆盖新敷料，由中心向外粘贴，排尽空气。若使用无菌纱布覆盖，用透气胶布固定纱布。注意胶布粘贴方向与肢体或躯干长轴垂直，不要以放射状粘贴。

5. 整理　协助患者取舒适体位，整理床单位及用物，棉球、纱布等污染敷料弃于医疗垃圾袋中。

6. 洗手记录　彻底洗手；记录伤口外观、大小、深浅、颜色、有无发生感染，分泌物的颜色、性质、量及换药过程中患者的反应等。

7. 健康教育

（1）保持手术切口清洁干燥。

（2）观察切口敷料情况，如有渗出等异常及时告知。

（3）高蛋白、高维生素饮食。

（4）保护切口：腹部切口患者咳嗽时就双手按压腹部，防伤口裂开。

（5）耐心解答患者疑问，感谢配合。

（三）评价

（1）质量标准：严格无菌操作，患者无不良反应。

（2）熟练程度：程序正确，操作规范，动作熟练。

（3）人文关怀：沟通有效、语言亲切，态度和蔼，关爱患者。

操作流程

三、考核标准（表4-3-2）

表4-3-2　手术切口护理考核标准

考核内容		评分要求	分值	扣分	得分	备注
评估 （15分）	物品	（1）换药包（包内装有：无菌止血钳2把、无菌换药盘1个、无菌纱布数块、无菌棉球若干）；（2）无菌棉签；（3）透气胶布；（4）新型无菌敷料（大小视伤口而定）；（5）无菌生理盐水；（6）消毒剂；（7）快速手消毒液；（8）清洁手套；（9）无菌手套；（10）酌情备无菌一次性注射器、无菌剪刀	4			

续表

考核内容		评分要求	分值	扣分	得分	备注
评估 （15分）	环境	安静整洁、宽敞明亮、通风保暖、必要时屏风遮挡	2			
	患者	1. 病情：意识，生命体征，手术切口部位、大小，切口敷料情况	2			
		2. 心理情况：无紧张恐惧心理	2			
		3. 健康知识：知晓切口换药的意义	2			
	操作者	着装整洁、规范洗手、戴口罩	3			
计划 （5分）	预期 目标	1. 在规定的时间（10min）内完成	3			
		2. 换药方法正确，严格无菌操作	1			
		3. 与患者沟通良好、患者舒适满意	1			
实施 （60分）	核对解释	1. 备齐用物至患者处，核对患者，并对换药的过程以及可能引起的疼痛向患者解释，以取得合作	2			
	查看	2. 查看患者的切口记录资料	3			
	舒适体位	3. 协助患者采取舒适的卧位或坐位，切口下方铺治疗巾	3			
	换药过程	4. 移除胶布及外层敷料：戴上清洁手套，一手固定皮肤，另一手由胶布两侧向切口的方向轻撕下胶布，抓住敷料的最外层，将其去除，如外层敷料粘连较紧，可先用生理盐水湿润后再移除，将外层敷料抓在手上，脱下手套包住一并丢入医疗垃圾袋，查看并初步评估切口	5			
		5. 再次洗手，根据切口情况准备用物	5			
		6. 打开换药包，弯盘内棉球分置两侧，分别倒入生理盐水和络合碘溶液，浸湿棉球，将换药所需物品放置操作方便处	10			
		7. 戴无菌手套，用一把止血钳取下内层敷料。观察切口的情况，包括大小、颜色、是否肿胀、渗出液的颜色、量、气味	5			
		8. 清洁切口：换一把止血钳，夹生理盐水棉球，由内到外环形旋转清洁切口，直径大于5cm，每一次清洁范围小于前次清洁范围；用两把钳子操作，一手持钳子接触伤口，另一手持钳子夹取无菌物品传递，两钳不可相碰	10			
		9. 感染切口：由外向内消毒，根据细菌培养的结果选用消毒剂，再用生理盐水将消毒剂清洗	2			
		10. 伤口创面上覆盖敷料，由中心向外粘贴，排尽空气。若使用无菌纱布覆盖，用透气胶布固定纱布	5			
	整理	11. 协助患者取舒适体位，整理床单位及用物，棉球、纱布等污染敷料弃于医疗垃圾袋中	3			
	洗手 记录	12. 彻底洗手；记录伤口外观、大小、深浅、颜色、有无发生感染、分泌物的颜色、性质、量及换药过程中患者的反应等	3			
	健康 教育	13. 保持手术切口清洁干燥 14. 观察切口敷料情况，如有渗出等异常及时告知 15. 高蛋白、高维生素饮食 16. 保护切口：腹部切口患者咳嗽时就双手按压腹部，防伤口裂开	4			

考核内容	评分要求	分值	扣分	得分	备注
评价（20分）	1. 严格无菌操作，患者无不良反应	4			
	2. 程序正确，操作规范，动作熟练	4			
	3. 沟通有效，配合良好，健康教育内容和方式合适	4			
	4. 语言亲切，态度和蔼，关爱患者	4			
	5. 在规定时间（10min）内完成，每超过1min扣1分	4			
总分		100			

四、同步练习

选择题

1. 黏膜清洗消毒应忌用（　　）。
   A. 生理盐水　　　　　　　　　　　B. 75%乙醇
   C. 碘酒　　　　　　　　　　　　　D. 碘伏
   E. 3%过氧化氢

2. 伤口内有新鲜肉芽组织呈（　　）。
   A. 白色　　　　　　　　　　　　　B. 红色
   C. 黑色　　　　　　　　　　　　　D. 绿色
   E. 黄色

参考答案

知识拓展

新型敷料的应用

随着对切口愈合研究的不断深入，人们认识到使用敷料的目的不仅是为了覆盖创面，还要帮助切口愈合，创造切口愈合的最佳环境。于是以生物材料、银抗微生物材料、高分子材料、复合材料和人工合成材料等为原料合成的新型保湿敷料迅速诞生。其共性是提供湿性愈合环境，不粘连创面，促进切口愈合；维持适当温度，促进肉芽组织生长；维持低氧环境，促进血管及上皮组织的生成；吸收渗液，防止浸渍，保护周围皮肤；透气，隔菌抑菌，降低感染发生率；有效止血；溶解坏死组织；预防瘢痕形成；减轻疼痛，提高生活质量；使用方便安全，无毒性作用和不良反应，患者易接受。

新型敷料有水凝胶（清创胶）敷料类、藻酸盐敷料类、水胶体敷料类、泡沫敷料类、银离子抗菌敷料类等。每一种敷料都有其特性。应注意的是，没有一种特定的敷料可以一成不变地用于伤口愈合的整个过程，各种伤口的特性不同，伤口的愈合过程也是在不断变化之中，所以护士要对伤口的变化进行准确细致的评估，从而灵活选择适合的敷料，加速伤口的愈合。

任务小结

任务掌握程度	任务存在问题	努力方向
完全掌握 □ 部分掌握 □ 没有掌握 □		
任务学习记录		

任务四　家庭氧疗护理

导学视频

任务描述

> 周某，男，73岁。10d前着凉后出现咳嗽，咳痰入院。既往有"慢性支气管炎""肺气肿"病史10年余。经积极抗感染治疗，病情稳定出院，回家进行氧疗。
> **工作任务：** 请社区护士为周某完成家庭氧疗护理。

任务目标

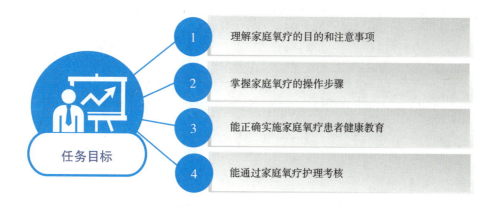

1. 理解家庭氧疗的目的和注意事项
2. 掌握家庭氧疗的操作步骤
3. 能正确实施家庭氧疗患者健康教育
4. 能通过家庭氧疗护理考核

任务分析

★ 家庭氧疗是医院外治疗低氧血症的重要手段之一。通常适用于支气管哮喘、慢性气管炎、肺气肿、心绞痛、呼吸衰竭及心力衰竭等疾病的家庭治疗。目前较常使用的家庭供氧装置有压缩氧气筒、家庭制氧机、液氧罐。液氧罐便于携带,适合外出供氧,供氧时间为6~8h。

氧气吸入疗法是指通过给氧,提高动脉血氧分压、血氧饱和度,增加动脉血氧含量,纠正各种原因导致的缺氧状态,促进组织细胞新陈代谢,维持机体生命活动的一种方法。

各种原因使动脉血氧分压下降的患者,如各种病因造成通气、换气不良的低氧血症以及心肺功能不全、休克、大手术前后等情况,当动脉血氧分压低于6.67kPa(50mmHg),则应给氧。

★ 注意事项:

(1) 保持鼻导管通畅,持续吸氧者每日更换鼻导管,并换插另一鼻孔。
(2) 调节氧流量,按顺序开、关各开关。
(3) 吸氧前要测试通气情况,并清洁鼻腔。
(4) 吸氧过程中观察缺氧状况有无改善,氧气装置是否通畅,有无漏气。
(5) 在吸氧卡上注明开始时间及停氧时间并签名。
(6) 用氧须注意安全,做到四防:防震、防油、防火、防热。
(7) 氧气压力指针降至0.5MPa时不可再用,以免进入灰尘而致再充气时可能引起爆炸。
(8) 告知患者安全用氧的有关知识,观察有无改善缺氧状况,定时观察氧流量,筒内氧气是否用完,湿化瓶内水量,氧气筒周围有无危险因素等。

任务实施

一、实施条件(表4-4-1)

表4-4-1 家庭氧疗护理实施条件

名称	基本条件	要求
实施环境	(1) 模拟病房;(2) 理实一体化多媒体示教室;(3) Wi-Fi;(4) 智慧职教云平台	模拟病房安静整洁、光线良好、舒适安全,可实时在线观看操作视频等网络资源
设施设备	(1) 床;(2) 氧气筒;(3) 氧气表;(4) 生活垃圾桶、医用垃圾桶	设施性能完好安全;氧气表已连接氧气筒;符合医用垃圾处理原则
物品准备	(1) 氧气流量表;(2) 湿化瓶(内盛1/3~1/2湿化水);(3) 一次性鼻导管;(4) 盛水小药杯;(5) 纱布;(6) 棉签;(7) 用氧记录单及笔;(8) 手电筒;(9) 弯盘;(10) 胶布;(11) 快速手消毒液	物品准备齐全,摆放有序,均在有效期内
人员准备	患者:了解氧疗目的,愿意配合	
	操作者仪表端庄、着装规范、洗手	熟悉家庭氧疗护理流程

二、实施步骤

(一) 评估

1. 环境 安静整洁、光线良好、舒适安全,周围无火源、无易燃品。

2. 物品

①氧气流量表；②湿化瓶（内盛 1/3～1/2 湿化水）；③一次性鼻导管；④盛水小药杯；⑤纱布；⑥棉签；⑦用氧记录单及笔；⑧手电筒；⑨弯盘；⑩胶布；⑪快速手消毒液。

3. 患者

（1）病情：意识、合作程度、呼吸状况、缺氧程度；双侧鼻腔是否通畅、有无分泌物堵塞、鼻黏膜有无肿胀、炎症，鼻中隔有无偏曲及鼻息肉，手电筒检查鼻腔。

（2）心理情况：有无紧张恐惧心理。

（3）健康知识：知晓氧疗的目的。

4. 操作者　着装整洁、规范洗手。

操作流程

（二）实施

1. 核对解释　携用物至床旁，核对患者信息，向患者说明吸氧目的。
2. 清洁鼻腔　用湿棉签清洁患者双侧鼻腔。
3. 吸氧过程

（1）连接流量表：将流量表安装于氧气装置上。

（2）连接湿化瓶：连接通气管及湿化瓶，并检查氧气湿化瓶是否漏气，湿化瓶中装 1/3～1/2 冷开水或蒸馏水，急性肺水肿患者用 20%～30% 乙醇作为湿化水。

（3）连接鼻导管：取出鼻导管，与湿化瓶上出气口连接。

（4）调节氧流量：打开流量表开关，根据患者病情和缺氧程度调节氧流量。

（5）湿化并检查鼻导管：将鼻导管前端置于盛水药杯中，看有无气泡逸出。

（6）插管固定：轻轻将鼻导管插入鼻腔，位置恰当，妥善固定。

4. 洗手记录　洗手，记录上氧的时间、流量并签名，将用氧记录卡挂于合适的位置。

5. 交代　指导患者有效咳嗽、深呼吸，告知注意事项，如不可自行调节氧流量，保持吸氧导管通畅，安全用氧知识等。

6. 观察用氧效果

（1）观察患者呼吸频率、面色、甲床、神志等改变情况。

（2）观察供氧装置是否通畅。

（3）观察有无用氧不良反应。

7. 停氧过程

（1）停氧前解释：询问患者情况；告知患者可以停氧。

（2）停氧：取下鼻导管—关流量表开关—取下湿化装置—取下流量表。

（3）整理：帮助患者清洁鼻面部，整理床单位，协助患者取舒适体位，一次性用物丢入医疗垃圾袋，非一次性用物进行消毒处理。

8. 洗手记录　洗手，记录停氧时间及效果。

9. 健康教育　宣讲疾病相关知识；耐心解答患者疑问，感谢配合。

（三）评价

（1）质量标准：用氧安全，患者缺氧状况得到改善，未出现氧疗副作用。

（2）熟练程度：程序正确，操作规范，动作熟练。

（3）人文关怀：沟通有效、语言亲切，态度和蔼，关爱患者。

三、考核标准（表4-4-2）

表4-4-2 家庭氧疗护理考核标准

考核内容		评分要求	分值	扣分	得分	备注
评估 （15分）	物品	(1) 氧气流量表；(2) 湿化瓶（内盛1/3～1/2湿化水）；(3) 一次性鼻导管；(4) 盛水小药杯；(5) 纱布；(6) 棉签；(7) 用氧记录单及笔；(8) 手电筒；(9) 弯盘；(10) 胶布；(11) 快速手消毒液	4			
	环境	安静整洁、光线良好、舒适安全	2			
	患者	1. 病情：意识、合作程度、呼吸状况、缺氧程度；双侧鼻腔是否通畅、有无分泌物堵塞、鼻黏膜有无肿胀、炎症、鼻中隔有无偏曲及鼻息肉	2			
		2. 心理情况：无紧张恐惧心理	2			
		3. 健康知识：知晓家庭氧疗的目的	2			
	操作者	着装整洁、规范洗手	3			
计划 （5分）	预期目标	1. 在规定的时间（5min）内完成	3			
		2. 氧疗方法正确熟练，安全给氧	1			
		3. 与患者沟通良好、患者舒适满意	1			
实施 （60分）	核对解释	1. 携用物至床旁，核对患者信息，向患者说明吸氧目的	4			
	清洁鼻腔	2. 用湿棉签清洁患者双侧鼻腔	2			
	吸氧过程	3. 连接流量表：将流量表安装于氧气装置上	4			
		4. 连接湿化瓶：连接通气管及湿化瓶，并检查氧气湿化瓶是否漏气	4			
		5. 连接鼻导管：取出鼻导管，与湿化瓶上出气口连接	4			
		6. 调节氧流量：打开流量表开关，调节氧流量	5			
		7. 湿化并检查鼻导管：将鼻导管前端置于盛水药杯中，看有无气泡逸出	4			
		8. 插管固定：轻轻将鼻导管插入鼻腔，位置恰当，妥善固定	4			
	洗手记录	9. 洗手，记录上氧的时间、流量并签名，将用氧记录卡挂于合适的位置	4			
	交代	10. 指导患者有效咳嗽，告知注意事项	5			
	观察用氧效果	11. 观察患者呼吸频率、面色、甲床、神志等改变情况，供氧装置是否通畅，有无用氧不良反应	3			
	停氧过程	12. 停氧前解释：询问患者情况，告知患者可以停氧	3			
		13. 停氧：取下鼻导管—关流量表开关—取下湿化装置—取下流量表	4			
		14. 整理：帮助患者清洁鼻面部，整理床单位，协助患者取舒适体位	3			
	洗手记录	15. 洗手，记录停氧时间及效果	3			
	健康教育	16. 宣讲疾病相关知识	4			
评价（20分）		1. 用氧安全，患者缺氧改善，未出现氧疗副作用	4			
		2. 程序正确，操作规范，动作熟练	4			
		3. 沟通有效，配合良好，健康教育内容和方式合适	4			
		4. 语言亲切，态度和蔼，关爱患者	4			
		5. 在规定时间（5min）内完成，每超过1min扣1分	4			
总分			100			

四、同步练习

选择题

参考答案

1. 吸氧时，湿化液占湿化瓶内体积的（　　）。
A. 1/3～1/2　　　　　　B. 1/3～2/3　　　　　　C. 1/4～1/3　　　　　　D. 1/4～1/2
E. 1/2～3/4

2. 氧气筒内氧气不可再用时，筒内压力应不低于（　　）。
A. 0.2MPa　　　　　　B. 0.5MPa　　　　　　C. 1.0MPa　　　　　　D. 2.0MPa
E. 5.0MPa

3. 为保证安全用氧，氧气筒应远离暖气（　　）。
A. 1m 以上　　　　　　B. 2m 以上　　　　　　C. 3m 以上　　　　　　D. 4m 以上
E. 5m 以上

 知识拓展

家庭制氧机

随着人们生活水平的不断提高和改善，对健康的需求逐渐增强，吸氧逐步成为家庭和社区康复中一种重要手段。如果家中有冠心病、肺心病、哮喘、支气管炎和各种心脑血管慢性疾病患者、孕妇、工作学习紧张的脑力劳动者、高原缺氧地区居民、游客等，可在家中配备家庭制氧机。通过吸氧，可以缓解低氧引起的肺动脉高压，减轻红细胞增多症，降低血液黏稠度，减轻右心室负担，延缓肺心病的发生发展；减轻呼吸困难，改善通气功能障碍，改善慢性阻塞性肺疾病患者生命质量；改善患者体质和大脑功能，缓解神经疲劳，提高运动耐力；改善大脑供氧状况，缓解神经疲劳，提高记忆力和思维能力，提高学习效率等。市面上制氧设备主要有膜法富氧机、PSA 制氧机、化学制氧机和深冷制氧机等，家用制氧机使用方便，移动轻巧，人们可根据自身需要选择合适制氧机。需注意的是，长时间吸入高浓度氧气会带来一系列氧疗副作用，需控制吸氧浓度和时间，根据医嘱合理吸氧。

 任务小结

任务掌握程度	任务存在问题	努力方向
完全掌握 □ 部分掌握 □ 没有掌握 □		
任务学习记录		

任务五　电子血压计、血糖仪的使用

导学视频　　导学视频

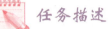

李某，男，75岁。6年前诊断为原发性高血压、2型糖尿病。

工作任务：请社区护士使用电子血压计为李某监测血压，使用血糖仪监测血糖。

 任务目标

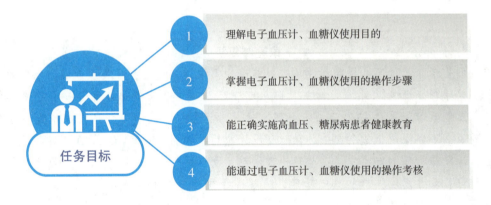

1. 理解电子血压计、血糖仪使用目的
2. 掌握电子血压计、血糖仪使用的操作步骤
3. 能正确实施高血压、糖尿病患者健康教育
4. 能通过电子血压计、血糖仪使用的操作考核

 任务分析

★ 使用电子血压计可以监测血压变化，判断血压有无异常；使用血糖仪可以监测血糖变化，判断血糖有无异常。对高血压患者监测血压变化，对糖尿病患者监测血糖变化，可提供疾病变化的信息，为居家治疗、用药提供依据。

★ 测量血压注意事项：

（1）定期检测和校正血压计，以保证测量结果的准确性。

（2）密切监测血压者应做到"四定"：定时间、定部位、定血压计、定体位。

（3）选择合适测量肢体：有偏瘫者应选健侧肢体，一侧肢体输液或实行过手术，应选择对侧。

（4）避免在患者吸烟、进食、运动、膀胱充盈、情绪紧张时测量。

★ 测量血糖注意事项：

（1）血糖仪要定期保养、校对，以保证测量结果的准确性。

（2）不可在取血时，用力挤压手指，以防组织液混入，影响检测结果。

（3）运动之后休息30min再测量。

（4）试纸条需保存在干燥、阴凉、避光处，用后密闭在原装盒内保存，使用时手指等不要接触试纸条的测试区。

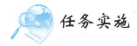

一、实施条件（表 4-5-1、表 4-5-2）

表 4-5-1　电子血压计的使用实施条件

名称	基本条件	要求
实施环境	（1）模拟病房；（2）理实一体化多媒体示教室；（3）Wi-Fi；（4）智慧职教云平台	模拟病房安静整洁、明亮、舒适，可实时在线观看操作视频等网络资源
设施设备	（1）床或椅；（2）生活垃圾桶、医用垃圾桶	基础设施牢固稳定；符合医用垃圾处理原则
物品准备	（1）上臂式电子血压计；（2）记录本；（3）笔；（4）快速手消毒剂	电子血压计电量充足，已检测校正，性能完好
人员准备	患者：了解血压测量目的，情绪稳定，愿意配合	
	操作者着装规范、洗手	熟悉电子血压计的使用流程

表 4-5-2　血糖仪的使用实施条件

名称	基本条件	要求
实施环境	（1）模拟病房；（2）理实一体化多媒体示教室；（3）Wi-Fi；（4）智慧职教云平台	模拟病房安静整洁、明亮、舒适，可实时在线观看操作视频等网络资源
设施设备	（1）床或椅；（2）生活垃圾桶、医用垃圾桶	基础设施牢固稳定；符合医用垃圾处理原则
物品准备	（1）血糖仪；（2）配套血糖试纸；（3）采血笔；（4）采血针；（5）75%酒精；（6）棉签；（7）记录本；（8）笔；（9）快速手消毒剂	血糖仪电量充足，已检测校正，性能完好；物品准备齐全，摆放有序，均在有效期内
人员准备	患者：了解血糖测量目的，情绪稳定愿意配合	患者双手已清洗
	操作者着装规范、洗手	熟悉血糖仪的使用流程

二、实施步骤

（一）评估

1. 环境　安静整洁、光线良好、舒适
2. 物品

血压测量：①上臂式电子血压计；②记录本；③笔；④快速手消毒剂。

血糖测量：①血糖仪；②配套血糖试纸；③采血笔；④采血针；⑤75%乙醇；⑥棉签；⑦记录本；⑧笔；⑨快速手消毒剂。

3. 患者

（1）年龄、性别、目前病情、意识状态、治疗用药情况；测量肢体活动及测量部位皮肤情况；排除 30min 内进食、吸烟、运动、情绪波动、膀胱充盈等影响因素。

（2）心理情况：有无紧张恐惧心理。

（3）健康知识：知晓目的及配合要点。

4. 操作者　着装整洁、规范洗手

（二）实施

实施1：血压测量

1. 核对解释　核对患者信息，解释目的。

2. 选择体位　协助患者取坐位或卧位，坐位时心脏平第四肋；卧位时心脏平腋中线。

3. 测量过程

（1）缠妥袖带卷袖露臂，袖口勿过紧，手掌向上，伸直肘部，放平血压计，将袖带平整缠于上臂中部，下缘距肘窝2~3cm，松紧以插入一指为宜，绑袖带时有空气管的一面朝上，袖带上箭头标志对准肘窝正中。

（2）测量血压：血压计置于适当位置，并使血压计与手臂、心脏同一水平，轻按开关键，等待测量结果，患者保持放松，测量时不说话，不移动身体。

（3）正确读取结果：收缩压/舒张压 mmHg。

（4）整理关机：取下袖带，整理血压计，关机。

4. 安置患者　协助取舒适体位，告知测量结果；酌情解释测量结果，如对结果有疑问，可让患者休息片刻后再测量。

5. 洗手并记录

6. 健康教育　宣讲疾病相关知识；耐心解答患者疑问，感谢配合。

操作流程

实施2：血糖测量

1. 核对解释　核对患者信息，解释目的。

2. 舒适体位　协助患者取舒适体位，暴露采血部位。

3. 安装采血针　将采血针安装在采血笔槽内，去除针帽，连接采血笔帽头，旋转采血笔笔头，根据患者皮肤厚度调节刺入深度，向后拉动笔杆，使采血针处于备用状态。

4. 测量过程

（1）开机插入试纸条，血糖仪开机。

（2）消毒皮肤：取75%乙醇棉签从内向外螺旋消毒采血部位，待干。

（3）采血：将采血笔笔头垂直对准采血部位、紧贴皮肤，按下采血针弹射开关。

（4）取血：用棉签拭去第一滴血，将试纸条顶端轻触吸取第二滴血。

（5）读取结果：取干棉签压迫采血处止血，等待结果显示，读取结果。

5. 整理关机　取下试纸条、采血针，关机，整理血糖仪，妥善放置。

6. 洗手并记录

7. 健康教育

（三）评价

（1）质量标准：正确测量，结果准确。

（2）熟练程度：程序正确，操作规范，动作熟练。

（3）人文关怀：沟通有效、语言亲切，态度和蔼，关爱患者。

三、考核标准（表4-5-3、表4-5-4）

表4-5-3 电子血压计使用考核标准

考核内容		评分要求	分值	扣分	得分	备注
评估（15分）	物品	（1）上臂式电子血压计；（2）记录本；（3）笔；（4）快速手消毒剂	4			
	环境	安静整洁、光线良好、舒适	2			
	患者	1. 年龄、性别、目前病情、意识状态、治疗用药情况；测量肢体活动及测量部位皮肤情况	2			
		2. 心理情况：无紧张恐惧心理	2			
		3. 健康知识：知晓目的及配合要点	2			
	操作者	着装整洁、规范洗手	3			
计划（5分）	预期目标	1. 在规定的时间（5min）内完成	3			
		2. 电子血压计使用正确熟练	1			
		3. 与患者沟通良好、患者舒适满意	1			
实施（60分）	核对解释	1. 核对患者信息，解释目的	6			
	合适体位	2. 协助患者取坐位或卧位	6			
	测量过程	3. 缠妥袖带卷袖露臂，袖口勿过紧，手掌向上，伸直肘部，放平血压计，将袖带平整缠于上臂中部，下缘距肘窝2～3cm，松紧以插入一指为宜	10			
		4. 测量血压：血压计置于适当位置轻按开关键，等待测量结果	6			
		5. 正确读取结果：收缩压/舒张压 mmHg	6			
		6. 整理关机：取下袖带，整理血压计，关机	7			
	安置患者	7. 协助取舒适体位，告知测量结果	7			
	洗手记录	8. 洗手，记录结果	5			
	健康教育	9. 宣讲疾病相关知识	7			
评价（20分）		1. 结果准确	4			
		2. 程序正确，操作规范，动作熟练	4			
		3. 沟通有效，配合良好，健康教育内容和方式合适	4			
		4. 语言亲切，态度和蔼，关爱患者	4			
		5. 在规定时间（5min）内完成，每超过1min扣1分	4			
总分			100			

表4-5-4 血糖仪使用考核标准

考核内容		评分要求	分值	扣分	得分	备注
评估（15分）	物品	（1）血糖仪；（2）血糖试纸；（3）采血笔；（4）采血针；（5）75%乙醇；（6）棉签；（7）记录本；（8）笔；（9）手消毒剂	4			
	环境	安静整洁、光线良好、舒适	2			
	患者	1. 年龄、性别、目前病情、意识状态、饮食、治疗用药情况；测量部位皮肤情况	2			
		2. 心理情况：无紧张恐惧心理	2			
		3. 健康知识：知晓目的及配合要点	2			
	操作者	着装整洁、规范洗手、戴口罩	3			

续表

考核内容		评分要求	分值	扣分	得分	备注
计划 (5分)	预期 目标	1. 在规定的时间（5min）内完成	3			
		2. 血糖仪使用正确熟练	1			
		3. 与患者沟通良好、患者舒适满意	1			
实施 (60分)	核对解释	1. 核对患者信息，解释目的	5			
	舒适体位	2. 协助患者取舒适体位，暴露采血部位	5			
	安装采血针	3. 将采血针安装在采血笔槽内，去除针帽，安装采血笔帽头，旋转采血笔笔头，根据患者皮肤厚度调节刺入深度，向后拉动笔杆，使采血针处于备用状态	8			
	测量 过程	4. 开机插入试纸条，血糖仪开机	5			
		5. 消毒皮肤：取75%乙醇棉签从内向外螺旋消毒采血部位，待干	5			
		6. 采血：将采血笔笔头垂直对准采血部位、紧贴皮肤，按下采血针弹射开关	5			
		7. 取血：用棉签拭去第一滴血，将试纸条顶端轻触吸取第二滴血	5			
		8. 读取结果：取干棉签压迫采血处止血，等待结果显示，读取结果	5			
	整理关机	9. 取下试纸条、采血针，整理血糖仪，关机	5			
	安置患者	10. 协助取舒适体位，告知测量结果	4			
	洗手记录	11. 洗手，记录结果	4			
	健康教育	12. 宣讲疾病相关知识	4			
评价（20分）		1. 结果准确	4			
		2. 程序正确，操作规范，动作熟练	4			
		3. 沟通有效，配合良好，健康教育内容和方式合适	4			
		4. 语言亲切，态度和蔼，关爱患者	4			
		5. 在规定时间（5min）内完成，每超过1min扣1分	4			
总分			100			

四、同步练习

参考答案

选择题

1. 测量血压，被测者坐位或仰卧位时，肱动脉应分别平（ ）。

   A. 第3肋软骨，腋中线　　　　　　　B. 第4肋软骨，腋中线

   C. 第5肋软骨，腋前线　　　　　　　D. 第6肋软骨，腋后线

   E. 第6肋软骨，腋前线

2. 下列可使血压测量值下降的因素是（ ）。

   A. 缠袖带过松　　　　　　　　　　B. 患者情绪激动

   C. 在寒冷环境中测量　　　　　　　D. 肢体位置高于心脏水平

   E. 用测上肢袖带测下肢血压

3. 可使血压偏低的因素是（ ）。

   A. 紧张状态　　　　　　　　　　　B. 过度兴奋

C. 高温环境 D. 过度疼痛

E. 睡眠不佳

知识拓展

血糖监测系统进展

　　糖尿病是一种以高血糖为特征的代谢障碍性疾病。因持续高血糖可以引发多器官并发症，糖尿病已经成为严重威胁人类生命健康的重大疾病。随着医学的进步和发展，人们逐步全面系统地了解了糖尿病的发病机制，并据此提出了替代胰岛素的治疗方案。由于降糖类药物的使用剂量需要根据血糖水平随时进行调整，因此血糖监测成为糖尿病护理最重要的组成部分。便携式血糖仪检测设备为患者提供了便捷的血糖自我监管途径，但在使用过程中频繁采血不仅会引起患者疼痛，而且具有感染风险，更重要的是单点测试不能为糖尿病治疗和病情监测提供更为详尽的血糖变化信息。因此，专家们设计开发了连续血糖监测技术，并把连续血糖监测系统与智能胰岛素递送系统相结合，形成一个封闭循环反馈控制的胰岛素自动释放系统，创造出一个仿生的人工胰腺器官，为糖尿病患者带来全方位的监测护理。近年来，随着科学技术的不断进步和发展，血糖监测和管理系统也迎来了新的发展机遇和挑战，其必将在糖尿病的诊断和治疗方面发挥巨大的潜力。

任务小结

任务掌握程度	任务存在问题	努力方向
完全掌握 □ 部分掌握 □ 没有掌握 □		
任务学习记录		

项目五　严重精神障碍患者的社区护理与管理

学习楷模

20世纪50年代初，精神专科得不到重视，作为一代有志青年，田祖恩一不讲收入、二不谈条件，投身于精神卫生事业。他创建了北京安定医院精神病司法鉴定科，制定了刑事案例的鉴定程序，开发了司法精神疾病鉴定系统。他严格依法办事，打破了以往的有病无罪论，用新的理念引领精神病司法鉴定工作，他凭借全新的思维及精湛的医术在司法精神病学领域功劳卓著。他踏实行医、勤恳工作、默默奉献，激励了一代又一代后辈。

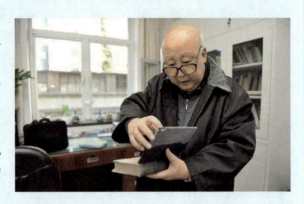

"无论大小、无论贫富、逢男或女、何时何遇，视彼儿女，犹余兄弟，余之唯一目的是为病家谋幸福"。田祖恩教授用实际行动，在一甲子的时间里，践行了自己从医最初的誓言！

项目情境

精神障碍已成为我国较为突出的公共卫生问题，有研究表明，我国普通人群中，精神障碍的患病率为17.5%左右。对福建、浙江、山东、河北等省18岁以上人群各类精神障碍的患病率和分布特点进行调研发现，其中重性抑郁障碍、酒精依赖性和滥用性障碍以及未特定抑郁障碍是最为常见的精神障碍，此外，儿童的行为问题、大中学生的心理卫生问题、老年期精神障碍、酒精与麻醉药品滥用以及自杀等问题明显增多。精神障碍的患病率女性高于男性，其中女性重性抑郁障碍患病率是男性的近2倍，广泛焦虑障碍是男性的2.7倍，城市抑郁症的患病率高于农村，农村精神分裂症的患病率高于城市。加强对常见精神障碍的防治，关注精神障碍患者，已成为我国精神卫生工作的重点。

工作任务：请思考如何开展严重精神障碍患者的社区护理与管理工作？

项目目标

1. **知识目标**：能正确说出严重精神障碍病患者护理与管理技术的目的和注意事项。
2. **技能目标**：能熟练为社区严重精神障碍病患者群实施针对性的护理与管理。
3. **素养目标**：具备社区护理服务相关的法律法规知识，尊重关怀重点人群，善于观察发现问题，操作规范，手法熟练；态度和蔼，语言亲切，沟通有效。

项目五 严重精神障碍患者的社区护理与管理

项目概述

精神障碍是指在各种因素（包括各种生物、心理、社会环境因素）作用下造成大脑功能失调，出现感知觉、思维、情感、意志行为等方面的异常，需要用医学方法进行治疗的一类疾病。社区精神疾病是一类严重威胁人类健康的疾病，大多属于慢性疾病，患者在急性发作期需住院治疗，其他时间则长期生活在社区中，需要社会与家庭的照护。严重精神障碍患者的社区康复护理是社区护士的重要工作任务，是社区卫生服务的重要内容。其以社区为服务单位，研究精神疾病的预防、治疗、康复及社会适应的统筹安排和管理。

任务　严重精神障碍患者的社区护理与管理

导学视频

任务描述

李先生，32岁，患精神分裂症3年余，现在家中休息，医嘱给予帕罗西汀口服。社区护士家访时发现，患者偶有失眠，家人认为长期服药可能会带来肝肾功能的损害，准备在患者症状稳定后停药。在社区护士指导下，患者及其家属服药依从性较好，但在1个月前，患者出现拒绝服药的现象，认为自己没有病，家人把药研碎后放入饭中使其服用。近3d来，家人发现患者出现言语混乱、夜间难以入睡、无故外跑等症状，并常常自言自语，自述感觉家人、邻居总在背后议论自己，认为自己想的事情别人都知道了。家人遂向社区卫生服务中心求助。

工作任务：请问患者疾病复发的先兆有哪些？针对患者目前的情况，社区护士应如何指导？

任务目标

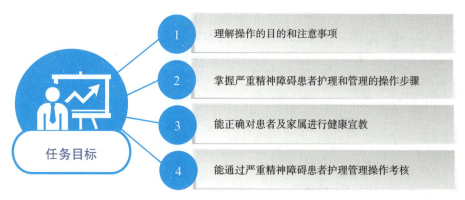

1. 理解操作的目的和注意事项
2. 掌握严重精神障碍患者护理和管理的操作步骤
3. 能正确对患者及家属进行健康宣教
4. 能通过严重精神障碍患者护理管理操作考核

任务分析

严重精神障碍主要包括精神分裂症、分裂情感性障碍、偏执性精神病、双相情感障碍、癫痫所致情感障碍、精神发育迟滞伴发精神障碍。对于严重精神障碍患者，社区要配备相关的专（兼）职人员，建立社区严重精神障碍患者的健康档案，进行定期追踪访视和管理，减少精神疾病的危害，提高严重精神障碍患者的管理率。其社区管理内容主要包括：随访评估、分类干预、健康教育、康复指导、健康检查等。

任务实施

一、实施条件（表 5-1-1）

表 5-1-1 严重精神障碍患者的社区护理与管理实施条件

名称	基本条件	要求
实施环境	（1）康复训练室；（2）理实一体化多媒体示教室；（3）Wi-Fi；（4）智慧职教云平台	模拟康复室安静整洁、光线良好、通风保暖；可实时在线观看操作视频等网络资源
设施设备	（1）病床及床上用品；（2）坐凳；（3）屏风；（4）生活垃圾桶、医用垃圾桶	基础设施牢固稳定；符合医用垃圾处理原则；
物品准备	（1）药品；（2）水杯；（3）记录本	物品准备齐全，摆放有序，均在有效期内
人员准备	康复对象：重症精神病患者	精神状态良好，避免亢奋和过度紧张
	操作者仪表端庄、着装规范、洗手	熟悉严重精神障碍患者的社区护理与管理流程

二、实施步骤

（一）评估

1. 环境 安静整洁、光线良好、通风保暖。
2. 物品 重性精神障碍患者随访手册。
3. 康复对象

（1）患者个体的评估：评估患者的身体状况、精神病症、求医过程、基本生活能力、文化背景及由于精神疾病带来的角色改变后的适应程度。同时也可通过个案的筛检早期发现和早期治疗。

（2）家属的评估：社区精神卫生护理人员评估家属与患者的互动方式和家庭的负担。评估项目包括家属的情绪，身体心理社会方面的压力源，身心的需求，对疾病的看法和经济状况等。

（3）社区的评估：社区的评估项目包括影响社区的人口学资料、经济水平、科技发展、政府决策方针与社会文化发展背景，社区精神卫生资源运作方法和社区内群众对精神疾病患者的态度，以及社区精神卫生护理工作的基础。

4. 操作者 着装整洁、规范洗手、戴口罩。

操作流程

（二）实施

1. 舒适环境 康复环境适宜，宽敞明亮，便于观察、安静无噪音、无危险物品。现场工作应组织有序，无拥挤吵闹，以免加重患者紧张情绪。
2. 有效沟通

（1）核实此次康复患者的姓名。

（2）详细询问家属患者近期健康状况排除禁忌证。

3. 舒适体位 以患者舒适为宜，保护患者隐私。
4. 护理与管理过程

（1）建立档案：在将严重精神障碍患者纳入管理的时候，除需要由家属提供来自原承担治疗任务的专业医疗机构的疾病诊疗相关信息外，还应为患者进行一次全面评估，为其建立居民健康档案。除个人基本信息外，还包括患者监护人姓名、监护人电话、初次发病时间、既往主要症状、既往治疗情况、最近诊断情况、最近一次治疗效果、患病对家庭社会的影响、关锁情况等。

（2）随访评估：对于纳入健康管理的患者，每年至少随访4次。随访的主要目的是提供精神卫生、用药和家庭护理等方面的信息，督导患者服药，防止复发，及时发现疾病复发或加重的征兆，给予相应处置或转诊，并进行紧急处理。具体内容如下：

1）危重情况紧急处理：询问和检查有无出现暴力、自杀自伤等危险行为，以及急性药物不良反应和严重躯体疾病。若有，对症处理后立即转诊，2周内随访转诊情况。

2）分类干预：若无上述危重情况，则进一步对患者原有的病情进行评估。检查患者的精神状况，包括感觉、知觉、思维、情感和意志行为、自知力等；询问患者的躯体疾病、社会功能情况、服药情况及各项实验室检查结果等；并根据患者的精神症状是否消失、自知力是否完全恢复，工作、社会功能是否恢复，以及患者是否存在药物不良反应或躯体疾病情况，对患者进行以下分类干预：

①对病情稳定（精神症状基本消失，自知力基本恢复，社会功能处于一般或良好，无严重药物不良反应，躯体疾病稳定）的患者：若无其他异常，继续执行上级医院制定的治疗方案，3个月时随访。

②对病情基本稳定（精神症状、自知力、社会功能状况至少有一方面较差，处于"病情不稳定"和"病情稳定"之间）的患者：若无其他异常，医生可在现用药物基础上在规定剂量范围内调整剂量，必要时与患者原主管医生取得联系。调整过一次剂量后，可连续观察4~6周，若患者症状稳定或虽然明显但比上次已有好转，可维持目前治疗方案，3个月时随访；若仍无效果，转诊到上级医院，2周内随访转诊结果。若同时伴有躯体症状恶化或药物不良反应，要查找原因对症治疗，2周时随访，观察治疗效果。若有必要，转诊到上级医院，2周内随访转诊情况。

③对病情不稳定（精神症状明显，自知力缺乏，社会功能较差，有影响社会或家庭的行为，有严重药物不良反应或躯体疾病）的患者：建议转诊到上级医院，2周内随访转诊情况。

3）每次随访根据患者病情的控制情况，对患者及其家属进行有针对性的健康教育和生活技能训练等方面的康复指导，对家属提供心理支持和帮助。

4）严重精神障碍患者每年应至少进行1次健康检查，可与随访相结合。内容包括血压、体重、空腹血糖、一般体格检查和视力、听力、活动能力的一般检查。有条件的地区建议增加血常规、尿常规、大便潜血、血脂、眼底、心电图、B超等检查。

（3）用药护理：①指导家属和患者了解药物的作用与副作用，了解维持用药的重要性；②指导家属督促患者按时服药，并做好服药记录；③指导家属妥善保管药品，防止药物潮解失效，特别要防止患者一次性大量吞服药物，造成不良后果；④对不合作的患者，护士要亲自督促患者服药；⑤密切观察药物疗效及不良反应，并作相应处理。严重的药物反应要及时报告医生或陪同患者及时到医院诊治。

（4）心理护理：①帮助患者和家属正确认识精神疾病以及纠正社会对精神疾病的一些错误认识，防止疾病发作后因害怕社会歧视或不相信现代医学而延误及时求医，失去治疗的有效时机；②加强心理疏导、心理支持，必要时与心理医生一起参与心理治疗过程。要以平等的态度关怀鼓励患者，不能讨厌、嫌弃患者，更不能对患者讽刺、讥笑和歧视，否则会增加患者的精神压力，导致病情复发；③指导与鼓励患者多与社会接触交往，积极主动地融入正常社会人群之中去，参加力所能及的劳动或工作。帮助他们克服各种困难，重建社会功能，延缓精神衰退；④指导患者学习有效的心理应付机制来减少应激，要主动地发现并积极地帮助解决这些问题，可以减少或避免社会心理因素引起的各种精神压力，从而减少复发的诱因，有利于康复。

（5）病情监测：①睡眠规律变化：睡眠质与量的下降，往往是疾病复发的早期表现之一，应高度警惕；②情绪的变化：最常见的有易激惹、兴奋、焦虑、抑郁等。患者如果近期频频出现这些表现，应及时求医。其中抑郁有时不易为旁人察觉，护理过程中应定期评估；③自知力的变化：完整的对疾病的自知力是重性精神病治愈的重要指标之一，自知力下降往往也是精神病复发的征兆。自知力下降或缺乏时，患者不但不认为自己有精神疾病，而且开始拒绝治疗；④整体功能下降：如患者的生活能力减退，工作效率下降，生活变得被动、懒散、个人卫生差、不遵守作息时间，生活失去规律性，工作不负责任，纪律松懈，孤僻，待亲友冷淡，兴趣减少等；⑤精神症状复现：如出现幻觉、妄想、言行异常等。一旦发现上述疾病复发的早期迹象，应立即求医复诊；⑥安全防范：患者的行为受精神症状影响，所以必须注意安全防范，时刻警惕，不能疏忽。既防患者自杀又要防其伤人，特别对有自杀、他杀、自伤、他伤倾向者更应24h监护或返医院治疗。

（6）个人卫生护理：应指导家属做好患者生活护理，对患者加强训练和教育。使患者逐步获得自行料理生活的能力，但应避免过分的照顾，以免加速患者社会功能的减退。康复期患者应尽快摆脱"患者角色"，调整心态。家庭应给以适当的支持和鼓励，制定作息时间，养成规律的生活习惯，参加力所能及的劳动，做些轻微家务，参加社交活动与合理运动，如阅读书报，参加各种集体活动等。持之以恒，有助于患者社会功能的恢复与保持。

（7）饮食护理：①生活应有规律，保持每天进食适量蔬菜和水果，注意饮食卫生。在饮食过程中应注意安全，吞咽困难时，劝慰患者缓慢进食，谨防食物塞满嘴造成窒息；②不要随意给患者进补。不给患者吃易引起兴奋的食物；③对老年患者的饮食，以进食清淡易消化食物为主，少食油腻、忌腥辛辣、生冷及坚硬食物；④儿童患者处在生长发育阶段，需要有足够营养和热量，才能促进正常发育及增强对疾病的抵抗能力。

（8）睡眠护理：①为患者创造一个良好的睡眠环境，住在安静、清洁、空气新鲜、避免强光和噪音刺激的地方；②合理安排休息时间，引导患者学会自我调节，按时起床，白天尽量参加一些力所能及的劳动和社会活动；③睡前禁浓茶、咖啡和各种有刺激的食物，不要参加会引起情绪剧烈变化的各种活动。

（9）家庭心理教育：①传授有关的疾病知识；②帮助家庭成员认识目前存在的问题及如何解决这些问题，提高对患者的正确应对能力；③降低家庭的情感表达水平；④减轻家属的内疚自罪感，减少他们的心理负担。

(三) 评价

（1）质量标准：患者安全、无不良反应出现。
（2）熟练程度：程序正确，操作规范，动作熟练。
（3）人文关怀：沟通有效、语言亲切，态度和蔼，关爱患者。

附

严重精神障碍患者随访服务记录表

姓名：_____　　　　　　　　　　　　　　　　　　　　　　　编号 □□□-□□□□□

随访日期	_____年_____月_____日	
危险性	0（0级）　1（1级）　2（2级）　3（3级）　4（4级）　5（5级）	□
目前症状	1 幻觉　2 交流困难　3 猜疑　4 喜怒无常　5 行为怪异　6 兴奋话多　7 伤人毁物　8 悲观厌世　9 无故外走　10 自语自笑　11 孤僻懒散　12 其他_____	□/□/□/□/□/□/□/□/□/□/□/□
自知力	1 自知力完全　　2 自知力不全　　3 自知力缺失	□
睡眠情况	1 良好　　2 一般　　3 较差	□
饮食情况	1 良好　　2 一般　　3 较差	□
社会功能情况	个人生活料理　　　　　　　　　　1 良好　　2 一般　　3 较差	□
	家务劳动　　　　　　　　　　　　1 良好　　2 一般　　3 较差	□
	生产劳动及工作　　　　　　　　　1 良好　　2 一般　　3 较差　9 此项不适用	□
	学习能力　　　　　　　　　　　　1 良好　　2 一般　　3 较差	□
	社会人际交往　　　　　　　　　　1 良好　　2 一般　　3 较差	□
患病对家庭社会的影响	1 轻度滋事_____次　2 肇事_____次　3 肇祸_____次　4 自伤_____次　5 自杀未遂_____次　6 无	
关锁情况	1 无关锁　2 关锁　3 关锁已解除	□
住院情况	0 从未住院　1 目前正在住院　2 既往住院，现未住院　末次出院时间_____年_____月_____日	□
实验室检查	1 无　　2 有_____	□
服药依从性	1 规律　2 间断　3 不服药	□
药物不良反应	1 无　　2 有_____	□
治疗效果	1 痊愈　2 好转　3 无变化　4 加重	□
是否转诊	1 否　2 是　转诊原因：_____　转诊至机构及科室：_____	□
用药情况	药物1：　　　　　用法：每日（月）　　次　　每次剂量　　mg	
	药物2：　　　　　用法：每日（月）　　次　　每次剂量　　mg	
	药物3：　　　　　用法：每日（月）　　次　　每次剂量　　mg	
康复措施	1 生活劳动能力　2 职业训练　3 学习能力　4 社会交往　5 其他_____	
		□/□/□/□
本次随访分类	1 不稳定　2 基本稳定　3 稳定　0 未访到	□
下次随访日期	_____年____月____日　　随访医生签名	

三、考核标准（表 5–1–2）

表 5–1–2　严重精神障碍患者的社区护理与管理考核标准

考核内容		评分要求	分值	得分	备注
评估 （15 分）	物品	严重精神障碍患者随访手册	3		
	环境	安静整洁、光线良好、通风保暖、安静无噪音	3		
	护理对象	1. 患者全身情况：近期体健，无禁忌证，无攻击行为	2		
		2. 心理情况：无紧张恐惧心理	2		
		3. 健康知识：知晓康复训练的意义	2		
	操作者	着装整洁、规范洗手、戴口罩	3		
计划（5 分）	预期目标	1. 在规定的时间（20min）内完成	3		
		2. 操作方法正确	1		
		3. 与患者及家属沟通良好，健康指导到位	1		
实施 （60 分）	舒适环境	1. 康复训练环境适宜，宽敞明亮，安静无噪音、便于观察；现场工作组织有序，无拥挤吵闹	5		
	有效沟通	2. 核实康复人员姓名、病史和康复进程 3. 详细询问近期健康状况排除禁忌证	5		
	舒适体位	4. 以患者舒适体位为宜	5		
	随访评估	5. 建立档案	5		
		6. 随访评估	5		
		7. 用药护理	5		
		8. 心理护理	5		
		9. 病情监测	5		
		10. 个人卫生护理	5		
		11. 饮食护理	5		
		12. 睡眠护理	5		
	评估后工作	13. 健康宣教 ①传授有关的疾病知识	1		
		②帮助家庭成员认识目前存在的问题及如何解决这些问题，提高对患者的正确应对能力	2		
		③降低家庭的情感表达水平	1		
		④减轻家属的内疚自罪感，减少他们的心理负担	1		
评价（20 分）		1. 患者安全、无不良反应出现、无伤人事件	4		
		2. 操作规范，动作熟练、轻柔	4		
		3. 沟通有效，配合良好，健康教育内容和方式合适	4		
		4. 语言亲切，态度和蔼，关爱患者	4		
		5. 在规定时间（20min）内完成，每超过 1min 扣 1 分	4		
总分			100		

四、同步练习

选择题

1. 严重精神障碍主要包括（　　）。
   A. 精神分裂症分裂情感障碍
   B. 偏执型精神病
   C. 双相（情感）障碍
   D. 癫痫所致精神障碍
   E. 焦虑症

2. 重性精神病危险性分（　　）级。
   A. 2　　　　　　B. 3　　　　　　C. 4　　　　　　D. 5
   E. 6

3. 危险性评估1级是指（　　）。
   A. 口头威胁、喊叫，但是没有打砸行为
   B. 打砸行为，局限在家里，针对财物，能被劝说制止
   C. 明显打砸行为，不分场合，针对财物，不能接受劝说而停止
   D. 持续的打砸行为，不分场合，针对财物或人，不能接受劝说而停止
   E. 持管制性危险武器的正对人的任何暴力行为，或者纵火、爆炸等行为，无论在家与否

知识拓展

严重精神障碍患者管理服务流程

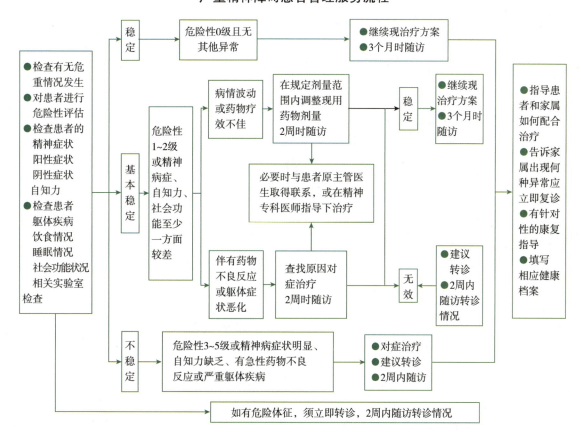

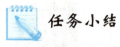 任务小结

任务掌握程度	任务存在问题	努力方向
完全掌握 □ 部分掌握 □ 没有掌握 □		
任务学习记录		

项目六　社区常用中医护理技术

学习楷模

齐亚军：志愿服务十三年　中医护理助康健

他曾是一名"学霸"，本科硕士连续7年专业课和综合测评排名第一；他曾是一位"爱心学子"，通过勤工俭学，先后捐资2万多元帮助贫困学子。如今，他是一名"公益达人"，13年来，坚持组织志愿者走进工地、社区、敬老院，开展针灸、推拿、艾灸、耳穴等中医特色服务，累计服务居民达数万人。他就是安徽中医药大学讲师、校志愿服务团体华佗爱心社指导老师齐亚军。2019年2月，由中宣部、中央文明办等主办的学雷锋志愿服务"四个100"先进典型名单公布，齐亚军荣获"全国最美志愿者"称号。

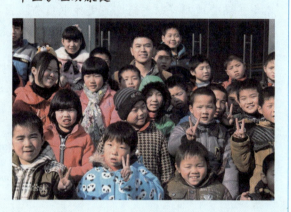

项目情境

张某某，女，67岁。因淋雨受凉，发病2d来医院就诊，表现为咳嗽，痰黏腻，鼻塞声重，流浊涕，恶寒发热，汗出不畅，头痛，肢体酸痛，胸闷欲呕，舌苔薄黄而腻，脉数。

工作任务：作为社区护士，你可为患者实施哪些中医护理技术以减轻其病症？

项目目标

1. **知识目标**：掌握常用艾灸护理技术、拔罐护理技术、刮痧护理技术、穴位按摩护理技术的定义、适应证、操作方法及注意事项。

2. **技能目标**：能够熟练运用艾灸护理技术、拔罐护理技术、刮痧护理技术、穴位按摩护理技术。

3. **素养目标**：提高对中医护理的认识，具备一定的中医护理思维，能够在社区护理实践中运用中医知识为患者的健康提供中西医结合的护理。

项目概述

中医护理技术以中国传统文化为背景，是在中医基本理论指导下的辨证施护、预防保健、养生康复的护理方法，是祖国传统中医药体系中的重要组成部分，有着十分悠久的历史和丰富的内容，中医护理技术在社区开展具有得天独厚的优势，它可以针对不同的社区服务对象，调动整个中医护理体系，完成相应的预防保健、康复护理、疾病护理等社区服务功能。常见的社区中医护理技术包括艾灸护理技术、拔罐护理技术、刮痧护理技术、穴位按摩护理技术等。这些技术具有操作简便、疗效确切、成本低廉、群众易接受等特点，在社区卫生服务体系应用前景广泛。在国家卫计委、国家中医药管理局等部委的有关文件中明确指出："社区卫生服务机构要积极采用中医药、中西医结合与民族医药的适宜技术，充分发挥中医药在社区卫生服务中的特色和优势"。

项目导学

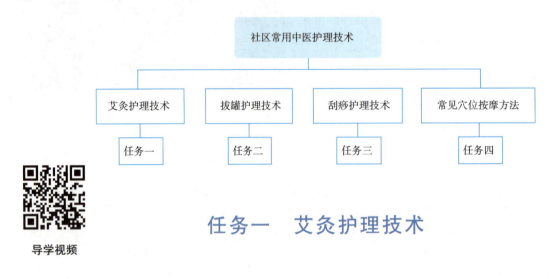

导学视频

任务一　艾灸护理技术

任务描述

张某，女，30岁，已婚。主诉：大便次数明显增多，每日5～10次，伴有不消化食物，大便时泻溏，迁延反复，饮食减少，食后脘闷不舒，面色萎黄，倦怠乏力，舌淡苔白，脉细弱。

工作任务：请社区护士在足三里穴、神阙穴、中脘穴行艾灸疗法。

任务目标

项目六
社区常用中医护理技术

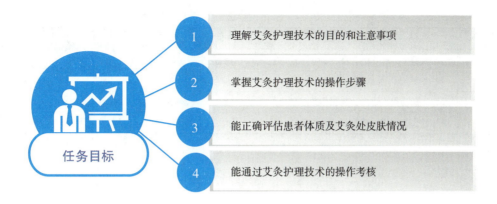

 任务分析

★ 艾灸护理技术是用艾绒做成艾炷或艾条,点燃后熏灼体表穴位或患部,借灸火的热力和药物的作用,通过经络传导,以温经通络、活血行气、散寒祛湿、消肿散结、回阳救逆,从而达到防病保健、治病强身的作用。

★ 适用范围

适用于多种慢性虚寒性疾病以及感受风寒湿邪为主的病证,如胃脘痛、泄泻、哮喘、风寒湿痹、疮疡久溃不敛、月经不调等证。

临床上常见的艾灸护理技术有艾条灸、艾炷灸、温针灸、自热无烟灸,本节内容主要介绍艾条灸。

★ 艾条灸是将纯净的艾绒卷成圆形柱状的艾卷,一头点燃,在体表熏烤的施灸方法。患者仅有温热感而无灼痛感,局部皮肤出现红晕。常见的有温和灸、雀啄灸和回旋灸三种灸法。

(1)温和灸艾条距施灸皮肤2~3cm处进行熏灸,一般每处灸5~7min。

(2)雀啄灸艾条距施灸部位2~5cm,如同鸟雀啄食一般,一上一下活动地施灸般灸3~5min。

(3)回旋灸艾条距施灸部位3cm左右,左右来回旋转移动,进行反复熏灸,一般可灸20~30min。

★ 注意事项:

(1)施灸顺序一般先上后下,先头、背、腰部,后四肢、胸、腹部。

(2)艾条熏灸时间,应根据患者的病情、体质、年龄和施灸部位而定。

(3)实证、热证、阴虚发热、孕妇腹部和腰骶部不宜施灸。

(4)灸后局部皮肤出现微红灼热属正常现象,无须处理,如局部出现水疱,小者可任其自然吸收,大者可消毒后用无菌针挑破,放出水液,涂以红花油或紫草油,无菌纱布包敷。

 任务实施

一、实施条件(表6-1-1)

表6-1-1 艾灸护理技术实施条件

名称	基本条件	要求
实施环境	(1)模拟中医治疗室;(2)理实一体化多媒体示教室;(3)Wi-Fi;(4)智慧职教云平台	模拟中医治疗室安静整洁、光线良好、通风保暖;可实时在线观看操作视频等网络资源
设施设备	(1)坐凳或检查床;(2)屏风;(3)生活垃圾桶、医用垃圾桶	基础设施牢固稳定;符合医用垃圾处理原则

续表

名称	基本条件	要求
物品准备	(1) 艾条；(2) 治疗盘；(3) 打火机；(4) 弯盘；(5) 小口瓶；(6) 手消毒剂	物品准备齐全，摆放有序，均在有效期内
人员准备	患者：知晓操作目的，无操作禁忌证	能够配合操作
	操作者仪表端庄、着装规范、洗手	熟悉艾灸护理流程

二、实施步骤

（一）评估

1. 环境　安静整洁、光线良好、通风保暖。
2. 物品　①艾条；②治疗盘；③打火机；④弯盘；⑤小口瓶；⑥手消毒剂。
3. 操作对象
（1）全身情况：主要临床表现、施灸部位的皮肤状况、对疼痛的耐受程度。
（2）心理情况：有无紧张恐惧心理。
（3）健康知识：知晓操作中的注意事项及配合要点。
4. 操作者　着装整洁、规范洗手、戴口罩。

（二）实施

1. 舒适环境　温度适宜，环境宽敞明亮，便于观察。
2. 有效沟通　核对姓名、诊断、解释施灸部位及配合要点；详细询问近期健康状况，排除艾条灸禁忌证。
3. 舒适体位　根据医嘱，选择并暴露施灸部位、注意保暖。
4. 操作过程
（1）定部位（穴位）：根据医嘱选择相应的施灸部位（穴位）和灸法（温和灸、雀啄灸、回旋灸等）。
（2）手持艾条，将点燃的一端对准施灸穴位，使患者感到温热但无灼痛为度。随时弹去艾灰，灸至局部皮肤红晕。施灸顺序一般先上后下，先头、背、腰部，后四肢、胸、腹部。
（3）观察局部皮肤及病情变化，询问患者有无不适，防止艾灰脱落，造成烧伤或毁坏衣物。
注意对昏迷、感觉迟钝、小儿患者施灸时操作者用食、中两指置于施灸部位两侧，以测局部受热程度。
（4）清洁局部皮肤并交代可能出现的反应和注意事项。
（5）将艾条燃烧面置于小口瓶中彻底熄灭艾火，整理用物，规范洗手。
5. 操作后工作
（1）协助衣着，安排舒适卧位，整理床单位，清理用物。
（2）根据医嘱，详细记录艾条灸法治疗后的客观情况，并签名。

（三）评价

（1）质量标准：操作对象安全、无不良反应出现。
（2）熟练程度：程序正确，操作规范，动作熟练。

（3）人文关怀：沟通有效、语言亲切，态度和蔼。

三、考核标准（表6-1-2）

表6-1-2 艾灸护理技术考核标准

考核内容		评分要求	分值	扣分	得分	备注
评估 （15分）	物品	（1）艾条；（2）治疗盘；（3）打火机；（4）弯盘；（5）小口瓶；（6）手消毒剂；	4			
	环境	安静整洁、光线良好、通风保暖	2			
	操作 对象	1. 全身情况：主要临床表现、施灸部位的皮肤状况、对疼痛的耐受程度	2			
		2. 心理情况：无紧张恐惧心理	2			
		3. 健康知识：知晓操作中的注意事项及配合要点	2			
	操作者	着装整洁、规范洗手、戴口罩	3			
计划 （5分）	预期 目标	1. 在规定的时间（15min）内完成	3			
		2. 施灸部位及方法正确，无不良反应发生	1			
		3. 与患者沟通良好、患者舒适满意	1			
实施 （60分）	环境	1. 操作室温度适宜，环境宽敞明亮，便于观察	3			
	有效 沟通	2. 核对姓名、诊断、解释施灸部位及配合要点	3			
		3. 详细询问近期健康状况排除艾条灸禁忌证	3			
	体位	4. 根据医嘱，选择并暴露施灸部位、注意保暖	4			
	操作 过程	5. 定部位（穴位）	10			
		6. 手持艾条，将点燃的一端对准施灸穴位，使患者感到温热但无灼痛为度。随时弹去艾灰，灸至局部皮肤红晕	10			
		7. 观察局部皮肤及病情变化，询问患者则有无不适，防止艾灰脱落，造成烧伤或毁坏衣物	10			
		8. 清洁局部皮肤并交代可能出现的反应和注意事项，整理用物，规范洗手	7			
	操作后 工作	9. 协助衣着，安排舒适卧位，整理床单位，清理用物	5			
		10. 根据医嘱，详细记录艾条灸治疗后的客观情况，并签名	5			
评价 （20分）		1. 操作对象安全、无不良反应出现	4			
		2. 操作规范，动作熟练、轻柔	4			
		3. 沟通有效，配合良好，健康教育内容和方式合适	4			
		4. 语言亲切，态度和蔼	4			
		5. 在规定时间（15min）内完成，每超过1min扣1分	4			
总分			100			

四、同步练习

操作流程

参考答案

选择题

1. 将艾炷直接放在皮肤上施灸的方法称为（　　）。
   A. 艾条灸　　　　B. 间接灸　　　　C. 艾炷灸　　　　D. 直接灸
2. 下列关于灸疗后的症状反映表述不正确的是（　　）。
   A. 痒—体内多有"风"症　　　　B. 水珠—体内多有"湿"症

C. 不烫—虚症 D. 有刺痛感—体内多有"炎症"

3. 下列关于灸疗禁忌证说法不正确的是（　　）。

A. 重症高血压、心脏病、并发性糖尿病不宜温灸 B. 孕妇、哺乳期可以温灸

C. 饭后、空腹不宜灸脐部 D. 严重皮肤炎症、溃烂等症不宜温灸

4. 穴位的主要功能是（　　）。

A. 预防保健　　　B. 反映病症　　　C. 经络传导　　　D. 感受刺激

  知识拓展

自热无烟灸

将艾绒、自动发热体、热熔药膏制成灸贴，自带固定翼，直接贴敷在施治部位即可。自热无烟灸具有以下特点：它集热疗、灸疗、药疗三效合一，增强灸法的功效；自带固定翼、自动发热和恒温控制、无明火明烟，使用更加安全、卫生、方便；但与有烟灸相比较价格相对昂贵。

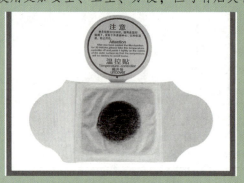

  任务小结

任务掌握程度	任务存在问题	努力方向
完全掌握 □ 部分掌握 □ 没有掌握 □		
任务学习记录		

项目六 社区常用中医护理技术

任务二　拔罐护理技术

导学视频

任务描述

> 女，54岁，已婚，工人，主诉：反复腰痛2年。患者2年前无明显诱因出现腰背部冷痛，自觉腰部沉重，转侧身体困难，活动及休息后无明显缓解。受寒及阴雨天气时加剧，遇温则缓解。小便短，大便调。舌淡苔白，脉弦紧。脊柱居中，腰椎生理弯曲正常，腰椎无明显压痛，叩击痛（－），腰部转侧引痛、活动受限，马鞍区感觉无异常，双下肢肌力、感觉正常。生理性神经反射存在，病理性神经反射未引出。曾在当地医院就诊腰椎X光提示"骨质疏松症"。
>
> **工作任务**：请为患者在肝俞穴（双）、肾俞穴（双）、腰阳关穴行拔罐疗法。

任务目标

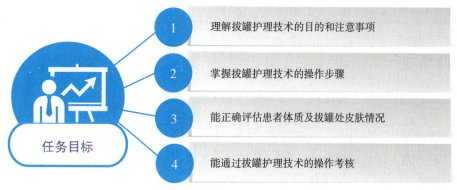

1. 理解拔罐护理技术的目的和注意事项
2. 掌握拔罐护理技术的操作步骤
3. 能正确评估患者体质及拔罐处皮肤情况
4. 能通过拔罐护理技术的操作考核

任务分析

★ 拔罐法古称角法，又名火罐气、吸筒疗法，是以罐为工具，利用燃烧排除罐内空气，造成负压，使之吸附于腧穴或应拔部位的体表，产生刺激，使被拔部位的皮肤充血、淤血，以达到防治疾病的目的。罐的种类很多，临床常用的有竹罐、陶罐、玻璃罐和抽气罐等，本节内容主要介绍拔玻璃罐法。

★ 适用范围：

风寒湿痹而致的腰背酸痛、虚寒性咳喘、胃脘痛、呕吐、腹痛、腹泻、风寒感冒；疮疡及毒蛇咬伤，以排毒祛脓。

★ 注意事项：

（1）协助患者取舒适体位，注意保暖，防止受凉。

（2）准确选择拔罐部位，尽量选择肌肉丰厚的部位拔罐。骨骼凹凸不平和毛发较多处不宜拔罐。

（3）掌握拔罐禁忌证。皮肤有过敏、水肿、疮肿瘤、大血管处，孕妇腰骶部、腹部均不宜拔罐。

（4）罐具的选择与检查。根据拔罐部位不同，选择大小合适的罐具。操作前检查罐口周围是否光滑、有无裂痕。

（5）正确实施拔罐，预防和处理不良反应。拔罐时，动作要快、稳、准，起罐时切勿强拉；用火罐时应注意勿灼伤或烫伤皮肤；若烫伤或留罐时间太长而引起水疱，其处理同灸法。

（6）凡使用过的罐，均应消毒处理后备用。

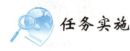

任务实施

一、实施条件（表6-2-1）

表6-2-1 拔罐护理技术实施条件

名称	基本条件	要求
实施环境	（1）模拟中医治疗室；（2）理实一体化多媒体示教室；（3）Wi-Fi；（4）智慧职教云平台	模拟中医治疗室安静整洁、光线良好、通风保暖，可实时在线观看操作视频等网络资源
设施设备	（1）检查床；（2）屏风；（3）毛毯；（4）生活垃圾桶、医用垃圾桶	基础设施牢固稳定；符合医用垃圾处理原则
物品准备	（1）治疗盘；（2）玻璃罐数个；（3）润滑剂；（4）止血钳；（5）95%乙醇棉球；（6）打火机；（7）清洁纱布；（8）弯盘；（9）手消毒剂	物品准备齐全，摆放有序，均在有效期内
人员准备	患者：知晓操作目的，无操作禁忌证	能够配合操作
	操作者仪表端庄、着装规范、洗手	熟悉拔罐护理流程

二、实施步骤

（一）评估

1. 环境　安静整洁、光线良好、通风保暖、温度适宜。

2. 物品　①治疗盘；②玻璃罐数个；③润滑剂；④止血钳；⑤95%乙醇棉球；⑥打火机；⑦清洁纱布；⑧弯盘；⑨手消毒剂。

3. 操作对象

（1）全身情况：主要症状、拔罐部位的皮肤状况、凝血机制、对疼痛的耐受程度。

（2）心理情况：有无紧张恐惧心理。

（3）健康知识：知晓操作中的注意事项及配合要点。

4. 操作者　着装整洁、规范洗手、戴口罩。

（二）实施

1. 舒适环境　温度适宜，环境宽敞明亮，便于观察。

2. 有效沟通

（1）核对姓名、诊断、解释拔罐部位及配合要点。

（2）详细询问近期健康状况排除拔罐禁忌证。

3. 舒适体位　根据医嘱，选择并暴露拔罐部位、注意保暖。

4. 操作过程

（1）定部位（穴位）：根据医嘱选择拔罐部位和拔罐方法（留罐法、走罐法、闪罐法等）。

（2）检查罐口有无缺损裂缝。一手持火罐，另一手持止血钳夹95%酒精棉球点燃，深入罐内中下端，绕1~2周后迅速抽出，迅速将罐口扣至选定部位（穴位）上不动，待吸牢后撒手，适时留罐。注意留罐拔罐后留置 10~15min，使局部皮肤充血；走罐法将罐拔好后，用手握住，上、下、左、右往返推移，直至皮肤充血为止；闪罐将罐拔住后立即起下，反复多次地拔住、起下，直至皮肤潮红、充血或瘀血即可。

（3）拔罐过程中要随时观察火罐吸附情况和皮肤颜色。局部皮肤紫红色为度，其疗效最佳。疼痛、过紧应及时起罐。

（4）一手夹持罐体，另一手拇指按压罐口皮肤，使空气进入罐内，即可顺利起罐。

（5）清洁局部皮肤并交代可能出现的反应和注意事项。

5. 操作后工作

（1）协助衣着，安排舒适卧位，整理床单位，清理用物。

（2）根据医嘱，详细记录拔罐治疗后的客观情况，包括拔罐部位、方法、留置时间及患者皮肤情况及有无不良反应，并签名。

（三）评价

（1）质量标准：操作对象安全、无不良反应出现。

（2）熟练程度：程序正确，操作规范，动作熟练。

（3）人文关怀：沟通有效、语言亲切，态度和蔼。

操作流程

三、考核标准（表6-2-2）

表6-2-2 拔罐护理技术考核标准

考核内容		评分要求	分值	扣分	得分	备注
评估 （15分）	物品	（1）治疗盘；（2）玻璃罐数个；（3）润滑剂；（4）止血钳；（5）95%乙醇棉球；（6）打火机；（7）清洁纱布；（8）弯盘；（9）手消毒剂	4			
	环境	安静整洁、光线良好、通风保暖、温度适宜	2			
	操作对象	1. 全身情况：主要症状、拔罐部位的皮肤状况、凝血机制、对疼痛的耐受程度	2			
		2. 心理情况：无紧张恐惧心理	2			
		3. 健康知识：知晓操作中的注意事项及配合要点	2			
	操作者	着装整洁、规范洗手、戴口罩	3			
计划 （5分）	预期目标	1. 在规定的时间（15min）内完成	3			
		2. 拔罐部位及方法正确，无不良反应发生	1			
		3. 与操作对象沟通良好、满意	1			
实施 （60分）	环境	1. 操作室温度适宜，环境宽敞明亮，便于观察	3			
	有效沟通	2. 核对姓名、诊断、解释拔罐部位及配合要点	3			
		3. 详细询问近期健康状况排除拔罐禁忌证	3			
	体位	4. 根据医嘱，选择并暴露拔罐部位、注意保暖	4			
	操作过程	5. 定部位（穴位）	10			
		6. 检查罐口有无缺损裂缝。一手持火罐，另一手持止血钳夹95%酒精棉球点燃，深入罐内中下端，绕1~2周后迅速抽出，迅速将罐口扣至选定部位（穴位）上不动，待吸牢后撒手，适时留罐	10			
		7. 拔罐过程中要观察火罐吸附情况和皮肤颜色	10			
		8. 一手夹持罐体，另一手拇指按压罐口皮肤，使空气进入罐内，即可顺利起罐	7			
	操作后工作	9. 协助衣着，安排舒适卧位，整理床单位，清理用物	5			
		10. 根据医嘱，详细记录拔罐治疗后的客观情况，并签名	5			

续表

考核内容	评分要求	分值	扣分	得分	备注
评价 （20分）	1. 操作对象安全、无不良反应出现	4			
	2. 操作规范，动作熟练、轻柔	4			
	3. 沟通有效，配合良好，健康教育内容和方式合适	4			
	4. 语言亲切，态度和蔼	4			
	5. 在规定时间（15min）内完成，每超过1min扣1分	4			
总分		100			

四、同步练习

选择题

参考答案

1. 下列不是拔罐法的治疗作用的是（　　）。

   A. 温经通络　　　　　　　　　　B. 散寒除湿

   C. 行气活血　　　　　　　　　　D. 补益气血

2. 下述不属于拔罐的应用范围的是（　　）。

   A. 感冒　　　　　　　　　　　　B. 皮肤溃疡

   C. 痛经　　　　　　　　　　　　D. 胃脘痛

3. 玻璃罐的优点是（　　）。

   A. 无烫伤风险　　B. 质地轻巧　　C. 可观察罐内情况　　D. 可随时调节吸力

4. 拔罐起泡处理不正确的是（　　）。

   A. 保持局部干燥清洁　　　　　　B. 小水泡可不处理

   C. 需服抗生素预防感染　　　　　D. 水泡已破可用龙胆紫药水外涂

任务小结

任务掌握程度	任务存在问题	努力方向
完全掌握 □ 部分掌握 □ 没有掌握 □		
任务学习记录		

知识拓展

真空拔罐器

真空拔罐器，一种医疗器具，是利用抽气成真空负压状态的无火拔罐器具，其吸收了传统罐具的优点，利用高科技手段，克服了传统拔罐的缺点，使中医古老的拔罐法又焕发了青春。真空拔罐器的主要特点是罐体透明，罐内负压可根据患者的体质情况和病情随意调整，易于观察罐内皮肤变化，便于掌握拔罐时间，较之传统意义上的火罐，疗效一致，但使用更安全，无烫伤之忧，操作简便，不易破碎，所以既适用于医院，又更广泛地适用于家庭。

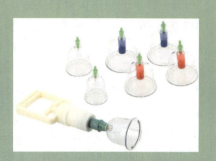

任务三　刮痧护理技术

导学视频

任务描述

张某，女性，36岁，主诉胸闷乏力，恶心不适半天，皮肤干燥无汗，舌苔白腻，脉濡数，发病时间为2017年8月，初步诊断：暑湿遏表，请社区护士行刮痧疗法。主刮部位：背部足太阳膀胱经循行第一侧线（大杼到肾俞）、前臂手阳明大肠经循行线，曲池到合谷；配刮部位：胸闷恶心者加内关。

工作任务：请为实施患者行刮痧护理技术。

任务目标

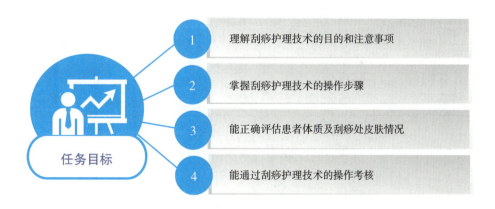

任务分析

★ 刮痧法是应用边缘光滑的器具如刮痧板、钱币、小汤匙等蘸取一定润肤介质（清水、植物油、酒），在患者体表一定部位或穴位反复刮动，使局部出现瘀斑或痧痕的一种治疗方法。此法具有疏通腠理、外泄脏腑秽浊之气，促使气血流畅，逐邪外出，从而达到防治疾病的作用。

★ 适用范围：

临床上常用于缓解和解除外感时邪所致的高热头痛、恶心呕吐、腹痛、腹泻等症状，如"中暑""痢疾""暴泻""霍乱""头痛"；各类骨关节病引起的疼痛，如腰腿痛、肩关节疼痛等症状。

★ 注意事项：

（1）注意保暖，避免感受风寒。夏天中暑患者刮痧时，注意室内要保持空气流通。

（2）刮痧工具必须边缘光滑，无破损。使用过的刮具，应清洁消毒处理后备用。

（3）刮痧时用力应均匀，力度适中；不能干刮，应蘸取润肤介质保持润滑，以免刮伤皮肤；对不出痧或出痧少的部位不可强求出痧，禁用蛮力。

（4）刮痧过程中要随时观察病情变化，例如患者出现面色苍白、出冷汗等，应立即停刮，并报告医生，配合处理。

（5）形体过于消瘦、有皮肤病变、出血倾向的患者不宜刮痧；五官孔窍及孕妇的腹部、腰骶部禁刮。

（6）刮痧过程中若出现头晕、目眩、心慌、出冷汗、面色苍白、恶心欲吐，甚至神昏扑倒等晕刮现象，应立即停止刮痧，取平卧位，立刻通知医生，配合处理。

任务实施

一、实施条件（表6-3-1）

表6-3-1 刮痧护理技术实施条件

名称	基本条件	要求
实施环境	（1）模拟中医治疗室；（2）理实一体化多媒体示教室；（3）Wi-Fi；（4）智慧职教云平台	模拟中医治疗室安静整洁、光线良好、通风保暖；可实时在线观看操作视频等网络资源
设施设备	（1）坐凳或检查床；（2）屏风；（3）必要时备浴巾；（4）生活垃圾桶、医用垃圾桶	基础设施牢固稳定；符合医用垃圾处理原则
物品准备	（1）治疗盘；（2）刮痧板（牛角类、砭石类等刮痧类板或匙）；（3）介质（刮痧油、清水、润肤乳等）；（4）卷纸；（5）手消毒剂	物品准备齐全，摆放有序，均在有效期内
人员准备	患者：熟知操作目的，无操作禁忌证	能够配合操作
	操作者仪表端庄、着装规范、洗手	熟悉刮痧护理流程

二、实施步骤

(一) 评估

1. 环境　安静整洁、光线良好、通风保暖。
2. 物品　①治疗盘；②刮痧板（牛角类、砭石类等刮痧类板或匙）；③介质（刮痧油、清水、润肤乳等）；④卷纸；⑤手消毒剂。
3. 操作对象
(1) 全身情况：主要临床表现、刮痧部位的皮肤状况、对疼痛的耐受程度。
(2) 心理情况：无紧张恐惧心理。
(3) 健康知识：知晓操作中的注意事项及配合要点。
4. 操作者　着装整洁、规范洗手、戴口罩。

(二) 实施

1. 舒适环境　温度适宜，环境宽敞明亮，便于观察。
2. 有效沟通
(1) 核对姓名、诊断、刮痧方法和部位及操作中配合要点。
(2) 详细询问近期健康状况排除刮痧法禁忌证。
3. 舒适体位　根据医嘱，选择并暴露刮痧部位、注意保暖
4. 操作过程
(1) 清洁局部皮肤，用刮痧板蘸取适量介质涂抹刮痧部位。
(2) 单手握板，将刮痧板放置掌心，用拇指和食指、中指夹住刮痧板，无名指小指紧贴刮痧板边角，从三个角度固定刮痧板。刮痧时利用指力和腕力调整刮痧板角度，使刮痧板与皮肤之间夹角约为45°，以肘关节为轴心，前臂做有规律的移动。刮痧时用力要均匀，由轻到重，以患者能耐受为度，单一方向，不要来回刮。刮痧顺序一般为先头面后手足，先腰背后胸腹，先上肢后下肢，先内侧后外侧，逐步按顺序刮痧。
(3) 观察患者局部皮肤颜色变化，询问患者有无不适，调节手法力度。
一般刮至皮肤出现红紫为度，或出现粟粒状、丘疹样斑点，或条索状斑块等形态变化，并伴有局部热感或轻微疼痛。对一些不易出痧或出痧较小的患者，不可强求出痧。
(4) 清洁局部皮肤并交代可能出现的反应和注意事项，整理用物，规范洗手。
5. 操作后工作
(1) 协助衣着，安排舒适卧位，整理床单位，清理用物。
(2) 根据医嘱，记录刮痧法治疗后的客观情况，并签名。
6. 记录　准确记录刮痧时间、部位、出痧效果及患者反应。

(三) 评价

(1) 质量标准：操作对象安全、无不良反应出现。
(2) 熟练程度：程序正确，操作规范，动作熟练。
(3) 人文关怀：沟通有效、语言亲切，态度和蔼。

三、考核标准（表6-3-2）

表6-3-2 刮痧护理技术考核标准

考核内容		评分要求	分值	扣分	得分	备注
评估 （15分）	物品	（1）治疗盘；（2）刮痧板（牛角类、砭石类等刮痧类板或匙）；（3）介质（刮痧油、清水、润肤乳等）；（4）卷纸；（5）手消毒剂	4			
	环境	安静整洁、光线良好、通风保暖，温度适宜	2			
	操作对象	1. 全身情况：主要临床表现、刮痧部位的皮肤状况、对疼痛的耐受程度	2			
		2. 心理情况：无紧张恐惧心理	2			
		3. 健康知识：知晓操作中的注意事项及配合要点	2			
	操作者	着装整洁、规范洗手、戴口罩	3			
计划 （5分）	预期目标	1. 在规定的时间（15min）内完成	3			
		2. 刮痧部位及方法正确，无不良反应发生	1			
		3. 与操作对象沟通良好、满意	1			
实施 （60分）	环境	1. 操作室温度适宜，环境宽敞明亮，便于观察	3			
	有效沟通	2. 核对姓名、诊断、刮痧方法和部位及配合要点	3			
		3. 详细询问近期健康状况排除刮痧法禁忌证	3			
	体位	4. 根据医嘱，选择并暴露刮痧部位、注意保暖	4			
	操作过程	5. 清洁局部皮肤用刮痧板蘸取适量介质涂抹刮痧部位	1			
		6. 单手握板，将刮痧板放置掌心，用拇指和食指、中指夹住刮痧板，无名指小指紧贴刮痧板边角，从三个角度固定刮痧板。刮痧时利用指力和腕力调整刮痧板角度，使刮痧板与皮肤之间夹角约为45°，以肘关节为轴心，前臂做有规律的移动。刮痧时用力要均匀，由轻到重，以患者能耐受为度，单一方向，不要来回刮	10			
		7. 观察患者局部皮肤颜色变化，询问患者有无不适，调节手法力度	10			
		8. 清洁局部皮肤并交代可能出现的反应和注意事项，整理用物，规范洗手	7			
	操作后工作	9. 协助衣着，安排舒适卧位，整理床单位，清理用物	5			
		10. 根据医嘱，记录刮痧法治疗后的情况，并签名	5			
评价 （20分）		1. 操作对象安全、无不良反应出现	4			
		2. 操作规范，动作熟练、轻柔	4			
		3. 沟通有效，配合良好，健康教育内容和方式合适	4			
		4. 语言亲切，态度和蔼	4			
		5. 在规定时间（15min）内完成，每超过1min扣1分	4			
总分			100			

四、同步练习

操作流程

参考答案

选择题

1. 刮痧的方向总原则不包含（　　）。
   A. 由上而下　　B. 由内而外　　C. 尽可能拉长距离　　D. 先头面后手足
2. 在刮痧时一般局部刮痧（　　）为宜。

A. 5min B. 10~20min C. 20~30min D. 60min

3. 刮痧的程度包括（　　）和出痧的程度。

A. 力量的强度 B. 角度的大小 C. 速度的快慢 D. 长度的长短

4. 刮痧后可（　　）。

A. 洗冷水澡 B. 吹风 C. 喝杯温开水 D. 大量运动

任务小结

任务掌握程度	任务存在问题	努力方向
完全掌握 □ 部分掌握 □ 没有掌握 □		
任务学习记录		

知识拓展

常见刮痧方法

1. 轻刮法

   刮痧板接触皮肤下压刮拭的力量小，被刮者无疼痛及其他不适感。轻刮后皮肤仅出现微红，无痧斑。本法宜用于老年体弱者、疼痛敏感部位及虚证的患者。

2. 重刮法

   刮痧板接触皮肤下压刮拭的力量较大，以患者能承受为度。本法宜用于腰背部脊柱两侧、下肢软组织较丰富处、青壮年体质较强及实证、热证、痛症患者。

3. 直线刮法

   又称直板刮法。用刮痧板在人体体表进行有一定长度的直线刮拭。本法宜用于身体比较平坦的部位，如背部、胸腹部、四肢部位。

4. 梳刮法

   使用刮痧板或刮痧梳从前额发际处，即双侧太阳穴处向后发际处做有规律的单向刮拭，如梳头状。此法适宜用于头痛、头晕、疲劳、失眠和精神紧张等病证。

5. 点压法（点穴法）

用刮痧板的边角直接点压穴位，力量逐渐加重，以患者能承受为度，保持数秒后快速抬起，重复操作5~10次。此法适宜用于肌肉丰满处的穴位，或刮痧力量不能深达，或不宜直接刮拭的骨关节凹陷部位，如环跳、委中、犊鼻、水沟和背部脊柱棘突之间等。

6. 按揉法

刮痧板在穴位处做点压按揉，点压后做往返或顺逆旋转。操作时刮痧板应紧贴皮肤不滑动，每分钟按揉50~100次。此法适宜用于太阳、曲池、足三里、内关、太冲、涌泉、三阴交等穴位。

7. 角刮法

使用角形刮痧板或让刮痧板的棱角接触皮肤，与体表成45°角，自上而下或由里向外刮拭。此法适宜用于四肢关节、脊柱两侧、骨骼之间和肩关节周围，如风池、内关、合谷、中府等穴位。

导学视频

任务四　常见穴位按摩方法

 任务描述

张某，女，36岁，已婚。主诉：鼻塞流涕3d。恶寒重，发热轻，无汗，肢节酸痛，鼻塞声重，时流清涕，舌苔薄白而润，脉浮或浮紧。

工作任务：请社区护士为张某行穴位按摩疗法。

 任务目标

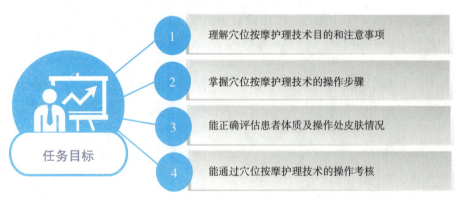

1. 理解穴位按摩护理技术目的和注意事项
2. 掌握穴位按摩护理技术的操作步骤
3. 能正确评估患者体质及操作处皮肤情况
4. 能通过穴位按摩护理技术的操作考核

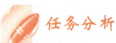 **任务分析**

★ 穴位按摩法，又称推拿法，是指通过特定手法作用于人体体表的特定部位或穴位的一种治疗方法。它具有疏通经络、滑利关节、强筋壮骨、散寒止痛、健脾和胃、清积导滞、扶正祛邪等作用，从而达到预防保健、促进疾病康复的目的。

★ 适用范围：

临床上常用于各种急慢性疾病所致的痛症，如头痛、肩颈痛、腰腿痛、痛经以及失眠、便秘等症状。

★ 常见穴位按摩方法：

（1）推法：用指、掌或肘部着力于人体一定穴位或部位上，做单方向直线移动。临床常用的推法有指推法、肘推法和掌推法。操作时指掌或肘要紧贴体表，用力要稳速度要缓慢、均匀，适用于全身各个部位。

（2）拿法：用拇指和食、中二指，或用拇指和其余四指相对用力，在一定的穴位或部位上进行节律性的捏提。操作时，用劲由轻而重，不可骤然用力，动作要缓和连贯。拿法适用于四肢、肩、颈、腋下。

（3）按法：用指、掌或肘在患者体表的一定穴位或部位上着力按压，按而留之。临床常用的按法有指按法、掌按法、肘按法。操作时着力部位要紧贴体表，不可移动，用力由轻而重，不可用暴力。按法适用于全身各部位。

（4）摩法：用手指指面或掌面附着在体表的腧穴或部位上，以腕关节连同前臂做有节律的环旋抚摸运动。临床常用的摩法有指摩法和掌摩法。操作时肘关节自然屈曲，腕部放松，指掌自然伸直，动作缓和而协调，仅在皮肤表面做有节律的环旋抚摸活动，而不带动皮下组织。频率每分钟 120 次左右。摩法适用于全身各部，常用于胸腹，胁肋及颜面部。

（5）揉法：用手指螺纹面、手掌鱼际、掌根或全掌着力吸附于一定的穴位或部位上，做轻柔缓和的旋转运动。临床常用的揉法有指揉法和掌揉法。操作时以腕关节连同前臂环旋转动来带动指、掌的着力部位在一定的穴位上揉动。动作要协调，用力以使皮下组织随之回旋运动为度。操作过程要持续、均匀柔和而有节律，频率每分钟为 120~160 次。指揉法主要用于穴位，掌揉法主要用于腰背、腹部。

（6）摇法：用一手握住（或扶住）被摇动关节近端的肢体，另一手握住关节远端的肢体，做缓和回旋的转动。操作时动作缓和，用力沉稳，摆动幅度由小到大，因势利导，适可而止。摇法常用于四肢关节、颈项及腰部。

（7）滚法：用小鱼际侧掌背部以一定的压力附着在患者体表的一定部位上，通过腕关节屈伸的连续往返摆动（连同前臂的旋转），使手掌背部近 1/2 的面积在选用的部位上做连续不断的往返滚动。操作时，掌背尺侧部要紧贴体表，不可跳跃进行或拖动摩擦，肘关节屈曲 120°，动作要协调而有节律，压力要均匀，滚动频率一般为每分钟 140 次左右。滚法适用于颈、腰、背、臂、四肢部。

（8）搓法：用两手掌面对置地夹住或托抱患者肢体的一定部位，相对用力做往返的快速揉搓。操作时，双手用力要对称、均匀、搓动要快，移动要缓，动作要自然流畅。搓法适用于腰、背、胁肋及四肢部，以上肢部位最为常用。

（9）捏法：用拇指和其他手指对置在一定部位（经筋、肌肉、韧带）相对着力夹挤，并可沿其分布或结构形态辗转移动。操作时压力应均匀，动作应连贯而有节律性。捏法适用于全身各部，常用于头颈部、四肢及背脊处。

（10）抖法：用双手握住患者上肢或下肢远端，微用力做连续的小幅度的上下颤动，使关节有松动感。操作时颤动的幅度要小，频率要快。抖法适用于四肢部，以上肢部位为常用。

★ 注意事项：

（1）帮助患者取合适的体位，根据年龄、性别病情、病位，选用合适的按摩手法。

（2）操作前嘱患者排尿（尤其是腰、腹部按摩），操作中注意保暖，保护患者隐私。操作前应修剪指甲，避免损伤患者皮肤。

（3）为减少阻力或提高疗效，术者手上可蘸水、滑石粉、液状石蜡、姜汁、酒等润肤介质。

（4）熟练掌握操作手法，要求柔和、有力、持久、均匀，禁止暴力和相反力，以防组织损伤。按摩时间以 15~20min 为宜。

（5）操作中减少不必要的暴露，防止受凉。注意观察患者全身情况，例如出现面白肢冷或剧烈疼痛，应立即停止操作。

（6）严重心脏病、出血性疾病、癌症、急性传染病者皮肤破损处及瘢痕处、孕妇的腰腹部均禁止按摩。

任务实施

一、实施条件（表6-4-1）

表6-4-1 穴位按摩护理技术实施条件

名称	基本条件	要求
实施环境	（1）模拟中医治疗室；（2）理实一体化多媒体示教室；（3）Wi-Fi；（4）智慧职教云平台	模拟中医治疗室安静整洁、光线良好、通风保暖，可实时在线观看操作视频等网络资源
设施设备	（1）坐凳或检查床；（2）屏风；（3）必要时备浴巾；（4）生活垃圾桶、医用垃圾桶	基础设施牢固稳定；符合医用垃圾处理原则
物品准备	（1）治疗盘；（2）润肤介质（滑石粉、液体石蜡等）；（3）治疗巾；（4）手消毒剂	物品准备齐全，摆放有序，均在有效期内
人员准备	患者：知晓操作目的，无操作禁忌证	能够配合操作
	操作者仪表端庄、着装规范、洗手	熟悉穴位按摩护理流程

二、实施步骤

（一）评估

1. 环境　安静整洁、光线良好、通风保暖。
2. 物品
①治疗盘；②润肤介质（滑石粉、液体石蜡等）；③治疗巾；④洗手消毒剂。
3. 操作对象
（1）全身情况：主要临床表现、穴位按摩部位的皮肤状况、对疼痛的耐受程度。
（2）心理情况：有无紧张恐惧心理。
（3）健康知识：知晓操作中的注意事项及配合要点。
4. 操作者　着装整洁、规范洗手、戴口罩。

（二）实施

1. 舒适环境　温度适宜，环境宽敞明亮，便于观察。
2. 有效沟通
（1）核对姓名、诊断、穴位按摩方法和部位及操作中配合要点。
（2）详细询问近期健康状况排除穴位按摩禁忌证。
3. 舒适体位　根据医嘱，选择并暴露穴位按摩部位、注意保暖。
4. 操作过程
（1）遵医嘱确定腧穴部位。
（2）正确运用手法，操作时压力、频率摆动幅度均匀，时间符合要求。
推拿时间一般宜在饭后1~2h进行。每个穴位施术1~2min，以局部穴位透热为度。

(3) 随时询问患者对手法治疗的反应，及时调整手法。

推拿时及推拿后局部可能出现酸痛的感觉，嘱患者如有不适及时告知。

(4) 清洁局部皮肤并交代可能出现的反应和注意事项，整理用物，规范洗手。

5. 操作后工作

(1) 协助衣着，安排舒适卧位，整理床单位，清理用物。

(2) 根据医嘱，详细记录穴位按摩法治疗后的客观情况，并签名。

6. 记录　准确记录按摩时间、部位及患者反应。

（三）评价

(1) 质量标准：操作对象安全、无不良反应出现。

(2) 熟练程度：程序正确，操作规范，动作熟练。

(3) 人文关怀：沟通有效、语言亲切、态度和蔼。

操作流程

三、考核标准（表6-4-2）

表6-4-2　穴位按摩护理技术考核标准

考核内容		评分要求	分值	扣分	得分	备注
评估 （15分）	物品	(1) 治疗盘；(2) 润肤介质（滑石粉、液体石蜡等）；(3) 治疗巾；(4) 手消毒剂	4			
	环境	安静整洁、光线良好、通风保暖，温度适宜	2			
	操作对象	1. 全身情况：主要临床表现、穴位按摩部位的皮肤状况、对疼痛的耐受程度	2			
		2. 心理情况：无紧张恐惧心理	2			
		3. 健康知识：知晓操作中的注意事项及配合要点	2			
	操作者	着装整洁、规范洗手、戴口罩	3			
计划 （5分）	预期目标	1. 在规定的时间（15min）内完成	3			
		2. 穴位按摩部位及方法正确，无不良反应发生	1			
		3. 与操作对象沟通良好、满意	1			
实施 （60分）	舒适环境	1. 操作室温度适宜，环境宽敞明亮，便于观察	3			
	有效沟通	2. 核对姓名、诊断、穴位按摩方法和部位及配合要点	3			
		3. 详细询问近期健康状况排除穴位按摩法禁忌证	3			
	舒适体位	4. 根据医嘱，选择并暴露穴位按摩部位、注意保暖	4			
	操作过程	5. 遵医嘱确定腧穴部位	10			
		6. 正确运用手法，操作时压力、频率摆动幅度均匀，时间符合要求	10			
		7. 随时询问患者对手法治疗的反应，及时调整手法	10			
		8. 清洁局部皮肤并交代可能出现的反应和注意事项，整理用物，规范洗手	7			
	操作后工作	9. 协助衣着，安排舒适卧位，整理床单位，清理用物	5			
		10. 根据医嘱，详细记录穴位按摩治疗后的客观情况，并签名	5			
评价 （20分）		1. 操作对象安全、无不良反应出现	4			
		2. 操作规范、动作熟练、轻柔	4			
		3. 沟通有效，配合良好，健康教育内容和方式合适	4			
		4. 语言亲切，态度和蔼	4			
		5. 在规定时间（15min）内完成，每超过1min扣1分	4			
总分			10			

四、同步练习

选择题

1. 推拿的疗效与（　　）无密切关系。
   A. 手法的质量　　　　　　　　　　　B. 施术的部位
   C. 经络穴位的特异作用　　　　　　　D. 推拿的速度

2. 进行推油按摩时要求操作者的双手（　　）。
   A. 可热可冷　　　　　　　　　　　　B. 可以同时离开
   C. 不能同时离开　　　　　　　　　　D. 快速进行

3. 按摩手法作用于人体的（　　）上，从而达到调整阴阳，调整经络系统和人体气血。
   A. 体表　　　　B. 穴位　　　　C. 经络、穴位　　　　D. 经络

4. 在施术腹部横摩法时应注意，在（　　）。
   A. 劳累后不宜立即施此法　　　　　　B. 饭后不宜立即施此法
   C. 小便后不宜立即施此法　　　　　　D. 饮水后不宜立即施此法

参考答案

知识拓展

人体常见保健穴位

1. 人中
   位置：鼻唇沟上三分之一与下三分之二交界处。
   主治：昏迷急救，急性腰扭伤。

2. 膻中
   位置：两乳之间，胸骨正中线上，平第四肋间隙。
   主治：支气管炎、哮喘、胸痛、肋间神经痛、冠心病。

3. 中脘
   位置：腹部，前正中线，脐上4寸处。
   主治：胃痛、胃溃疡、慢性胃炎、呕吐、呃逆等。

4. 神阙
   位置：在腹部，脐窝中央处。
   主治：腹痛、泄泻、脱肛、水肿、虚脱。是人体的长寿大穴。

5. 大椎
   位置：在背部第七颈椎与第一胸椎之间正中处。
   主治：发热、中暑、疟疾、精神分裂症、呼吸道疾病、颈背部疼痛。

6. 命门
   位置：在第二腰椎与第三腰椎棘突之间。
   主治：腰痛、肾脏疾病、精力减退、阳痿、早泄、赤白带下、五劳七伤、过度疲劳等。

7. 合谷
   位置：第一、二掌骨之中点。
   主治：感冒、五官科、眼科疾病、面神经麻痹、神经科疾病、各种疼痛等。

8. 足三里

位置：外膝眼下3寸，胫骨外侧约一横指。

主治：肝胃不和、恶心呕吐、胃痛、急性胃肠炎、关节炎、下肢麻痹、半身不遂等。

9. 三阴交

位置：内踝骨直上3寸，胫骨后缘。

主治：脾胃虚弱、肠鸣腹胀、大便溏泄、消化不良、月经不调、崩漏带下、经闭、不孕、难产、遗精、阳痿、阴茎痛、水肿、小便不利、遗尿、疝气、足痿、痹痛、脚气、失眠。

10. 涌泉

位置：在足掌心的前三分之一与后三分之二交界处。

主治：昏厥、小儿惊风、咽喉肿痛等。

 任务小结

任务掌握程度	任务存在问题	努力方向
完全掌握 □ 部分掌握 □ 没有掌握 □		
任务学习记录		

项目七　社区常见急症的救护

学习楷模

贾大成，北京急救中心知名资深急救专家，中国医师协会健康传播专业委员会委员，北京协和医学院护理学院客座专家，北京市红十字会应急救护教育工作指导中心专家委员会专家，远盟救援联盟紧急救援首席医疗官，"壹基金"救援联盟急救顾问从事医疗急救工作近50年，被媒体誉为"中国急救普及教育第一人"，多年来为国内各行业的数千家机构做过急救知识讲座，不遗余力地向全国推广急救理念和知识，誓将有生之年献给中国的急救科普及教育事业。

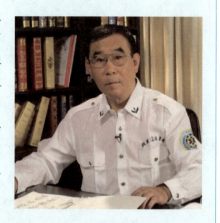

关于急救科普的现状，贾大成表示，"近30年来，急救科普发展了很多，但从整个国家的角度来讲，公众的急救意识还有待提高，'如何提高公众的急救意识'是急救科普的重中之重。"对于急救意识，贾大成表示，"就现状来说，公众不仅缺乏急救知识、急救技能和急救设备，更缺乏急救意识。知识、技能容易学会，意识较难树立，因此急救科普的表现方式非常重要。急救科普应该具备专业性、贴近性、通俗性和趣味性。具体来说，科普的知识首先应该是科学的，既不能出错也不能过时。其次科普的内容要和公众息息相关，要从公众的日常生活出发。再次科普的内容要让公众能听懂，要把专业的知识变得通俗易懂。最后科普的内容要有趣，这样才能吸引公众的注意力。"

项目情境

为提高社区居民在突发事件中的自救互救能力，弘扬"人道、博爱、奉献"的精神和普及应急救护知识，平安社区计划在12月27日下午开展"应急救护知识培训进社区"活动，此次培训对象为社区党员、社区工作者和辖区居民群众，参训人数62人。培训内容为常见急症及自救、互救知识，通过生动具体的实例，社区护士示范操作、现场演练，让大家了解应急救护知识，并掌握基本急救技能，提高大家的健康意识，形成人人重视健康、关爱健康的良好氛围。

工作任务：作为社区护士，请根据此次培训内容做好培训准备。

项目目标

1. **知识目标**：能正确说出社区常见急症及处理的目的和注意事项。
2. **技能目标**：能对社区出现的各种常见急症开展急救护理。
3. **素养目标**：具备敏锐的观察、判断能力，有主动提供紧急救护服务的责任意识；具有慎独修养和爱伤观念。

项目七 社区常见急症的救护

项目概述

社区常见的急性事件有急症、创伤、中毒等，种类多样，危害各不相同。现代急救的新观念认为，实施急救的关键是在急症发生的第一现场，如家庭、社区、马路或工作场所等。而社区作为院前急救最常见的第一现场，社区护士在防治突发急性事件的过程中承担着义不容辞的责任。迅速启动院前急救流程，采取及时有效的救护措施可以为挽回患者生命赢得宝贵的抢救时机，为院内进一步救治奠定良好的基础。

项目导学

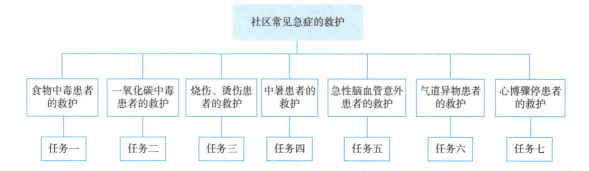

任务一 食物中毒患者的救护

导学视频

任务描述

2013年10月24日，在某中学3号食堂刷卡就餐的384人中有200多人出现恶心、呕吐、腹痛、腹胀等症状，一部分学生出现了腹泻，个别学生甚至出现了全身发软、麻木、出汗等症状。经询问这部分学生均食用了蘑菇烤肉拌饭，医疗初步诊断为食物中毒。

工作任务： 如何对食物中毒患者实施救护？

任务目标

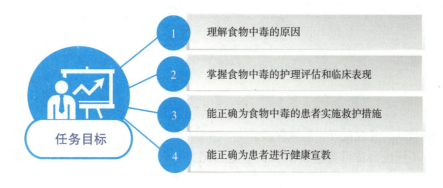

171

任务分析

食物中毒是由于进食含有细菌、细菌毒素、毒性物质的食物，导致机体损害引起的急性中毒性疾病。一般以急性胃肠道症状为主要表现，如恶心、呕吐、腹痛、腹泻等。常有脱水症状，出现口干、眼窝凹陷、皮肤弹性消失、肢体冰凉、脉搏细弱、血压降低等，严重者可致休克。其处理方法如下：

（1）尽快排出毒物：常采用催吐或其他洗胃法，达到清除毒素的目的。

（2）及时建立有效的静脉通道：遵医嘱给予静脉大量补液，及时纠正水、电解质及酸碱平衡紊乱。

（3）合理应用抗生素治疗：根据患者药敏试验结果，选择相应抗生素进行抗菌治疗。

（4）病情观察：严密观察患者生命体征的变化，尤其要关注患者的神志、呕吐次数及呕吐物性质、腹泻次数及大便性状等，发现休克征兆时应及时通知医生，采取急救措施，做好护理记录。

（5）转送：严重者转送到医院救治。

任务实施

一、实施条件（表7-1-1）

表7-1-1 食物中毒患者的救护实施条件

名称	基本条件	要求
实施环境	（1）模拟实验室；（2）理实一体化多媒体示教室；（3）Wi-Fi；（4）智慧职教云平台	模拟实验室安静整洁、光线良好、通风保暖，可实时在线观看操作视频等网络资源
设施设备	（1）电动吸引器或自动洗胃机、漏斗胃管；（2）室温调试空调；（3）生活垃圾桶、医用垃圾桶；（4）心电监护仪	电子吸引器或自动洗胃机运行良好；空调调试运行良好；监护仪符合使用规程；符合垃圾处理原则
物品准备	根据不同洗胃法可备（1）饮水杯；（2）塑料围裙；（3）胃管包；（4）输液瓶；（5）输液器；（6）止血钳；（7）Y形三通管；（8）压舌板、牙垫；（9）毛巾；（10）水温计；（11）镊子；（12）润滑油；（13）棉签；（14）开口器、舌钳；（15）量杯；（16）胶布；（17）弯盘；（18）14号胃管；（19）50mL助洗器（或50～100mL注射器）；（20）水桶盛25～38℃洗胃液10000～20000mL、污水桶；（21）标本盒；（22）抗生素；（23）乳酸林格液或5%～10%葡萄糖溶液、糖盐水；（24）肉毒抗毒血清等	物品准备齐全，摆放有序，均在有效期内
人员准备	模拟患者：由学生自行分组，模拟扮演	了解病例情况，进入角色扮演
	操作者仪表端庄、着装规范、洗手	熟悉食物中毒患者救护流程

二、实施步骤

（一）评估

1. 环境　安静整洁、光线良好、通风保暖。

2. 物品　根据不同洗胃法可备①饮水杯；②塑料围裙；③胃管包；④输液瓶；⑤输液器；⑥止血

钳；⑦Y形三通管；⑧压舌板、牙垫；⑨毛巾；⑩水温计；⑪镊子；⑫润滑油；⑬棉签；⑭开口器、舌钳；⑮量杯；⑯胶布；⑰弯盘；⑱14号胃管；⑲50mL助洗器（或50~100mL注射器）；⑳水桶盛25~38℃洗胃液10000~20000mL、污水桶；㉑标本盒；㉒抗生素；㉓乳酸林格液或5%~10%葡萄糖溶液、糖盐水；㉔肉毒抗毒血清等。

3. 模拟患者

（1）自身情况：了解病例情况，进入角色扮演。

（2）心理情况：符合食物中毒人心理状况。

（3）健康知识：熟悉食物中毒患者健康史及临床表现。

（4）能配合护士完成资料收集阶段。

4. 操作者　着装整洁、规范洗手、戴口罩。

（二）实施

1. 舒适环境　操作环境适宜，宽敞明亮，温湿度符合要求。保证室温能够控制在20~25℃。

2. 有效沟通

（1）询问患者有无进食不洁食物或饮料史，询问进食情况、进餐时间及同时进餐人员有无同样症状。

（2）详细询问患者身体状况，安抚患者，使其能够配合抢救。

3. 舒适体位　帮助患者取平卧位。

4. 紧急救护过程

（1）禁食可疑食物：停止摄入曾食用过的可疑食品，收集残剩食物送检。

（2）洗胃、导泻：洗胃和导泻可去除胃肠内尚未被吸收的毒物。在服毒后6h内洗胃效果最佳。

（3）紧急药物应用：尽快查明中毒原因，使用解毒剂。对肉毒杆菌中毒者，尽早使用肉毒抗毒血清，发病24h内最有效，对于皮肤过敏试验阳性患者应进行脱敏注射。伴有高热的严重患者，可按不同的病原菌选用抗生素。中毒物质不明时应抽取胃内容物送检，以确定毒物性质，可选用温开水或等渗盐水洗胃，待毒物性质明确后，再选用拮抗剂进行洗胃。

（4）维持水电解质平衡：应及时评估患者脱水情况，能口服的患者鼓励多喝糖盐水；对呕吐、腹泻严重者，短期内不能进食的患者，特别是年老体弱者和婴幼儿应给予补液，选择乳酸林格液或5%~10%葡萄糖溶液。

5. 一般护理工作

（1）卧床休息：为防止呕吐物堵塞气道而引起窒息，应让患者侧卧，便于吐出。腹部盖毯子保暖，有助于促进血液循环。如腹痛剧烈，可取屈膝仰卧位，有助于缓解腹肌紧张。

（2）饮食护理：早期饮食为易消化的流质或半流质饮食，病情好转后可恢复正常饮食。在呕吐过程中，不要让患者喝水或进食食物，呕吐停止后应马上补充水分。留取呕吐物和大便样本，送检。沙门菌食物中毒应执行床边隔离。

6. 对症护理

（1）遵医嘱诱导呕吐或使用缓泻药排出胃肠道毒物；呕吐、腹痛明显者，可口服溴丙胺太林（普鲁本辛）或皮下注射阿托品。

（2）若恶心或呕吐持续，需静脉输入平衡盐和葡萄糖以纠正脱水和保持电解质平衡。

（3）呼吸道有分泌物不能咳出时应予吸痰，必要时行气管切开术。呼吸肌麻痹而导致自主呼吸困难者，则应使用呼吸机辅助呼吸。

（4）患者出现抽搐、痉挛时，放置牙垫，也可用纱布包绕筷子塞入患者上下磨牙间，以防止咬破舌头。

(5) 遵医嘱合理使用抗生素,如沙门菌、副溶血弧菌可选用喹诺酮类抗生素。

(三) 评价

(1) 质量标准:患者意识恢复正常,及时观察并预防并发症。
(2) 熟练程度:程序正确,操作规范,动作熟练。
(3) 人文关怀:沟通有效、语言亲切,态度和蔼。

操作流程

三、考核标准(表7-1-2)

表7-1-2 食物中毒患者的救护考核标准

考核内容		评分要求	分值	扣分	备注
评估 (15分)	物品	根据不同洗胃法可备(1)饮水杯;(2)塑料围裙;(3)胃管包;(4)输液瓶;(5)输液器;(6)止血钳;(7)Y形三通管;(8)压舌板、牙垫;(9)毛巾;(10)水温计;(11)镊子;(12)润滑油;(13)棉签;(14)开口器、舌钳;(15)量杯;(16)胶布;(17)弯盘;(18)14号胃管;(19)50mL助洗器(或50~100mL注射器);(20)水桶盛25~38℃洗胃液10000~20000mL、污水桶;(21)标本盒;(22)抗生素;(23)乳酸林格液或5%~10%葡萄糖溶液、糖盐水;(24)肉毒抗毒血清等	4		
	环境	安静整洁、光线良好、通风保暖	2		
	模拟患者	1. 自身情况:了解病例情况,进入角色扮演	2		
		2. 心理情况:符合食物中毒人心理状况	2		
		3. 健康知识:熟悉食物中毒患者健康史及临床表现	2		
	操作者	着装整洁、规范洗手、戴口罩	3		
计划 (5分)	预期目标	1. 在规定的时间(15min)内完成	3		
		2. 操作过程正确,患者意识恢复,无并发症发生	1		
		3. 通过健康教育使患者了解食物中毒的预防知识	1		
实施 (60分)	舒适环境	1. 安静整洁、光线良好、通风保暖	2		
		2. 保证室温能够控制在20~25℃	2		
	有效沟通	3. 询问患者有无进食不洁食物或饮料史,询问进食情况、进餐时间及同时进餐人员有无同样症状。	3		
		4. 详细询问患者身体状况,安抚患者,使其能够配合抢救	3		
	舒适体位	5. 帮助患者取平卧位	3		
	紧急救护过程	6. 禁食可疑食物:停止摄入曾食用过的可疑食品,收集残剩食物送检	5		
		7. 洗胃、导泻:洗胃和导泻可去除胃肠内尚未被吸收的毒物	5		
		8. 紧急药物应用:尽快查明中毒原因,使用解毒剂。对肉毒杆菌中毒者,尽早使用肉毒抗毒血清,发病24h内最有效,对于皮肤过敏试验阳性患者应进行脱敏注射。伴有高热的严重患者,可按不同的病原菌选用抗生素	10		
		9. 维持水电解质平衡:应及时评估患者脱水情况,能口服的患者鼓励多喝糖盐水;对呕吐、腹泻严重者,短期内不能进食的患者,特别是年老体弱者和婴幼儿应给予补液,选择乳酸林格液或5%~10%葡萄糖溶液	10		

续表

考核内容		评分要求	分值	扣分	备注
实施 (60分)	一般护理 工作	10. 卧床休息：为防止呕吐物堵塞气道而引起窒息，应让患者侧卧，便于吐出。腹部盖毯子保暖，有助于促进血液循环。如腹痛剧烈，可取屈膝仰卧位，有助于缓解腹肌紧张。 11. 饮食护理：早期饮食为易消化的流质或半流质饮食，病情好转后可恢复正常饮食。在呕吐中，不要让患者喝水或进食食物，呕吐停止后应马上补充水分。留取呕吐物和大便样本，送检。沙门菌食物中毒执行应床边隔离	3		
	对症护理	12. 遵医嘱诱导呕吐或使用缓泻药排出胃肠道毒物；呕吐、腹痛明显者，可口服溴丙胺太林（普鲁本辛）或皮下注射阿托品。	3		
		13. 若恶心或呕吐持续，需静脉输入盐和葡萄糖以纠正脱水和保持电解质平衡。	2		
		14. 呼吸道有分泌物不能咳出时应予吸痰，必要时行气管切开术。呼吸肌麻痹而导致自主呼吸困难者，则应使用呼吸机辅助呼吸。	2		
		15. 患者出现抽搐、痉挛时，放置牙垫，也可用纱布包绕筷子塞入患者上下磨牙间，以防止咬破舌头。	3		
		16. 遵医嘱合理使用抗生素，如沙门菌、副溶血弧菌可选用喹诺酮类抗生素	2		
评价 (20分)		1. 患者意识恢复正常，中毒症状缓解	4		
		2. 护士能及时观察并预防并发症	4		
		3. 程序正确，操作规范，动作熟练	4		
		4. 沟通有效、语言亲切、态度和蔼	4		
		5. 在规定时间（15min）内完成	4		
总分			100		

四、同步练习

选择题

1. 食物中毒的患者，治疗上应立即采取的措施是（　　）。
   - A. 使用特效解毒药
   - B. 禁食可疑食物
   - C. 清除体内毒物
   - D. 对症处理
   - E. 清除进入体内尚未吸收的毒物

2. 以下不属于食物中毒时可提供的毒物鉴定标本的是（　　）。
   - A. 呕吐物
   - B. 胃液
   - C. 剩余食物
   - D. 尿与粪
   - E. 脑脊液

3. 处理急性食物中毒昏迷患者不宜采取（　　）。
   - A. 催吐
   - B. 洗胃
   - C. 导泻
   - D. 利尿
   - E. 药物解毒

4. 食物中毒与流行性传染病的根本区别在于（　　）。
   - A. 人与人之间有无传染性
   - B. 较短时间内有大量的患者出现
   - C. 有一定潜伏期
   - D. 有相似的临床表现
   - E. 有无体温升高

参考答案

知识拓展

北大浙大等高校师生在桂林开会遭遇集体性食物中毒92人入院治疗

2018年8月27日下午，界面新闻获悉，桂林近日发生集体性食物中毒事件：来自北大、清华、北理工、浙大、中大、大连理工等全国高校数百名师生赴桂林参加学术会议，于25日在桂林帝禾国际大酒店就餐后集体出现腹泻、呕吐、发烧等症状。会议组委会27日向与会人员发布紧急通知称，经当地卫生部门检测，确认是沙门氏菌中毒。

8月28日上午，桂林市七星区人民政府网站发布桂林市食药局关于帝禾大酒店发生食源性疾病事件的通报。通报称，2018年8月26日7时许，桂林市帝禾国际大酒店发生一起食源性疾病事件，桂林市政府、七星区政府立即启动食品安全应急预案。市、区两级食品药品监督、卫生计生部门及市疾病预防控制中心等有关部门立即开展相关工作。截至8月27日18时，共有92人入院治疗。

桂林市食药局表示，事件发生后，涉事酒店餐厅停业整顿。有关部门全力开展救治、安抚、调查等工作。最终，根据桂林市疾病预防控制中心调查判断，这是一起由沙门氏菌感染引发的食源性疾病事件。

任务小结

任务掌握程度	任务存在问题	努力方向
完全掌握 □ 部分掌握 □ 没有掌握 □		
任务学习记录		

任务二　一氧化碳中毒患者的救护

导学视频

任务描述

王女士，61岁。因天冷昨夜生煤炉取暖。第二天早晨儿子发现王女士昏迷不醒，遂送入医院。房间内未见异常药瓶，未见呕吐迹象。既往体健，无药物过敏史。入院检查出现口唇呈樱桃红色，其余体检无异常。辅助检查：碳氧血红蛋白浓度55%。初步医疗诊断：急性一氧化碳中毒。

工作任务：如何对一氧化碳中毒患者实施救护？

任务目标

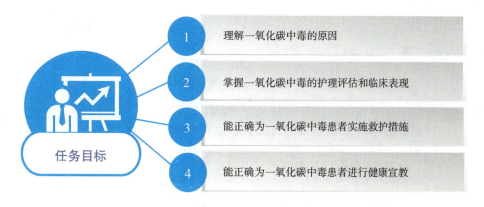

1. 理解一氧化碳中毒的原因
2. 掌握一氧化碳中毒的护理评估和临床表现
3. 能正确为一氧化碳中毒患者实施救护措施
4. 能正确为一氧化碳中毒患者进行健康宣教

任务分析

★ 急性一氧化碳中毒，又称煤气中毒，是由于人体短时间内吸入大量CO而造成脑及全身组织缺氧，最终导致脑水肿和中毒性脑病。

一氧化碳中毒是在生活中经常会出现的一种急症，CO是一种无色、无味、无臭、无刺激性的气体，多产生于含碳物质燃烧不完全时。因为一氧化碳的特殊性，不易被发现，所以经常会在患者不知觉的情况下发生一氧化碳中毒，而且当空气中的CO浓度达到12.5%时有爆炸危险。我国北方的冬天经常容易发生一氧化碳中毒，因此需加强人群安全教育，积极预防、治疗CO中毒。

★ 临床表现

（一）身体状况

（1）轻度中毒：有头痛、眩晕、乏力、恶心、呕吐、耳鸣、眼花、心悸。吸入新鲜空气后，症状能迅速缓解。

（2）中度中毒：上述症状加重，并出现呼吸及脉搏增快，烦躁不安，步态不稳，颜面潮红，口唇呈樱桃红色以及嗜睡，瞳孔对光反应迟钝等浅昏迷的表现。经积极抢救，吸氧后意识可恢复，一般不留后遗症。

（3）重度中毒：患者呈现深昏迷，常并发脑水肿、肺水肿、心肌损害、心律失常、惊厥、皮肤、黏膜苍白或青紫，胸肩部和四肢可出现水泡和红肿。严重者出现呼吸循环衰竭而死亡。重度中毒患者经抢救后往往留有后遗症，如迟发性脑病（去大脑皮质综合征）及神经精神病并发症等。

（二）心理社会状态

患者常因急性发病而焦虑不安。重度中毒者清醒后可因并发症、后遗症而产生焦虑、悲观失望的心理。

★ 注意事项：

（1）一氧化碳中毒后，应注意对患者进行病情观察，预防并发症的发生，同时保持其呼吸道的通畅，以免窒息等发生。

（2）一氧化碳中毒患者苏醒后，应休息观察2周，以防止迟发脑病以及心脏并发症的发生，即患者苏醒后不能立即开始工作。

（3）一氧化碳中毒患者多处于昏迷状态，此时患者保持平卧并且头偏向一侧，以防止呕吐物进入气管而导致窒息，适当解开患者衣领，避免其对气管产生束缚。

（4）轻度中毒者经吸氧后可完全恢复，而重度患者昏迷时间过长则提示缺氧严重，患者可发展成去大脑皮质状态，其中部分患者仍能恢复。但出现迟发脑病患者恢复较慢，少数可留有持久症状。

任务实施

一、实施条件（表7-2-1）

表7-2-1　一氧化碳中毒患者的救护实施条件

名称	基本条件	要求
实施环境	（1）模拟实验室；（2）理实一体化多媒体示教室；（3）Wi-Fi；（4）智慧职教云平台	模拟实验室安静整洁、光线良好、通风保暖；可实时在线观看操作视频等网络资源
设施设备	（1）供氧装置；（2）室温调试空调；（3）生活垃圾桶、医用垃圾桶；（4）心电监护仪；（5）制冷装置	供氧装置运行良好，空调调试运行良好；监护仪符合使用规程；制冷装置良好。符合垃圾处理原则
物品准备	（1）20%甘露醇；（2）冰袋、冰帽；（3）二磷酸腺苷、辅酶A、细胞色素C、葡萄糖、维生素C、维生素B；（4）输液瓶；（5）输液器；（6）抗生素；（7）消毒液；（8）压舌板、牙垫；（9）弯盘；（10）胶布；（11）镊子；（12）润滑油；（13）棉签；（14）开口器、舌钳；（15）防压疮床垫	物品准备齐全，摆放有序，均在有效期内
人员准备	模拟患者：由学生自行分组，模拟扮演	了解病例情况，进入角色扮演
	操作者仪表端庄、着装规范、洗手	熟悉一氧化碳患者的救护流程

二、实施步骤

（一）评估

1. 环境　安静整洁、光线良好、通风保暖。
2. 物品
①20%甘露醇；②冰袋、冰帽；③三磷酸腺苷、辅酶A、细胞色素C、葡萄糖、维生素C、B；④输

液瓶；⑤输液器；⑥抗生素；⑦消毒液；⑧压舌板、牙垫；⑨弯盘；⑩胶布；⑪镊子；⑫润滑油；⑬棉签；⑭开口器、舌钳；⑮防压疮床垫。

3. **模拟患者**

（1）自身情况：了解病例情况，进入角色扮演。

（2）心理情况：符合一氧化碳中毒患者心理状况。

（3）健康知识：熟悉一氧化碳中毒患者健康史及临床表现。

（4）能配合护士完成资料收集阶段。

4. **操作者**　着装整洁、规范洗手、戴口罩。

（二）实施

1. **安全环境**　操作环境安全，宽敞明亮，温湿度符合要求。

2. **有效沟通**

（1）询问患者有无一氧化碳接触史，询问患者职业、生活、一氧化碳接触情况。

（2）详细询问患者身体状况，安抚患者，使其能够配合抢救。一氧化碳中毒的检查经常使用血液碳氧血红蛋白测定，轻度中毒时碳氧血红蛋白浓度为10%～20%，中度为30%～40%，重度在50%以上。

3. **舒适体位**　帮助患者取平卧位。

4. **紧急救护过程**

（1）迅速脱离中毒环境：将患者脱离有毒现场，安置在空气流通的地方，松解衣扣，注意保暖。

（2）纠正缺氧：应尽快用鼻导管或面罩给以高流量吸氧，对重度中毒者有条件时可行高压氧舱治疗，迅速排出一氧化碳，纠正组织缺氧，并可降低脑细胞通透性、降低颅内压、防止脑水肿。一氧化碳中毒时吸氧可以快速地使一氧化碳排除，促进氧气的吸收。

（3）改善脑组织代谢：一氧化碳中毒所致的脑水肿，可在24～48h发展至高峰。患者应绝对卧床休息，床头抬高15～30°；按医嘱应用20%甘露醇快速加压静滴，必要时加用呋塞米及激素类药物。

（4）并发症预防及护理：预防肺部继发感染，注意保暖，保持呼吸道通畅，及时清除口腔及咽部分泌物及呕吐物，防止吸入窒息，合理使用抗生素。

5. **健康宣教**

（1）加强预防煤气中毒的宣传。

（2）厂矿、企业认真执行安全操作规程，注意劳动保护，经常检测一氧化碳浓度。

（3）生活用煤要安装烟囱或风斗，保持通畅、严密，防止漏烟，窗上应安装风斗。

6. **心理护理**　安抚患者因急性发病而焦虑不安的情绪。

（三）评价

（1）质量标准：患者缺氧的症状减轻或恢复；情绪稳定；能及时预防和控制肺炎、肺水肿、心肌损害和迟发性脑病的发生。

（2）熟练程度：程序正确，操作规范，动作熟练。

（3）人文关怀：沟通有效、语言亲切，态度和蔼。

操作流程

三、考核标准（表7-2-2）

表7-2-2 一氧化碳中毒患者的救护考核标准

考核内容		评分要求	分值	得分	备注
评估 （15分）	物品	（1）20%甘露醇；（2）冰袋、冰帽；（3）三磷酸腺苷、辅酶A、细胞色素C、葡萄糖、维生素C、B；（4）输液瓶；（5）输液器；（6）抗生素；（7）消毒液；（8）压舌板、牙垫；（9）弯盘；（10）胶布；（11）镊子；（12）润滑油；（13）棉签；（14）开口器、舌钳；（15）防压疮床垫	4		
	环境	安静整洁、光线良好、通风保暖	2		
	模拟患者	1. 自身情况：了解病例情况，进入角色扮演	2		
		2. 心理情况：符合一氧化碳中毒患者心理状况	2		
		3. 健康知识：熟悉一氧化碳中毒患者健康史及临床表现	2		
	操作者	着装整洁、规范洗手、戴口罩	3		
计划 （5分）	预期目标	1. 在规定的时间（15min）内完成	3		
		2. 操作过程正确，使患者意识恢复，无并发症发生	1		
		3. 通过健康教育使患者熟知一氧化碳中毒的预防知识	1		
实施 （60分）	安全环境	1. 安静整洁、光线良好、通风保暖	2		
		2. 保证室温能够控制在20~25℃	2		
	有效沟通	3. 询问患者有无一氧化碳接触史，询问患者职业、生活、个体一氧化碳接触情况	3		
		4. 详细询问患者身体状况，安抚患者，使其能够配合抢救	3		
	舒适体位	5. 帮助患者取平卧位	3		
	紧急救护过程	6. 迅速脱离中毒环境：将患者脱离有毒现场，安置在空气流通的地方，松解衣扣，注意保暖	5		
		7. 纠正缺氧：应尽快用鼻导管或面罩给以高流量吸氧，对重度中毒者有条件时可行高压氧舱治疗，迅速排出一氧化碳，纠正组织缺氧，并可降低脑细胞通透性、降低颅内压、防止脑水肿	10		
		8. 改善脑组织代谢：一氧化碳中毒所致的脑水肿，可在24~48h发展至高峰。患者应绝对卧床休息，床头抬高15~30°；按医嘱应用20%甘露醇快速加压静滴，必要时加用呋噻咪及激素类药物；头置冰袋、冰帽降温，保护脑细胞，减少耗氧及代谢	10		
		9. 并发症预防及护理：预防肺部继发感染，注意保暖，保持呼吸道通畅，及时清除口腔及咽部分泌及呕吐物，防止吸入窒息，合理使用抗生素	10		
	健康宣教	10. 加强预防煤气中毒的宣传	3		
		11. 厂矿、企业认真执行安全操作规程，注意劳动保护，经常检测一氧化碳浓度	3		
		12. 生活用煤要安装烟囱或风斗，保持通畅、严密，防止漏烟。窗上应安装风斗	3		
	心理护理	13. 安抚患者因急性发病而焦虑不安的情绪	3		

续表

考核内容	评分要求	分值	得分	备注
评价 （20分）	1. 患者缺氧的症状减轻或恢复	3		
	2. 皮损处妥善处理	3		
	3. 情绪安定	3		
	4. 能及时观察并预防并发症	5		
	5. 程序正确，操作规范，动作熟练	2		
	6. 沟通有效、语言亲切，态度和蔼	2		
	7. 在规定时间（15min）内完成	2		
总分		100		

四、同步练习

选择题

1. 一氧化碳中毒后，产生低氧血症的主要原因是（　　）。
   A. 结合成还原血红蛋白　　　　　　　B. 结合成碳氧血红蛋白
   C. 结合成高铁血红蛋白　　　　　　　D. 影响氧的弥散

2. 一氧化碳中毒最初出现的症状是（　　）。
   A. 头痛、头晕　　　B. 恶心、呕吐　　　C. 表情淡漠　　　D. 昏迷

3. 急性一氧化碳中毒特征性表现是（　　）。
   A. 颜面潮红　　　　　　　　　　　　B. 头痛、头晕
   C. 昏迷　　　　　　　　　　　　　　D. 皮肤黏膜呈樱桃红色

4. 抢救一氧化碳中毒的首要措施是（　　）。
   A. 撤离中毒环境　　　　　　　　　　B. 保持呼吸道通畅
   C. 应用脱水剂　　　　　　　　　　　D. 应用利尿剂

参考答案

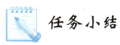 **任务小结**

任务掌握程度	任务存在问题	努力方向
完全掌握 □ 部分掌握 □ 没有掌握 □		
任务学习记录		

导学视频

任务三 烧伤、烫伤患者的救护

任务描述

　　患儿男，4岁半，误服装在饮料瓶中的硫酸，又将瓶中剩余的硫酸洒在了手臂上，家人将其送往医院急诊科，经检查发现：该病儿口腔黏膜、咽部及食管均疼痛和溃烂，剧烈腹痛、呕吐，呕吐物带血液成分。

　　工作任务：如何对患儿实施救护？

任务目标

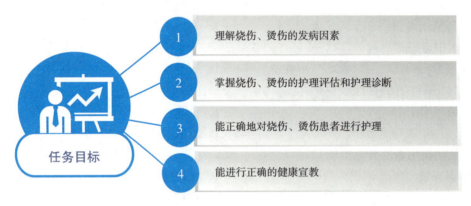

1. 理解烧伤、烫伤的发病因素
2. 掌握烧伤、烫伤的护理评估和护理诊断
3. 能正确地对烧伤、烫伤患者进行护理
4. 能进行正确的健康宣教

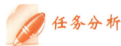
任务分析

★ 概述

　　烧烫伤是由于热力、化学物品、电流、放射线等作用于人体所引起的损伤，它不仅会使皮肤损伤而且还可深达肌肉骨骼，严重者能引起感染、休克等。临床上以热力烧伤多见。

　　据不完全统计，我国烧伤年发病率为1.5%～2.0%，即每年约有2000万人遭受不同程度烧伤，其中约5%的烧伤患者需要住院治疗。烧伤一般是突发事件，患者没有任何心理准备的情况下，瞬间意外地改变了正常日常生活形态，这给患者带来了很大的心理压力和思想负担，无法迅速调整自己的心态适应现实。并在患病到治疗结束出院会经历痛苦、恐惧、焦虑、紧张、孤独、绝望、悲观的阶段，这会对治疗造成影响，甚至会起到反作用。

　　★ 注意事项：

　　（1）衣物着火应立即脱去，或就地卧倒打滚压灭火焰、或用水浸各种物体扑盖灭火。

　　（2）如为烫伤，衣服被开水浸透时，应用剪刀剪开或撕开脱去，切勿强行拉扯，以免烫伤的皮肤脱落。

　　（3）对酸、碱等化学物质烧伤，立即脱去或剪开沾有化学物质的衣服，以大量清水冲洗为首选措施,而且冲洗时间应适当延长。

(4) 烧伤后创面不能涂红药水或甲紫等有色外用药。因为涂抹红药水、甲紫等有色外用药,会影响早期对创面深度的判断和增加清创困难,为后续治疗增加难度。同时,大面积创面涂擦红汞,汞可由创面吸收而导致汞中毒;小面积暴露部位,面部涂有色外用药,可能造成治愈后色素加重的现象,而影响容貌。

 任务实施

一、实施条件（表7-3-1）

表7-3-1 烧伤、烫伤患者的救护实施条件

名称	基本条件	要求
实施环境	(1) 模拟实验室；(2) 理实一体化多媒体示教室；(3) Wi-Fi；(4) 智慧职教云平台	模拟实验室安静整洁、光线良好、通风保暖；可实时在线观看操作视频等网络资源
设施设备	(1) 呼吸球囊；(2) 室温调试空调；(3) 生活垃圾桶、医用垃圾桶；(4) 心电监护仪；(5) 除颤仪；(6) 供氧装置	呼吸球囊完好,空调调试运行良好；监护仪符合使用规程；除颤仪符合使用规范。供氧装置完好；符合垃圾处理原则
物品准备	(1) 京万红软膏、烧伤软膏；(2) 剪刀；(3) 无菌注射针头；(4) 输液瓶；(5) 输液器；(6) 抗生素；(7) 消毒液；(8) 敷料；(9) 弯盘；(10) 胶布；(11) 镊子；(12) 破伤风抗毒素；(13) 棉签；(14) 开口器、舌钳；(15) 防压疮床垫；(16) 心肺复苏按压板；(17) 夹板、绷带；(18) 止痛药；(19) 气管切开包	物品准备齐全,摆放有序,均在有效期内
人员准备	模拟患者：由学生自行分组,模拟扮演	了解病例情况,进入角色扮演
	操作者仪表端庄、着装规范、洗手	熟悉烧伤、烫伤患者的救护流程

二、实施步骤

(一) 评估

1. 环境　安静整洁、光线良好、通风保暖。
2. 物品
①京万红软膏、烧伤软膏；②剪刀；③无菌注射针头；④输液瓶；⑤输液器；⑥抗生素；⑦消毒液；⑧敷料；⑨弯盘；⑩胶布；⑪镊子；⑫破伤风抗毒素；⑬棉签；⑭开口器、舌钳；⑮防压疮床垫；⑯心肺复苏按压板；⑰夹板、绷带；⑱止痛药；⑲气管切开包。
3. 模拟患者
(1) 自身情况：了解病例情况,进入角色扮演。
(2) 心理情况：符合烧伤患者心理状况。
(3) 健康知识：熟悉不同烧伤患者健康史及临床表现。
(4) 能配合护士完成资料收集阶段。
4. 操作者　着装整洁、规范洗手、戴口罩。

(二) 实施

1. 院前紧急救护

（1）迅速脱离致伤环境，将伤员救离火场、高温蒸汽等环境。

（2）去除衣物和清除致伤物质：

①衣物着火应立即脱去，或就地卧倒打滚，压灭火焰、或用水浸各种物体扑盖灭火。

②如为烫伤，衣服被开水浸透时，应用剪刀剪开或撕开脱去，切勿强行拉扯，以免烫伤的皮肤脱落。

③对酸、碱等化学物质烧伤，立即脱去成剪开沾有酸的衣服，以大量清水冲洗为首选措施，而且冲洗时间应适当延长。

④切勿强行拉扯患者衣物，防止造成其他损伤。

（3）保护创面：根据不同面积，不同程度的烧伤进行对应处理。

（4）电击烧伤处理：应立即关闭电源将伤员转移至通风处松开衣服，如呼吸心搏骤停时立即进行心肺复苏。

（5）合并严重创伤处理：如严重车祸、爆炸事故时烧伤同时合并有骨折、脑外伤、气胸或腹部脏器损伤，均应先按外伤急救原则作相应紧急处理，如用急救包填塞包扎、开放气胸、大出血、简单固定骨折等，再送附近医院处理。

（6）迅速转运：患者生命体征相对平稳后，再送附近医院进一步救治。有呼吸道烧伤者转运前应先做气管切开，避免转运途中发生窒息。

2. 院内紧急救护

（1）镇静、止痛：烧伤后伤病员多有不同程度疼痛和躁动应给予适当镇静、止痛。病情明确疼痛剧烈的患者可给予止痛药物，对合并呼吸道烧伤、颅脑损伤或小儿烧伤者禁用吗啡，以免影响呼吸功能。

（2）保持呼吸道通畅：注意患者有无呼吸道烧伤，如有呼吸困难，应及时行气管切开，保持呼吸道通畅。

（3）预防休克：迅速补充液体，能口服者尽量口服含盐饮料，不能口服者静脉补液。有大出血、骨折者采取相应处理。

3. 一般护理 病情严重者应注意口腔护理、皮肤护理，预防口腔炎和压疮的发生。保持患者局部伤口辅料的清洁、干燥，防止脱落。

4. 病情观察 细心观察患者的意识状态，每小时测量体温、脉搏、呼吸、尿量，注意尿的颜色并及时记录，并详细记录患者每小时的出入量，每8h小结一次（从受伤算起），24h总结一次。如出现烦躁不安或表情淡漠、烦躁口渴、脉细速、血压下降、肢端厥冷、尿量少甚至无尿等，应及时报告医生。

5. 对症护理

（1）休克期护理：大面积烧伤患者需快速输液，以恢复有效循环血量，护理人员必须保护好静脉通道，掌握正确输液的知识。未能平稳度过休克期的患者，易早期暴发脓毒症。防治烧伤休克的主要措施是输液治疗。

（2）感染的防控：

①密切观察创面变化。

②协助医生正确处理创面并做好创面护理。

③遵医嘱应用抗生素。

④做好消毒隔离工作。

6. 健康宣教

（1）告知社区人群防火、灭火、自救常识，预防烧伤事件的发生。

（2）指导患者进行正确的功能锻炼，以主动运动为主，被动运动为辅，以减轻瘢痕挛缩肌肉萎缩等原因造成躯体功能障碍。

（3）嘱咐患者避免抓挠、暴晒、使用刺激性强的肥皂和过热的水接触初愈的皮肤。

7. 心理护理　对有恐惧反应或压抑反应者，鼓励患者表达情感，对伤残或者面容受损害者，应注意沟通技巧，使患者精神放松，避免无意中对患者自尊心的伤害；鼓励患者认识自己的人生价值，正确对待伤残，鼓起生活勇气。

（三）评价

（1）质量标准：生命体征平稳；创面清洁，无感染发生。

（2）熟练程度：程序正确，操作规范，动作熟练。

（3）人文关怀：沟通有效、语言亲切，态度和蔼。

操作流程

三、考核标准（表7-3-2）

表7-3-2　烧伤、烫伤患者的救护考核标准

考核内容		评分要求	分值	扣分	得分	备注
评估 （15分）	物品	（1）京万红软膏、烧伤软膏；（2）剪刀；（3）无菌注射针头；（4）输液瓶；（5）输液器；（6）抗生素；（7）消毒液；（8）敷料；（9）弯盘；（10）胶布；（11）镊子；（12）破伤风抗毒素；（13）棉签；（14）开口器、舌钳；（15）防压疮床垫；（16）心肺复苏按压板；（17）夹板、绷带；（18）止痛药；（19）气管切开包	4			
	环境	安静整洁、光线良好、通风保暖	2			
	模拟患者	1. 自身情况：了解病例情况，进入角色扮演	2			
		2. 心理情况：符合烧伤者心理状况	2			
		3. 健康知识：熟悉不同烧伤者健康史及临床表现	2			
	操作者	着装整洁、规范洗手、戴口罩	3			
计划 （5分）	预期目标	1. 在规定的时间（15min）内完成	3			
		2. 操作过程正确，使患者意识恢复，无并发症发生	1			
		3. 通过健康教育使患者熟知烧伤护理的知识	1			

续表

考核内容		评分要求	分值	扣分	得分	备注
实施 (60分)	院前紧急救护	1. 迅速脱离致伤环境 将伤员救离火场、高温蒸汽等环境	3			
		2. 去除衣物和清除致伤物质：(1) 衣物着火应立即脱去，或就地卧倒打滚压灭火焰。(2) 如为烫伤，衣服被开水浸透时，应用剪刀剪开或撕开脱去。(3) 对酸、碱等化学物质烧伤，立即脱去或剪开沾有酸的衣服，以大量清水冲洗为首选措施，而且冲洗时间应适当延长	6			
		3. 保护创面：根据不同面积，不同程度的烧伤进行对应处理	6			
		4. 电击烧伤处理：应立即关闭电源将伤员转移至通风处松开衣服，如呼吸心搏骤停时立即进行心肺复苏	6			
		5. 合并严重创伤处理：如严重车祸、爆炸事故时烧伤同时合并有骨折、脑外伤、气胸或腹部脏器损伤，均应先按外伤急救原则作相应紧急处理，如用急救包填塞包扎、开放气胸、大出血、简单固定骨折等，再送附近医院处理	6			
		6. 迅速转运：患者生命体征相对平稳后，再送附近医院进一步救治。有呼吸道烧伤者转运前应先做气管切开，避免转运途中发生窒息	4			
	院内紧急救护	7. 镇静、止痛：病情明确疼痛剧烈的患者可给予止痛药物，对合并呼吸道烧伤、颅脑损伤或小儿烧伤者禁用吗啡，以免影响呼吸功能	6			
		8. 保持呼吸道通畅：注意患者有无呼吸道烧伤，如有呼吸困难，应及时行气管切开，保持呼吸道通畅	6			
		9. 预防休克：迅速补充液体，能口服者尽量口服含盐饮料，不能口服者静脉补液。有大出血、骨折者采取相应处理	4			
	健康宣教	10. 告知社区人群防火、灭火、自救常识，预防烧伤事件的发生	2			
		11. 指导患者进行正确的功能锻炼，以主动运动为主，被动运动为辅，以减轻瘢痕挛缩肌肉萎缩等原因造成躯体功能障碍	3			
		12. 嘱咐患者避免抓挠、暴晒、使用刺激性强的肥皂和过热的水接触初愈的皮肤	3			
	心理护理	13. 鼓励患者认识自己的人生价值，正确对待伤残，鼓起生活勇气	5			
评价 (20分)		1. 创面处理妥当	4			
		2. 护士能及时观察并预防并发症	4			
		3. 程序正确，操作规范，动作熟练	4			
		4. 沟通有效、语言亲切，态度和蔼	4			
		5. 在规定时间（15min）内完成	4			
总分			100			

四、同步练习

选择题

1. 治疗烧伤的主要原则是（　　）。

A. 抗感染　　　　　　　B. 纠正水、电解质紊乱　C. 补充血容量　　　　　D. 抢救生命

参考答案

E. 抗休克治疗

2. 烧伤患者首要的救护措施是（　　）。
   A. 迅速脱离致伤环境　　B. 去除衣物　　　　C. 补液　　　　　　D. 保护创面
   E. 清除致伤物质

3. 下列因素不会导致烧伤的是（　　）。
   A. 火焰　　　　　　　　　　　　　　　　B. 蒸汽
   C. 放射线　　　　　　　　　　　　　　　D. 强酸
   E. 紫外线

4. 下列不是烧伤创面感染的征象的是（　　）。
   A. 渗出液多　　　　　　　　　　　　　　B. 创缘下陷
   C. 创面水肿　　　　　　　　　　　　　　D. 表皮完整
   E. 肉芽颜色转暗

知识拓展

补液患者的输液调节观察点

1. 尿量　尿量是判断血容量是否足够的一个重要、简便、可靠、敏感的指标，可作为调节输液的重要指标。详细观察和记录患者尿量，留置导尿管应保持通畅，发现少尿或无尿时，应检查尿管是否堵塞。

2. 患者状态　有休克或缺氧的表现，须加快输液。

3. 末梢循环　肢端温暖，毛细血管充盈良好，表示输液适当；肢端湿冷，末梢循环充盈不良，提示有早期休克，须加快输液。

任务小结

任务掌握程度	任务存在问题	努力方向
完全掌握 □		
部分掌握 □		
没有掌握 □		
任务学习记录		

导学视频

任务四　中暑患者的救护

任务描述

王女士，45岁。在高温环境下工作3h后，突然感到全身软弱，乏力、头晕、头痛，出汗减少。来医院就诊，查体：41.3℃，面色潮红，脉搏108次/min，呼吸26次/min，心肺无异常。既往无高血压病史，无家族遗传史及传染病史，无烟酒嗜好。

工作任务：如何对王女士实施救护？

任务目标

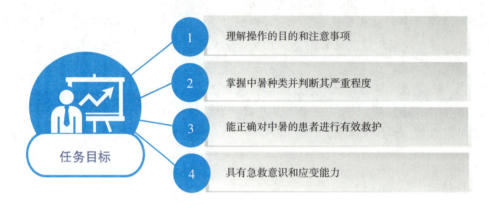

1. 理解操作的目的和注意事项
2. 掌握中暑种类并判断其严重程度
3. 能正确对中暑的患者进行有效救护
4. 具有急救意识和应变能力

任务分析

★ 中暑是指人体长时间处在高温和湿度较大的环境中，而导致的以体温调节中枢功能障碍、汗腺功能衰竭及水、电解质紊乱为特征的一组急性综合征。根据发病机制与临床表现不同，通常将中暑分为先兆中暑、轻度中暑和重度中暑。其中重度中暑又分为热痉挛、热衰竭和热射病。

中暑救护是根据患者病情做出初步判断，确定急救原则，并采取相应措施进行的紧急救护处理，以达到患者体温恢复正常，水、电解质维持平衡，血压、脉搏、尿量正常，皮肤血管充盈良好，无休克、脑水肿和心力衰竭等并发症发生的目的。

★ 注意事项：

（1）发现中暑患者需迅速将患者撤离高温环境，安置到通风、阴凉处。

（2）询问是否是在高热环境下工作导致发病，评估健康史。

（3）热射病是一种致命性急症，以高热、无汗、意识障碍"三联征"为典型表现，是中暑最严重的类型。

（4）热痉挛主要表现为四肢痛、肠绞痛和腹壁痛，以小腿腓肠肌的痉挛性疼痛最常见，多呈对称性、阵发性发作，持续数分钟后缓解，无明显体温升高。

（5）为患者降温时，一般要求在1h内使直肠温度降至38℃左右，降温速度决定患者的预后，必须争取时间尽快降温。

（6）对早期出现周围循环衰竭者，重者应尽快建立静脉通道，补充5%葡萄糖盐溶液。

（7）体外降温无效者可用冰盐水或冰5%葡萄糖盐溶液进行肠灌洗，有抽搐者加用10%水合氯醛，也可经股动脉向患者体内注入4～10℃的5%葡萄糖盐溶液约1000mL。

（8）若患者已出现昏迷，物理降温同时配合药物降温效果更佳。常用的为人工冬眠剂Ⅰ号（氯丙嗪50mg、异丙嗪50mg、哌替啶100mg）。

（9）降温过程中，注意观察患者反应，高热伴四肢末梢厥冷、发绀者，常提示病情危重。

（10）高热患者饮食以清淡为宜，给予细软、易消化、高热量、高维生素、高蛋白、低脂肪饮食。鼓励患者多饮水，多吃新鲜水果和蔬菜。

任务实施

一、实施条件（表7-4-1）

表7-4-1 中暑患者的救护实施条件

名称	基本条件	要求
实施环境	（1）模拟实验室；（2）理实一体化多媒体示教室；（3）Wi-Fi；（4）智慧职教云平台	模拟实验室安静整洁、光线良好、通风保暖，可实时在线观看操作视频等网络资源
设施设备	（1）冷藏容器；（2）室温调试空调；（3）供氧装置；（4）生活垃圾桶、医用垃圾桶；（5）心电监护仪	冷藏容器运行良好；空调调试运行良好；供氧装置运行良好；监护仪符合使用规程；符合垃圾处理原则
物品准备	（1）冰袋；（2）含盐冰水、冰饮料；（3）4～10℃ 5%葡萄糖盐溶液；（4）冰水、毛巾；（5）体温计、水温计；（6）10%水合氯醛；（7）一次性灌肠包；（8）氯丙嗪、异丙嗪、哌替啶；（9）清洁衣裤、被褥；（10）一次性口腔护理包；（11）开口器、舌钳	物品准备齐全，摆放有序，均在有效期内
人员准备	模拟患者：由学生自行分组，模拟扮演	了解病例情况，进行角色扮演
	操作者仪表端庄、着装规范、洗手	熟悉中暑患者的救护流程

二、实施步骤

（一）评估

1. 环境　安静整洁、光线良好、通风保暖。

2. 物品

①冰袋；②含盐冰水、冰饮料；③4～10℃ 5%葡萄糖盐溶液；④冰水、毛巾；⑤体温计、水温计；⑥10%水合氯醛；⑦一次性灌肠包；⑧人工冬眠合剂Ⅰ号（氯丙嗪50mg、异丙嗪50mg、哌替啶100mg）；⑨清洁衣裤、被褥；⑩一次性口腔护理包；⑪开口器、舌钳。

3. 模拟患者

（1）自身情况：了解病例情况，进行角色扮演。

(2) 心理情况：焦虑、恐惧等心理状况。

(3) 能配合护士完成资料收集阶段。

4. 操作者　着装整洁、规范洗手、戴口罩。

（二）实施

1. 舒适环境　操作环境适宜，宽敞明亮，温湿度符合要求。保证室温能够控制在20~25℃。

2. 有效沟通

(1) 评估患者中暑原因。

(2) 详细询问患者身体状况，安抚患者，使其能够配合抢救。

3. 紧急救护过程

(1) 撤离高温环境：迅速将患者撤离高温环境，安置到通风、阴凉处，解开或脱去外衣，取平卧位，安静休息。

(2) 迅速降温：根据患者病情和现场的条件可采取不同的降温措施，如对轻症患者可反复给予冷水擦拭全身，饮用含盐冰水或冰饮料，置冰袋于患者头部、腋窝及腹股沟等处，直至体温降至38℃以下。

(3) 改善周围循环状况：对早期出现周围循环衰竭者，应补充水分及电解质溶液，轻者口服即可，重者应尽快建立静脉通道，补充5%葡萄糖盐溶液。一般先兆中暑和轻度中暑的患者经上述处理后均可恢复正常，但对疑为重度中暑者应立即转送医院，进一步救治。

4. 救护后工作

(1) 环境降温：室温控制在20~25℃。

(2) 体表降温：可用冰水擦浴和冷水浴。

(3) 体内降温：体外降温无效者可用冰盐水或冰5%葡萄糖盐溶液进行肠灌洗。

(4) 药物降温：若患者已出现昏迷，物理降温同时配合药物降温效果更佳，常用人工冬眠合剂Ⅰ号。

(5) 病情观察：密切观察生命体征及降温效果。

5. 对症护理　对为患者进行皮肤护理、口腔护理及高热惊厥护理等。

6. 健康教育　能为患者进行中暑、防暑相关知识讲解。一般要求在1h内使直肠温度降至38℃左右，降温速度决定患者的预后，必须争取时间尽快降温。

（三）评价

(1) 质量标准：患者体温恢复正常并未出现波动；能及时观察并预防并发症。

(2) 熟练程度：程序正确，操作规范，动作熟练。

(3) 人文关怀：沟通有效、语言亲切，态度和蔼。

操作流程

三、考核标准（表7-4-2）

表7-4-2 中暑患者的救护考核标准

考核内容		评分要求	分值	得分	备注
评估 （15分）	物品	（1）冰袋；（2）含盐冰水、冰饮料；（3）4～10℃5%葡萄糖盐溶液；（4）冰水、毛巾；（5）体温计、水温计；（6）10%水合氯醛；（7）一次性灌肠包；（8）氯丙嗪、异丙嗪、哌替啶；（9）清洁衣裤、被褥；（10）一次性口腔护理包；（11）开口器、舌钳	4		
	环境	安静整洁、光线良好、通风保暖	2		
	模拟患者	1. 自身情况：了解病例情况，进行角色扮演	3		
		2. 心理情况：焦虑、恐惧等心理状况	3		
	操作者	着装整洁、规范洗手、戴口罩	3		
计划 （5分）	预期目标	1. 在规定的时间（15min）内完成	3		
		2. 操作过程正确，使患者体温降至正常，无并发症发生	1		
		3. 通过健康教育使患者熟知防暑知识	1		
实施 （60分）	舒适 环境	1. 安静整洁、光线良好、通风保暖	2		
		2. 保证室温能够控制在20～25℃	2		
	有效 沟通	3. 评估患者中暑原因	4		
		4. 详细询问患者身体状况，安抚患者，使其能够配合抢救	5		
	紧急救护 过程	5. 撤离高温环境 迅速将患者撤离高温环境，安置到通风、阴凉处，解开或脱去外衣，取平卧位，安静休息	10		
		6. 迅速降温 根据患者病情和现场的条件可采取不同的降温措施，如对轻症患者可反复给予冷水擦拭全身，饮用含盐冰水或冰饮料，置冰袋于患者头部、腋窝及腹股沟等处	10		
		7. 改善周围循环状况 对早期出现周围循环衰竭者，应补充水分及电解质溶液，轻者口服即可，重者应尽快建立静脉通道，补充5%葡萄糖盐溶液	10		
	救护后 工作	8. 环境降温：室温控制在20℃～25℃	2		
		9. 体表降温：可用冰水擦浴和冷水浴	3		
		10. 体内降温：体外降温无效者可用冰盐水或冰5%葡萄糖盐溶液进行肠灌洗	3		
		11. 药物降温：若患者已出现昏迷，物理降温同时配合药物降温效果更佳	2		
		12. 病情观察：密切观察生命体征及降温效果	2		
		13. 对症护理：为患者进行皮肤护理、口腔护理及高热惊厥护理等	3		
		14. 健康教育：能为患者进行中暑、防暑相关知识讲解	2		
评价 （20分）		1. 中暑患者体温恢复正常并未出现波动	4		
		2. 护士能及时观察并预防并发症	4		
		3. 程序正确，操作规范，动作熟练	4		
		4. 沟通有效、语言亲切、态度和蔼	4		
		5. 在规定时间（15min）内完成	4		
总分			100		

四、同步练习

选择题

1. 中暑患者的首要救护措施是（　　）。
   A. 吸氧　　　　　　　B. 降温　　　　　　　C. 治疗脑水肿　　　　D. 纠正水、电解质紊乱
   E. 迅速转运患者至医院

2. 热痉挛最易发生痛性痉挛的肌肉是（　　）。
   A. 腹直肌　　　　　　B. 胸大肌　　　　　　C. 肠平滑肌　　　　　D. 腓肠肌
   E. 肱二头肌

3. 人工冬眠合剂Ⅰ号的成分有（　　）。
   A. 氯丙嗪、异丙嗪、哌替啶　　　　　　　　B. 氯丙嗪、异丙嗪、吗啡
   C. 氯丙嗪、异丙嗪、苯巴比妥　　　　　　　D. 氯丙嗪、异丙嗪、巴比妥钠
   E. 氯丙嗪、异丙嗪、硫喷妥钠

4. 中暑患者降温时的环境温度应控制在（　　）。
   A. 5～10℃　　　　　　B. 20～25℃　　　　　C. 10～18℃　　　　　D. 25～28℃
   E. 18～22℃

知识拓展

热射病

热射病是暴露在高温高湿环境中导致机体核心温度迅速升高，超过40℃，伴有皮肤灼热、意识障碍（如谵妄、惊厥、昏迷）等多器官系统损伤的严重临床综合征。该疾病是一种危及生命的疾病。热射病高发人群为青年或老人，快速冷却和支持多器官功能治疗是临床最有效的治疗方法，但患者发生永久性的神经损伤或死亡率非常高，该病通常发生在夏季高温同时伴有高湿的天气。另外户外工作的人群中发病率也处于高水平。热射病发病需要紧急采取降温处理，因其治疗不及时会导致呼吸系统、消化系统等多系统器官衰竭，造成严重的并发症，甚至引起死亡，所以该疾病在临床上一直受到重点关注。

任务小结

任务掌握程度	任务存在问题	努力方向
完全掌握 □ 部分掌握 □ 没有掌握 □		
任务学习记录		

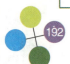

任务五　急性脑血管意外患者的救护

导学视频

任务描述

张先生，55 岁，高血压病史 20 年。在家观看篮球比赛直播时突然倒在沙发上，家人呼之不应，急忙拨打"120"电话。急诊医生初步诊断为急性脑出血，立即转送医院治疗。

工作任务：请立即对张先生实施紧急救护。

任务目标

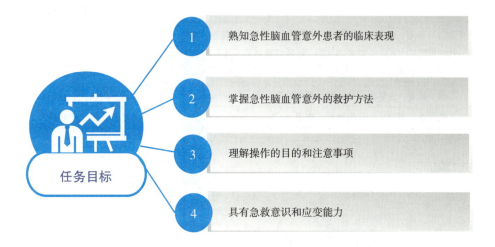

1. 熟知急性脑血管意外患者的临床表现
2. 掌握急性脑血管意外的救护方法
3. 理解操作的目的和注意事项
4. 具有急救意识和应变能力

任务分析

★ 急性脑血管意外又称脑卒中或中风，是指由于脑局部血液循环障碍所导致的神经功能缺损综合征。急性起病，症状持续时间至少 24h 以上，包括脑梗死、脑出血、蛛网膜下腔出血等。急性脑血管意外是严重危害人类健康的常见病，发病率、死亡率和致残率都很高。

急性脑血管意外的救护是通过对患者进行正确的护理评估后，采取相应措施实施的紧急救护处理，从而达到改善微循环，减轻脑水肿，防治并发症，降低死亡率、致残率以及减少复发的目的。

★ 注意事项：

（1）高血压是各类型急性脑血管意外中最重要的危险因素。

（2）急性脑血管意外临床表现常以猝然昏倒、不省人事或突然发生口眼歪斜、半身不遂、言语不清、智力障碍为主要特征。

（3）患者对突然发生肢体瘫痪，生活难以自理会产生焦虑、恐惧、绝望等心理反应。

（4）脑血管意外发病后能否及时送到医院进行救治是能否达到最好救治效果的关键。

（5）一旦发现脑血管意外患者，首先应保持安静减少搬动，立即给患者半卧位，减轻脑水肿；若患者昏迷，可为患者取侧卧位或平卧位头偏向一侧。

（6）如患者抽搐，注意预防窒息和舌咬伤。

（7）严密观察生命体征，注意瞳孔变化和意识改变。

（8）消除不良刺激，避免情绪激动，严格限制探视，特别要防止亲友对患者的各种刺激，禁止头部活动。

 任务实施

一、实施条件（表7-5-1）

表7-5-1 急性脑血管意外患者的救护实施条件

名称	基本条件	要求
实施环境	（1）模拟实验室；（2）理实一体化多媒体示教室；（3）Wi-Fi；（4）智慧职教云平台	模拟实验室安静整洁、光线良好、通风保暖，可实时在线观看操作视频等网络资源
设施设备	（1）供氧装置；（2）负压吸引装置；（3）呼吸机；（4）多功能床；（5）生活垃圾桶、医用垃圾桶；（6）心电监护仪；（7）心电图机	供氧装置负压吸引装置运行良好；呼吸机运行良好；心电监护仪、心电图机运行良好；符合垃圾处理原则
物品准备	（1）纱布；（2）舌钳；（3）牙垫；（4）气管插管包；（5）20%甘露醇；（6）呋塞米；（7）静脉留置针；（8）口咽通气管；（9）约束带；（10）一次性导尿包	物品准备齐全，摆放有序，均在有效期内
人员准备	模拟患者：由学生自行分组，模拟扮演	了解病例情况，进行角色扮演
	操作者仪表端庄、着装规范、洗手	熟悉急性脑血管意外患者的救护流程

二、实施步骤

（一）评估

1. 环境　安静整洁、光线良好、通风保暖。

2. 物品　①纱布；②舌钳；③牙垫；④气管插管包；⑤20%甘露醇；⑥呋塞米；⑦静脉留置针；⑧口咽通气管；⑨约束带；⑩一次性导尿包。

3. 模拟患者

（1）自身情况：了解病例情况，进行角色扮演。

（2）心理情况：焦虑、恐惧、绝望的心理反应。

4. 操作者　着装整洁、规范洗手、戴口罩。

（二）实施

1. 舒适环境　操作环境适宜，宽敞明亮，温湿度符合要求。

2. 有效沟通

（1）了解患者有无急性脑血管意外常见病因和危险因素。

（2）了解患者发病时间、发病急缓及发病时所处状态。

3. 紧急救护过程（院前）

（1）保持安静减少搬动，立即给患者半卧位，减轻脑水肿；若患者昏迷，可为患者取侧卧位或平卧位头偏向一侧。

（2）及时清除口鼻腔分泌物和呕吐物，保持呼吸道通畅，吸氧。密切观察生命体征的变化，转运途中要减少颠簸，头部可置冰袋冷敷，若出现舌根后坠阻塞呼吸道，则采取双手托下颌手法防窒息。

4. 紧急救护过程（院内）

（1）解开患者衣领，有活动性义齿者应设法取出，并及时清除口腔及气管内分泌物，保持呼吸道通畅；有明显呼吸困难、窒息的，可气管插管或机械通气；尽早吸氧，氧流量4～6L/min，氧浓度30%～40%。尽早吸氧可改善脑部缺氧状态，保护脑组织。

（2）遵医嘱给20%甘露醇：静脉滴注，呋塞米：静脉注射，防治脑水肿。控制血压，不要过度降压；留置针建立静脉通路，进行循环支持；早期溶栓。过度降压会加重神经功能损害。

5. 救护后工作

（1）患者绝对卧床休息，注意保暖。

（2）颅内高压者采用头高位（15°～30°），保持呼吸道通畅，必要时留置口咽通气管。

（3）头部降温，降低脑代谢，保护脑细胞；消除不良情绪，禁止头部活动。

（4）烦躁不安患者，安置床档或适当约束肢体；保持大便通畅，排尿困难者，应予以导尿术。

（5）内科保守治疗效果不佳时，应及时做好外科手术治疗准备。

（三）评价

（1）质量标准：患者意识恢复正常，症状逐渐减轻；能及时观察并预防并发症。

（2）熟练程度：程序正确，操作规范，动作熟练。

（3）人文关怀：沟通有效、语言亲切，态度和蔼。

操作流程

三、考核标准（表7-5-2）

表7-5-2 急性脑血管意外患者的救护考核标准

考核内容		评分要求	分值	得分	备注
评估 （15分）	物品	（1）纱布；（2）舌钳；（3）牙垫；（4）气管插管包；（5）20%甘露醇；（6）呋塞米；（7）静脉留置针；（8）口咽通气管；（9）约束带；（10）一次性导尿包	4		
	环境	安静整洁、光线良好、通风保暖	2		
	模拟患者	1. 自身情况：了解病例情况，进行角色扮演	3		
		2. 心理情况：焦虑、恐惧、绝望的心理反应	3		
	操作者	着装整洁、规范洗手、戴口罩	3		
计划 （5分）	预期目标	1. 在规定的时间（15min）内完成	3		
		2. 操作过程正确，使患者意识恢复正常，无并发症发生	1		
		3. 通过沟通使患者消除焦虑、恐惧心理，能够配合治疗	1		

续表

考核内容		评分要求	分值	得分	备注
实施 （60分）	舒适环境	1. 安静整洁、光线良好 2. 通风保暖、温湿度适宜	2 2		
	有效沟通	3. 了解患者有无急性脑血管意外常见病因和危险因素 4. 了解患者发病时间、发病急缓及发病时所处状态	4 5		
	紧急救护过程 （院内）	5. 保持安静减少搬动，立即给患者半卧位，减轻脑水肿；若患者昏迷，可为患者取侧卧位或平卧位头偏向一侧	10		
		6. 及时清除口鼻腔分泌物和呕吐物，保持呼吸道通畅，吸氧。密切观察生命体征的变化，转运途中要减少颠簸，头部可置冰袋冷敷	10		
	紧急救护过程 （院内）	7. 解开患者衣领，有活动性义齿者应设法取出，并及时清除口腔及气管内分泌物，保持呼吸道通畅；有明显呼吸困难、窒息的，可气管插管或机械通气；尽早吸氧，氧流量4～6L/min，氧浓度30%～40%	10		
		8. 遵医嘱给20%甘露醇：静脉滴注，呋塞米：静脉注射，防治脑水肿。控制血压，不要过度降压；留置针建立静脉通路，进行循环支持；早期溶栓	7		
	救护后工作	9. 患者绝对卧床休息，注意保暖 10. 颅内高压者采用头高位（15°～30°），保持呼吸道通畅，必要时留置口咽通气管 11. 头部降温，降低脑代谢，保护脑细胞；消除不良情绪，禁止头部活动 12. 烦躁不安患者，安置床档或适当约束肢体；保持大便通畅，排尿困难者，应予以导尿术	2 3 3 2		
评价 （20分）		1. 患者意识恢复正常，症状逐渐减轻 2. 护士能及时观察并预防并发症 3. 程序正确，操作规范，动作熟练 4. 沟通有效、语言亲切，态度和蔼 5. 在规定时间（15min）内完成	4 4 4 4 4		
总分			100		

四、同步练习

选择题

1. 各类型急性脑血管意外中最重要的危险因素是（　　）。

   A. 高血脂　　　　　　　　　　　　B. 高血压
   C. 糖尿病　　　　　　　　　　　　D. 吸烟
   E. 劳累

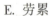

参考答案

2. 下列不属于急性脑血管意外临床表现的是（　　）。

   A. 口眼歪斜　　B. 言语不清　　C. 智力障碍　　D. 神志清楚
   E. 半身不遂

3. 对于急性脑血管意外的患者，下列措施不正确的是（　　）。

   A. 给予患者半卧位　　　　　　　　B. 密切观察生命体征
   C. 搬动患者　　　　　　　　　　　D. 及时清除口鼻腔分泌物
   E. 头部置冰袋

4. 为急性脑血管意外的患者吸氧，氧流量是（　　）。

A. 1~2L/min B. 2~4L/min C. 4~6L/min D. 6~8L/min
E. 8~10L/min

知识拓展

脑卒中患者的延续护理

脑卒中发病急、病情进展快、死亡率和致残率高，一旦发病，部分患者需要较频繁、长久的治疗与护理，仅在医院就诊不足以满足所有患者的需求；因此，这类患者的康复可向社区和家庭延伸。加强脑卒中患者护理的延续性，将脑卒中患者的医疗服务延伸到院外，通过专科护士家庭指导，与脑卒中患者及家属建立长期的随访关系；加强对脑卒中患者及家属疾病知识的宣教，让患者及家属了解脑卒中发病机制及其危险因素，引起其足够重视，并积极主动地采取防范措施。访视内容包括心理咨询、饮食指导、用药指导、生活指导、脑卒中危险因素评估、脑卒中健康知识宣教等。重视并加强社区脑卒中患者护理，与社区医院建立协作关系，定期对社区护理人员进行脑卒中疾病相关的培训及护理指导，并对工作进行监督和考核，针对出现的问题给予其指导意见，提高社区对脑卒中患者的预防护理能力和患者的康复率。

导学视频

任务六　气道异物患者的救护

任务描述

小红，2岁，在家中晚餐时进食花生米。突然，双手抓住颈部，剧烈咳嗽，呼吸困难伴发绀，由家人送至医院。查体：体温37.5℃，脉搏160次/min，呼吸28次/min，口唇发绀，吸气性三凹征，双肺呼吸音增粗，右肺呼吸音减低，可闻及少许哮鸣音，X线胸片显示右侧局限性肺气肿，诊断：气管异物。

工作任务：请立即对该患儿实施紧急救护。

任务目标

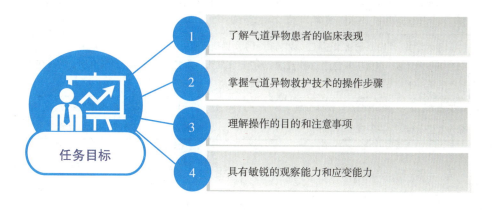

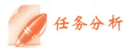 任务分析

★ 气管异物是耳鼻咽喉科常见急症之一,最易发生于儿童,偶见于成人。严重性取决于异物的性质和造成气道阻塞的程度,若诊疗不及时,轻者造成气管、支气管、肺部损害,重者因窒息死亡。据不完全统计,我国每年因吞咽异物或气管异物阻塞等引起意外窒息而死亡的儿童有近 3000 名。

气管异物救护是对出现此类急症的患者通过实施海姆立克紧急救护,从而尽早排出异物,使患者保持呼吸道通畅的目的。

★ 注意事项:

（1）异物进入气道后会立即发生剧烈呛咳,面红耳赤,并伴有憋闷感,严重者有口唇紫绀、呼吸不畅等症状。

（2）幼儿误吸花生米、豆类时不会主动陈述,儿童则多惧怕家长训斥而隐瞒吸入史,老年人发生误吸则容易被忽略。

（3）气管异物可危及患者生命,应及时诊断,尽早取出异物。气管异物常易继发感染,应酌情应用抗生素。

（4）如为患儿,保持平静,减少对患儿的刺激,避免哭闹、躁动,以免加重缺氧或异物突然移位发生窒息。

（5）呼吸困难或突然发生窒息时,立即行人工呼吸或心肺复苏。必要时行气管切开术或喉镜下异物取出术。

（6）密切观察患者呼吸、神志变化,并给予吸氧。注意观察呼吸的节律、幅度、呼吸音及咳嗽等情况。

（7）对手术患者要做好患者术前常规准备工作,术前 4～8h 禁食水。向患者及家属说明手术概况、可能发生的情况、注意事项等。

（8）手术后禁食1d,而后给予半流质饮食。先试以小口饮水,自套管无水呛出后方可给以半流质饮食,但仍应注意,勿大口进食吞咽,完全恢复后逐渐改为普食。

 任务实施

一、实施条件（表7-6-1）

表7-6-1 气道异物患者的救护实施条件

名称	基本条件	要求
实施环境	（1）模拟实验室;（2）理实一体化多媒体示教室;（3）Wi-Fi;（4）智慧职教云平台	模拟实验室安静整洁、光线良好、通风保暖;可实时在线观看操作视频等网络资源
设施设备	（1）海姆立克模拟人;（2）负压吸引装置;（3）供氧装置;（4）生活垃圾桶、医用垃圾桶;（5）心电监护仪	海姆立克模拟人完整;负压吸引装置、供氧装置运行良好;心电监护仪符合使用规程;符合垃圾处理原则
物品准备	（1）通信设备;（2）抗生素;（3）纱布;（4）桌椅;（5）气管插管包、气管切开包;（6）光源;（7）支气管镜、喉镜;（8）一次性吸痰包;（9）超声雾化吸入器	物品准备齐全,摆放有序,均在有效期内
人员准备	模拟患者:由学生自行分组,模拟扮演	了解病例情况,进入角色扮演
	操作者仪表端庄、着装规范、洗手	熟悉气道异物患者的救护流程

二、实施步骤

(一) 评估

1. 环境　安静整洁、光线良好、通风保暖。
2. 物品
①通信设备；②抗生素；③纱布；④桌椅；⑤气管插管包、气管切开包；⑥光源；⑦支气管镜、喉镜；⑧一次性吸痰包。
3. 模拟患者
(1) 自身情况：了解病例情况，进行角色扮演。
(2) 心理情况：焦虑、恐惧的心理状况。
(3) 能配合护士完成资料收集阶段。
4. 操作者　着装整洁、规范洗手、戴口罩。

(二) 实施

1. 舒适环境　操作环境适宜，宽敞明亮，温湿度符合要求。
2. 有效沟通
(1) 询问患者家属最后进餐时间，了解异物的种类、大小、形状和嵌顿部位。
(2) 安抚患者，使其能够配合抢救。
3. 舒适体位
(1) 意识清醒者：站立位。
(2) 意识不清者：仰卧位。
4. 紧急救护过程（院前）
(1) 气道阻塞轻微时：鼓励患者继续用力咳嗽并尽力呼吸，施救者不宜干扰其自行排出异物，应密切观察患者情况。如自行解除阻塞失败，立即拨打"120"电话启动EMSS。
(2) 气道阻塞严重时：施救者应立即实施干预，尽快帮助患者排出异物。
①立位腹部冲击法：适用于意识清醒者。
方法：使患者弯腰头部前倾，施救者站于其背后，以双臂环绕其腰，一手握拳，使拇指倒顶住其腹部正中线，脐部略上方，远离剑突尖处；另一手紧握此拳以快速向内向上力量冲击，连续6~8次，以造成人工咳嗽，重复进行，直至异物排出。
②卧位腹部冲击法：适用于意识不清者或因施救者身体矮小而不能环抱住患者腰部时。
方法：将患者置于仰卧位，使头后仰，开放气道，施救者双膝骑跨于其髋部，以一手的掌根置于其腹部正中线，脐部略上方，不能触及剑突处。另一手交叉重叠之上，快速向内、向上冲击其腹部，连续6~8次，重复进行，直至异物排出。
③胸部冲击法：适用于妊娠晚期或过度肥胖者。
方法：施救者站于患者背后，双臂绕过其腋窝，环绕其胸部，一手握拳，使拇指倒顶其胸骨中点，避免压于剑突或肋缘上；另一手抓住握拳手实施向后冲击。若患者已昏迷，使其仰卧，施救者跪于一侧，将重叠双手掌放于患者的胸骨下半段上向后冲击。
④拍背法和胸部手指猛击法：适用于婴幼儿。
方法：施救者前臂支撑于自己大腿上，将患儿面朝下骑跨在前臂上，头低于躯干，一手固定其双下颌角，用另一手掌根部用力拍击患儿两肩胛骨之间的背部4~6次，使异物排出。若无效，可将患儿翻转

过来，面朝上，放于施救者大腿上，托住其背部，头低于躯干，用示指和中指猛压其剑突下和脐上的腹部。必要时两种方法反复交替进行，直至异物排出。

⑤自我冲击法：适用于突发意外而无他人在场时。

方法：患者一手握拳，将拇指侧朝向腹部，放于剑突下和脐上的腹部，另一手抓住握拳手，快速向内向上冲击4~6次。也可将腹部顶住椅背、桌沿等坚硬物表面，猛向前冲击，直至异物排出。

首先应清理鼻腔和口腔，然后使用海姆立克手法使异物排除。

5. 紧急救护过程（院内）

（1）快速备好吸氧，吸痰装置，气管切开包，心电监护及急救药品。必要时备好光源及支气管镜、喉镜。密切观察患者呼吸、神志变化，并给予吸氧。

（2）呼吸困难或突然发生窒息时，立即行人工呼吸或心肺复苏。必要时行气管切开术或喉镜下异物取出术；需手术取出异物时，护士应快速做好术前准备。

6. 救护后工作

（1）床头备齐氧气、吸痰器、喉镜、气管插管、气管切开包等抢救物品。

（2）准确及时执行医嘱，如对发热、咳嗽、咳脓痰、咯血及心肺功能损害等对症处理。

（3）做好家属沟通工作，如需手术协助医生做好术前准备。

（4）做好病情观察，出现阵发性咳嗽，并闻及异物拍击音时是异物取出的好时机，应及时把握。如患者烦躁不安，大汗淋漓、青紫，明显三凹征，且病史明确者，须立即抢救及手术取异物。

（三）评价

（1）质量标准：患者顺利排出气管异物，能及时观察并预防并发症。

（2）熟练程度：程序正确，操作规范，动作熟练。

（3）人文关怀：沟通有效、语言亲切，态度和蔼。

操作流程

三、考核标准（表7-6-2）

表7-6-2 气道异物患者的救护考核标准

考核内容		评分要求	分值	得分	备注
评估 （15分）	物品	（1）通信设备；（2）抗生素；（3）纱布；（4）桌椅；（5）气管插管包、气管切开包；（6）光源；（7）支气管镜、喉镜；（8）一次性吸痰包	4		
	环境	安静整洁、光线良好、通风保暖	2		
	模拟患者	1. 自身情况：了解病例情况，进行角色扮演	3		
		2. 心理情况：焦虑、恐惧的心理	3		
	操作者	着装整洁、规范洗手、戴口罩	3		
计划 （5分）	预期目标	1. 在规定的时间（10min）内完成	3		
		2. 操作过程正确，异物排出，无并发症发生	1		
		3. 患者掌握气管异物自我冲击法	1		

续表

考核内容		评分要求	分值	得分	备注
实施 （60分）	舒适 环境	1. 安静整洁、光线良好 2. 通风良好、温湿度适宜	2 2		
	有效 沟通	3. 询问患者家属最后进餐时间，了解异物的种类、大小、形状和嵌顿部位 4. 安抚患者，使其能够配合抢救	3 3		
	舒适体位	5. 根据患者情况而定	3		
	紧急救 护过程 （院前）	6. 气道阻塞轻微时： 鼓励患者继续用力咳嗽并尽力呼吸，施救者不宜干扰其自行排出异物，应密切观察患者情况	5		
		7. 气道阻塞严重时： 施救者应立即实施干预，尽快帮助患者排出异物 （1）立位腹部冲击法：适用于意识清醒者 方法：使患者弯腰头部前倾，施救者站于其背后，以双臂环绕其腰，一手握拳，使拇指倒顶住其腹部正中线，脐部略上方，远离剑突尖处，另一手紧握此拳以快速向内向上力量冲击，连续6~8次，以造成人工咳嗽，重复进行，直至异物排出 （2）卧位腹部冲击法：适用于意识不清者或因施救者身体矮小而不能环抱住患者腰部时。 方法：将患者置于仰卧位，使头后仰，开放气道，施救者双膝骑跨于其髋部，以一手的掌根置于其腹部正中线，脐部略上方，不能触及剑突处另一手交叉重叠之上，快速向内向上冲击其腹部，连续6~8次，重复进行，直至异物排出 （3）胸部冲击法：适用于妊娠晚期或过度肥胖者 方法：施救者站于患者背后，双臂绕过其腋窝，环绕其胸部，一手握拳，使拇指倒顶其胸骨中点，避免压于剑突或肋缘上；另一手抓住握拳手实施向后冲击。若患者已昏迷，使其仰卧，施救者跪于一侧，将重叠双手掌放于患者的胸骨下半段上向后冲击 （4）拍背法和胸部手指猛击法：适用于婴幼儿 方法：施救者前臂支撑于自己大腿上，将患儿面朝下骑跨在前臂上，头低于躯干，一手固定其双下颌角，用另一手掌跟部用力拍击患儿两肩胛骨之间的背部4~6次，使异物排出。若无效，可将患儿翻转过来，面朝上，放于施救者大腿上，托住其背部，头低于躯干，用示指和中指猛压其剑突下和脐上的腹部。必要时两种方法反复交替进行，直至异物排出 （5）自我冲击法：适用于突发意外而无他人在场时 方法：患者一手握拳，将拇指侧朝向腹部，放于剑突下和脐上的腹部，另一手抓住握拳手，快速向内向上冲击4~6次。也可将腹部顶住椅背、桌沿等坚硬物表面，猛向前冲击，直至异物排出	20		
	紧急救 护过程 （院内）	8. 快速备好吸氧，吸痰装置，气管切开包，心电监护及急救药品。必要时备好光源及支气管镜、喉镜。密切观察患者呼吸、神志变化，并给予吸氧	5		
		9. 呼吸困难或突然发生窒息时，立即行人工呼吸或心肺复苏。必要时行气管切开术或喉镜下异物取出术；需手术取出异物时，护士应快速做好术前准备	7		
	救护后 工作	10. 床头备齐氧气、吸痰器、喉镜、气管插管、气管切开包等抢救物品 11. 准确及时执行医嘱，如对发热、咳嗽、咳脓痰、咯血及心肺功能损害等对症处理 12. 做好家属沟通工作，如需手术协助医生做好术前准备 13. 做好病情观察，出现阵发性咳嗽，并闻及异物拍击音时是异物取出的好时机，应及时把握	2 3 4 1		

续表

考核内容	评分要求	分值	得分	备注
评价 （20分）	1. 患者顺利排出气管异物	4		
	2. 护士能及时观察并预防并发症	4		
	3. 程序正确，操作规范，动作熟练	4		
	4. 沟通有效、语言亲切，态度和蔼	4		
	5. 在规定时间（15min）内完成	4		
总分		100		

四、同步练习

选择题

1. 妊娠晚期患者气道异物救护可选择下列方法的是（   ）。
   A. 立位腹部冲击法 B. 卧位腹部冲击法
   C. 胸部冲击法   D. 拍背法
   E. 自我冲击法

2. 立位腹部冲击法适用于患者的是（   ）。
   A. 意识不清者 B. 身材矮小者 C. 过度肥胖者 D. 意识清楚者
   E. 婴幼儿

3. 下列物质易导致患者发生气管异物，（   ）除外。
   A. 花生米 B. 瓜子 C. 黄豆 D. 果冻
   E. 水

4. 下列不是气管异物患者的表现的是（   ）。
   A. 剧烈咳嗽 B. 表情自然 C. 憋闷感 D. 呼吸困难
   E. 发绀

参考答案

知识拓展

海姆立克急救法（HeimLich Maneuver）

气道异物梗阻是生活中的常见意外事件。进餐时过于急促或大声说笑，有咳嗽、吞咽功能障碍的老人，口含异物嬉戏打闹的儿童，都可能出现异物进入气道，阻塞呼吸，快速进展为窒息、昏迷、心搏骤停。美国一位多年从事外科救治的医生海姆立克经过反复研究和多次动物实验，发明了利用肺部残留气体，形成气流冲出异物的急救方法并进行推广普及，挽救大量生命。因其取得的显著效果，这一手法被美国红十字会及美国心脏协会等机构认可并进行推荐。

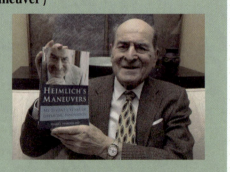

任务小结

任务掌握程度	任务存在问题	努力方向
完全掌握 □ 部分掌握 □ 没有掌握 □		
任务学习记录		

导学视频

任务七　心搏骤停患者的救护

 任务描述

> 李先生，45岁，某公司职员。平时身体健康，近期由于工作繁忙，有胸闷疲劳感，今天上班期间，突感心前区疼痛、胸闷、呼吸急促、面色苍白，站立不稳，急呼同事。同事到达时，发现李先生已倒在地上，心跳、呼吸已停止。
>
> **工作任务**：请立即为李先生实施救护。

 任务目标

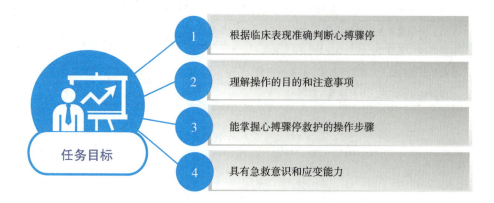

1. 根据临床表现准确判断心搏骤停
2. 理解操作的目的和注意事项
3. 能掌握心搏骤停救护的操作步骤
4. 具有急救意识和应变能力

任务分析

★ 心搏骤停（CA）是指各种原因引起的、在未能预料的时间内心脏突然停搏，有效泵血功能丧失，引起全身组织器官严重缺血、缺氧和代谢障碍。心搏骤停不同于任何慢性疾病终末期的心脏停搏，4~6min，是患者能否存活的最关键的"黄金时刻"，如果能及时、有效施救，患者将有生还的可能，否则将发生不可逆行性的脑功能损害，甚至导致死亡。

心搏骤停的救护就是根据患者现场的临床表现进行评估后，采取心肺复苏（CPR）技术的紧急救护，从而使患者恢复和重建心脏、呼吸功能。

★ 注意事项：

（1）心搏骤停时，最可靠的临床征象是意识丧失伴大动脉搏动消失。通常成人检查颈动脉，婴儿检查肱动脉。

（2）在发现无呼吸或异常呼吸的心跳骤停患者，应立即启动紧急救护系统，患者仰卧，争分夺秒就地抢救。

（3）按压部位要准确，用力合适，以防胸骨、肋骨压折。

（4）严禁按压胸骨角、剑突下，及左右胸部。

（5）按压深度成人5~6cm（即不少于5cm，也不超过6cm），儿童大约5cm，婴儿大约4cm，儿童和婴儿至少为胸部前后径的三分之一，并保持每次按压后胸廓回弹。按压频率每分钟100~120次。

（6）按压姿势要正确，注意两臂伸直，两肘关节固定不动，双肩位于双手的正上方。

（7）清除口咽分泌物、异物，保证气道通畅；复苏失败最常见的原因，是呼吸道阻塞和口对口接触不严密。

（8）胸外心脏按压和人工呼吸同时进行，按压与呼吸比是30∶2，新生儿为3∶1；按压间断不超过10s，检查脉搏不超过10s。

任务实施

一、实施条件（表7-7-1）

表7-7-1 心搏骤停患者的救护实施条件

名称	基本条件	要求
实施环境	（1）模拟实验室；（2）理实一体化多媒体示教室；（3）Wi-Fi；（4）智慧职教云平台	模拟实验室安静整洁、光线良好、通风保暖，可实时在线观看操作视频等网络资源
设施设备	（1）心肺复苏模拟人装置；（2）硬板床；（3）生活垃圾桶、医用垃圾桶；（4）抢救车；（5）心电监护仪	心肺复苏模拟人完整；心电监护仪符合使用规程；符合垃圾处理原则
物品准备	（1）通信设备或床旁呼叫器；（2）纱布；（3）脚踏凳；（4）听诊器；（5）血压计；（6）光源	物品准备齐全，摆放有序，均在有效期内
人员准备	心肺复苏模拟人：置于硬板床，连接好电源	进入模拟人心肺复苏模拟系统
	操作者仪表端庄、着装规范、洗手	熟悉心搏骤停患者的救护流程

二、实施步骤

(一) 评估

1. 环境　安静整洁、光线良好、通风保暖。
2. 物品
①通信设备或床旁呼叫器；②纱布；③脚踏凳；④听诊器；⑤血压计；⑥光源。
3. 心肺复苏训练模型　功能良好，训练考核模式正常。
4. 操作者　着装整洁、规范洗手、戴口罩。

(二) 实施

1. 判断环境　操作环境安全，宽敞明亮，温湿度符合要求。
2. 紧急救护过程
（1）判断意识：双手轻拍患者面颊或肩部，并在耳边大声呼喊，无反应，可判断意识丧失。
（2）判断脉搏：以示指、中指指端先触及气管正中，男性可先触及喉结，再滑向颈外侧气管与肌群之间的沟内，触摸有无搏动，在10s内未扪及搏动，立即启动心肺复苏程序。
（3）立即呼救：求助他人帮助拨打急救电话，或按床旁呼叫器。
（4）摆放体位：患者仰卧于硬板床或地上，去枕、头后仰，解开衣领口、领带、围巾及腰带。
（5）胸外心脏按压：
①抢救者站在或跪在患者一侧。
②一手掌根放在按压部位，即胸骨中、下1/3交界处，另一手以拇指根部为轴心叠于下掌的背上，指尖上翘。
③双肘关节伸直，有节律的垂直施加压力，使胸骨下陷5～6cm。
④按压频率：每分钟至少100次以上，但不超过每分钟120次。
放松时手掌根不离开胸壁，保证每次按压后胸廓回弹。
（6）开放气道：
①清除口腔气道内分泌物或异物，有义齿者应取下。
②采取仰头提颏法：抢救者一手小鱼际置于患者前额，用力向后压，使其头部后仰，另一手示指、中指置于患者的下颏，将颏部向前上抬起。使舌根上提，解除舌后坠，保持呼吸道通畅。
（7）人工呼吸：采取口对口人工呼吸。
在患者口鼻部遮盖纱布，抢救者用保持患者头后仰的手的拇指和示指捏住患者鼻孔，深吸一口气，屏气，双唇包住患者口部，用力吹气，使胸廓扩张，吹气完毕松开捏鼻孔的手，同时观察胸部复原情况，重复2次。
（8）循环进行：胸外心脏按压与人工呼吸要反复循环进行，二者比是30∶2。
每5个循环为一个周期（约2min）。
（9）复苏有效判断：
①能扪及大动脉搏动；②收缩压维持在60mmHg以上；③口唇、面色、甲床等颜色转为红润；④室颤波由细小变为粗大，甚至恢复窦性心律；⑤瞳孔由大变小，对光反射恢复；⑥呼吸逐渐恢复；⑦昏迷由深变浅，出现反射或挣扎。

(三) 评价

（1）质量标准：患者出现有效的心肺复苏指征，无并发症发生。
（2）熟练程度：程序正确，操作规范，动作熟练。
（3）人文关怀：沟通有效、语言亲切，态度和蔼。

操作流程

三、考核标准（表 7-7-2）

表 7-7-2 心搏骤停患者的救护考核标准

考核内容		评分要求	分值	得分	备注
评估 （15 分）	物品	（1）通信设备或床旁呼叫器；（2）纱布；（3）脚踏凳；（4）听诊器；（5）血压计；（6）光源	4		
	环境	安静整洁、光线良好、通风保暖	2		
	训练模型	功能良好，训练考核模式正常	6		
	操作者	着装整洁、规范洗手、戴口罩	3		
计划 （5 分）	预期目标	1. 在规定的时间（5min）内完成	3		
		2. 操作过程正确，患者恢复心跳与自主呼吸	1		
		3. 通过心理护理使患者走出恐惧情绪	1		
实施 （60 分）	舒适环境	1. 环境安全、光线良好 2. 通风良好、温湿度适宜	3 3		
	紧急救护过程	3. 判断意识　双手轻拍患者面颊或肩部，并在耳边大声呼喊	4		
		4. 判断脉搏　以示指、中指指端先触及气管正中，男性可先触及喉结，再滑向颈外侧气管与肌群之间的沟内，触摸有无搏动	6		
		5. 立即呼救	4		
		6. 摆放体位　患者仰卧于硬板床或地上，去枕、头后仰，解开衣领口、领带、围巾及腰带	4		
		7. 胸外心脏按压 （1）抢救者站在或跪在患者一侧 （2）一手掌根放在按压部位，即胸骨中、下 1/3 交界处，另一手以拇指根部为轴心叠于下掌的背上，指尖上翘 （3）双肘关节伸直，有节律的垂直施加压力，使胸骨下陷 5～6cm（即不少于 5cm，也不超过 6cm） （4）按压频率：每分钟至少 100 次以上，但不超过每分钟 120 次	3 3 6 6		

续表

考核内容		评分要求	分值	得分	备注
实施（60分）	紧急救护过程	8. 开放气道 （1）清除口腔气道内分泌物或异物，有义齿者应取下 （2）采取仰头提颏法：抢救者一手小鱼际置于患者前额，用力向后压，使其头部后仰，另一手示指、中指置于患者的下颌骨下，将颏部向前上抬起	3 3		
		9. 人工呼吸 采取口对口人工呼吸 在患者口鼻部遮盖纱布，抢救者用保持患者头后仰的手的拇指和示指捏住患者鼻孔，深吸一口气，屏气，双唇包住患者口部，用力吹气，使胸廓扩张，吹气毕松开捏鼻孔的手，同时观察胸部复原情况	6		
		10. 循环进行 胸外心脏按压与人工呼吸要反复循环进行，二者比是30∶2，每5个循环为一个周期（约2min）	6		
评价（20分）		1. 患者出现有效的心肺复苏指征	4		
		2. 护士能及时观察并预防并发症	4		
		3. 程序正确，操作规范，动作熟练	4		
		4. 沟通有效、语言亲切，态度和蔼	4		
		5. 在规定时间（5min）内完成	4		
总分			100		

四、同步练习

选择题

1. 若意识丧失同时颈动脉搏动消失，即可判断为（ ）。
   A. 死亡   B. 心搏骤停
   C. 昏迷   D. 休克
   E. 以上都不是

2. 成人胸外心脏按压正确的部位是（ ）。
   A. 胸骨中   B. 胸骨1/2处
   C. 胸骨中上   D. 胸骨中下1/3处
   E. 剑突下

3. 成人胸外心脏按压的深度为（ ）。
   A. 2cm   B. 3cm   C. 4cm   D. 至少5cm
   E. 5~6cm

4. 成人人工呼吸与胸外心脏按压的比例是（ ）。
   A. 1∶5   B. 5∶1   C. 2∶15   D. 15∶2
   E. 2∶30

参考答案

知识拓展

"胸路不通走腹路"

基于胸外按压禁忌证应运而生出腹部提压 CPR，为不适宜胸外按压的心脏骤停患者开拓了一条"生路"。腹部提压心肺复苏技术的适应证：①开放性胸外伤或心脏贯通伤、胸部挤压伤伴 CA 且无开胸手术条件；②胸部重度烧伤及严重剥脱性皮炎伴 CA；③大面积胸壁不稳定（连枷胸）、胸壁肿瘤、胸廓畸形伴 CA；④大量胸腔积液及严重胸膜病变伴 CA；⑤张力性及交通性气胸、严重肺大泡和重度肺实变伴 CA；⑥复杂先天性心脏病、严重心包积液、心包填塞以及某些人工瓣膜置换术者（胸外按压加压于置换瓣环可导致心脏创伤）；⑦主动脉缩窄、主动脉夹层、主动脉瘤破裂继发 CA；⑧胸椎、胸廓畸形、颈椎、胸椎损伤伴 CA；⑨食管破裂、气管破裂伴 CA；⑩ STD-CPR 过程中出现胸肋骨骨折者。腹部外伤、腹主动脉瘤、膈肌破裂、腹腔器官出血、腹腔巨大肿物为禁忌证。通过"腹泵""心泵""肺泵"和"胸泵"的原理，采用腹部提压心肺复苏仪对腹部进行提拉与按压，通过使膈肌上下移动改变胸腹内压力而建立有效的循环和呼吸支持。

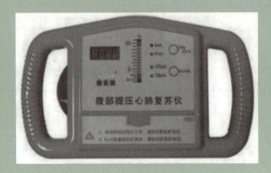
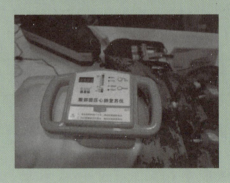

任务小结

任务掌握程度	任务存在问题	努力方向
完全掌握 □ 部分掌握 □ 没有掌握 □		
任务学习记录		

项目八　临终护理技术

学习楷模

临终关怀（Hospice）运动始于英国的圣克里斯多费医院。20世纪50年代，英国护士桑德斯（CicellSaunders）在她长期从事的晚期肿瘤医院中，目睹垂危患者的痛苦，决心改变这一状况。1967年她创办了世界著名的临终关怀机构（ST. Christophers'Hospice），使垂危患者在人生旅途的最后一段过程得到需要的满足和舒适的照顾，"点燃了临终关怀运动的灯塔"。

1988年7月15日，时任天津医科大学党委书记的崔以泰教授，与美籍华人黄天中博士合作，共同创建了中国第一个临终关怀研究机构——天津医科大学临终关怀研究中心，标志着中国已跻身于世界临终关怀研究与实践的行列。正是由于崔以泰教授在中国临终关怀事业上所做的开拓性贡献，因此他被国内外同仁誉为"中国临终关怀之父"。

自2001年1月起，为惠及更多贫困的癌痛患者，李嘉诚基金会与国内19家医院合作，开启"人间有情"全国宁养医疗服务计划，建立宁养院。宁养项目秉承"造福患者，造福社会"的理念，宗旨是"以人为本，全人服务"，致力于提高贫困晚期癌症疼痛患者的生活质量，推动国内"纾缓医学"和宁养医疗服务事业的发展，促进社会对晚期癌症患者的关怀与支持。

项目情境

林某，男，19岁，大一新生。3月前发低烧，经当地医院初步治疗无效果后，转入某省级三甲医院继续检查，确诊急性粒细胞白血病，住院后经骨髓移植手术后效果不佳，现已无治愈可能。患者父母要求出院，要求其他亲人不要对患者说出实情。患者每日焦虑、恐慌，一直询问病情状况。

工作任务：您是一名社区护士，请根据该患者情况开展临终关怀服务并对其家人进行死亡教育。

项目目标

1. **知识目标**：能掌握死亡过程的分期；临终患者的生理、心理变化及护理；熟悉濒死、死亡的定义；临终患者家属及丧亲者的护理内容。
2. **技能目标**：能正确实施临终患者生理心理护理、死亡教育。
3. **素养目标**：具有崇高的职业道德，维护患者的尊严和权利。

项目概述

生老病死是人生的自然发展过程。临终是人生必然要经过的阶段，如何帮助临终患者舒适、安详、有尊严、无遗憾地度过人生最后时期，同时给予亲属心理、社会及精神上的支持，使他们以健康的方式应对和适应临终及死亡这一必经阶段，是需要社会共同关注并解决的问题。

临终关怀与生死问题密切相关，它是一个协助临终患者走向人生终点的过程，它使死亡在患者、患者家属和医务人员之中透明化、公开化。因此，科学的生死观对临终关怀的发展至关重要。但是，我国的传统生死观追求"长生不老"或"长命百岁"，人们只注重生命的时长而忽视了生命的质量。因此，必须进行科学的死亡教育。本项目与"1+X"老年照护内容可进行学分互换。

项目导学

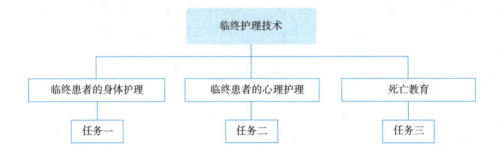

任务一　临终患者的身体护理

导学视频

任务描述

张某，78岁，吸烟史25年，1年前诊断为肺癌并全身多处转移，现身体消瘦，生命体征不稳定。现在老人神志模糊、呻吟并有痛苦表情、喉咙处能听见痰音，老人拒绝进食、烦躁不安、手指湿冷。

工作任务：请问老人的身体存在哪些问题？请给予老人合适的照护。

任务目标

1. 了解临终关怀的定义
2. 掌握临终患者的生理变化
3. 能够为临终患者进行身体护理
4. 具有临终关怀理念，态度认真、细致耐心

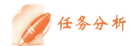

任务分析

★ 世界卫生组织（WHO）定义："临终关怀（hospice care）是一种照护方法，通过运用早期确认、准确评估和治疗身体疼痛及心理和精神疾病等其他问题来干预并缓解临终患者的痛苦，使患者及其家属正确面对所患有的威胁生命的疾病带来的问题"。目前安宁疗护、舒缓治疗、缓和医疗作为临终关怀的同义词更多被指代。

★ 注意事项：
(1) 操作中注意评估患者意识状态，征得患者及家属的同意。
(2) 改善患者营养状况、呼吸功能、血液循环，促进患者舒适。
(3) 密切观察患者的各项生命体征变化。
(4) 操作中注意保护患者安全，尊重患者隐私权及知情同意权。
(5) 注意节力原则，减轻感知觉改变对患者的影响。
(6) 动作轻柔，具有爱伤观念。

任务实施

一、实施条件（表8-1-1）

表8-1-1 临终患者身体护理实施条件

名称	基本条件	要求
实施环境	(1) 病房；(2) 居家病房	病室安静整洁、光线良好、通风保暖
设施设备	(1) 按摩仪；(2) 扣背排痰机；(3) 吸痰器等	
物品准备	(1) 水盆；(2) 小毛巾两条；(3) 50%乙醇；(4) 梳子；(5) 温水；(6) 纸尿裤；(7) 换洗衣物，必要时备注射器、鼻饲管等	物品准备齐全，摆放有序，均在有效期内
人员准备	临终患者：情绪平复、配合操作	
	操作者仪表端庄、着装规范、洗手	熟悉临终患者身体护理流程

二、实施流程

（一）评估

1. 环境 安静整洁、光线良好、通风保暖、屏风遮挡。
2. 物品
①水盆；②小毛巾两条；③50%乙醇；④梳子；⑤温水；⑥纸尿裤；⑦换洗衣物；必要时备注射器、鼻饲管等。
3. 护理对象
(1) 全身情况：年龄、意识状态。
(2) 心理情况：有无紧张恐惧心理。
(3) 临终患者精神状态尚可，避免过度烦躁。

4. 操作者　着装整洁、规范洗手、戴口罩。

(二) 实施

1. 舒适环境　安静整洁、光线良好、通风保暖、屏风遮挡，病室无拥挤吵闹，注意保护患者隐私。
2. 舒适体位　平卧位或根据具体需要。
3. 缓解疼痛　严格执行给药流程，根据医嘱按时将药物送到患者床前，照护并确认其服下，密切关注服药后的情况，将用药效果及不良反应及时反馈给医生，遵循WHO疼痛三阶梯疗法。
4. 改善呼吸　房间定期消毒并开窗通风，保持室内空气新鲜；根据医嘱予以患者氧气吸入，并严密观察用氧效果；每2h为患者翻身一次，翻身后拍背，手握成空杯状，由下往上、由外往内叩击胸背部（注意避开脊椎、肋骨），并指导患者有效咳嗽，促进痰液咳出，必要时可以给予雾化吸入以稀释痰液，再拍背促进痰液咳出。若以上方法均无效，可采取机械吸痰，清除呼吸道及肺部痰液，缓解呼吸困难。
5. 协助进食　临终患者处于癌症晚期，吞咽功能减弱，胃肠蠕动减慢，消化吸收能力下降，进食后也难以消化，因此进食意愿降低。应鼓励临终患者少食多餐；准备易消化的软食或半流食，同时注意饮食营养、荤素搭配合理；如果因存在吞咽困难或者拒绝进食时，可根据医嘱予以鼻饲，鼻饲喂食时注意安全，避免发生呛咳，窒息等。
6. 协助更换体位　患者因为癌症晚期肌肉无力，无法自行更换体位，应每隔2h为其更换体位并保持其肢体正常功能位置，防止肌肉挛缩和关节僵硬，并适当按摩全身肌肉，促进血液循环，做关节的被动运动，防止出现废用综合征，预防压疮发生。
7. 减轻感知觉改变导致不适　临终老年人可能会出现视力下降，应保持患者房间光线充足且柔和不刺眼，以减轻因视物模糊引起的焦虑和恐惧。临终老年人眼部、口腔分泌物增多，应及时清洁。听觉是老年人最后消失的感觉，因此可以跟患者多交流，适当触摸，运用肢体语言让老年人有安全感，注意不和家属或者医务人员在病室小声说话，以免引起老年人的误会与不安。
8. 清洁身体保持舒适　临终患者因血液循环变慢、新陈代谢减弱，全身皮肤苍白湿冷，应注意保持身体清洁，每天为其擦澡并及时更换衣服、床单被套、护理垫，保持身体干净清爽、床单位的整洁干燥，保证营养需求，注意保暖保温。
9. 整理记录
（1）整理床单位。
（2）将患者安置于舒适卧位。
（3）洗手、记录。
（4）转告家属老人愿望、并与家属一起协助老人完成愿望。

(三) 评价

（1）质量标准：患者安全、无不良反应出现。
（2）熟练程度：程序正确，操作规范，动作熟练。
（3）人文关怀：沟通有效、语言亲切，态度和蔼，关爱患者。

操作流程

三、考核标准（表 8-1-2）

表 8-1-2　临终患者的身体护理实施条件

考核内容		评分要求	分值	得分	备注
评估 (10分)	物品	(1) 水盆；(2) 小毛巾两条；(3) 50% 乙醇；(4) 梳子；(5) 温水；(6) 纸尿裤；(7) 换洗衣物；必要时备注射器、鼻饲管等	2		
	环境	安静整洁、光线良好、通风保暖、屏风遮挡	2		
	护理对象	1. 全身情况：年龄、意识状态	2		
		2. 心理情况：无紧张恐惧心理	2		
	操作者	着装整洁、规范洗手、戴口罩	2		
计划 (5分)	预期目标	1. 在规定的时间（15min）内完成	3		
		2. 操作手法正确，无不良反应发生	1		
		3. 与临终患者沟通良好、患者舒适满意	1		
实施 (75分)	舒适环境	1. 安静整洁、光线良好、通风保暖、屏风遮挡；现场工作组织有序，无拥挤吵闹	2		
	舒适体位	2. 平卧位或根据具体需要	3		
	缓解疼痛	3. 严格执行给药流程，根据医嘱按时将药物送到患者床前，照护并确认其服下，密切关注服药后的情况，将用药效果及不良反应及时反馈给医生	10		
	改善呼吸	4. 房间定期消毒并开窗通风，保持室内空气新鲜；根据医嘱予以患者氧气吸入，并严密观察用氧效果；每2h为患者翻身一次，翻身后拍背，手握成空杯状，由下往上、由外往内叩击胸背部（注意避开脊椎、肋骨），并指导患者有效咳嗽，促进痰液咳出，必要时可以给予雾化吸入以稀释痰液，再拍背促进痰液咳出。若以上方法均无效，可采取机械吸痰，清除呼吸道及肺部痰液，缓解呼吸困难	10		
	协助进食	5. 临终患者处于癌症晚期，吞咽功能减弱，胃肠蠕动减慢，消化吸收能力下降，进食后也难以消化，因此进食意愿降低。应鼓励患者少食多餐；准备易消化的软食或半流食，同时注意饮食营养、荤素搭配合理；如果因存在吞咽困难或者拒绝进食时，可根据医嘱予以鼻饲	10		
	协助更换体位	6. 每隔2h为其更换体位并保持其肢体正常功能位置，防止肌肉挛缩和关节僵硬，并适当按摩全身肌肉，促进血液循环，做关节的被动运动，防止出现废用综合征，预防压疮发生	10		
	减轻感知觉改变导致不适	7. 临终老年人可能会出现视力下降，应保持患者房间光线充足且柔和不刺眼，以减轻因视物模糊引起老年人的焦虑和恐惧。临终老年人眼部、口腔分泌物增多，应及时清洁	10		
	清洁身体保持舒适	8. 临终患者因血液循环变慢、新陈代谢减弱，全身皮肤苍白湿冷，应注意保持身体清洁，每天为其擦澡并及时更换衣服、床单被套、护理垫，保持身体干净清爽、床单位的整洁干燥，保证营养需求，注意保暖保温	10		
	整理记录	9. 整理床单位	2		
		10. 将患者安置于舒适卧位	3		
		11. 洗手、记录	4		
		12. 转告家属老人愿望、并与家属一起协助老人完成愿望	1		

考核内容	评分要求	分值	得分	备注
评价 （10分）	患者安全、无不良反应出现	5		
	程序正确，操作规范，动作熟练	3		
	沟通有效、语言亲切，态度和蔼，关爱患者	2		
总分		100		

四、同步练习

选择题

1. 临终患者最后消失的感觉是（　　）。
   A. 嗅觉　　　　　　　　　　　　　B. 听觉
   C. 触觉　　　　　　　　　　　　　D. 痛觉
   E. 视觉

2. 预防压疮，应每隔（　　）为患者翻身一次。
   A. 0.5h　　　B. 1h　　　C. 1.5h　　　D. 2h
   E. 5h

3、吞咽功能减弱，胃肠蠕动减慢，应鼓励老年人（　　）。
   A. 少食多餐　　　B. 多食少餐　　　C. 少食少餐　　　D. 多食多餐
   E. 尽量不吃，靠营养液维持

4、拍背排痰顺序为（　　）。
   A. 由下往上、由外往内　　　　　　B. 由下往上、由内往外
   C. 由上往下、由内往外　　　　　　D. 由上往下、由外往内
   E. 以上都不对

5、每隔一段时间为其更换体位并适当按摩全身肌肉，可以（　　）。
   A. 促进血液循环　　　　　　　　　B. 做关节的被动运动，防止出现废用综合征
   C. 保持其肢体正常功能位置　　　　D. 防止肌肉挛缩和关节僵硬
   E. 以上都正确

参考答案

知识拓展

美国临终关怀护士的职能

美国国家临终关怀和姑息护理认证委员会（NBCHPN）对临终关怀护士进行了详细的描述，认为临终关怀护士是通过合作来满足那些患有生命受限疾病的患者以及他们家属身体、心理、情感和精神方面的需求。通常由多学科协作的团队组成，其中临终关怀高级实践护士、注册护士、执业护士、助理护士和行政管理者作为团队的成员，是完成高标准的临终关怀服务所不可或缺的重要组成。主要职责为观察患者并记录患者的症状；与医生、社会工作者和牧师进行沟通交流；管理药物；给予患者和家属情感上的支持；并确保患者在最后的日子里尽可能地舒适。

任务小结

任务掌握程度	任务存在问题	努力方向
完全掌握 □ 部分掌握 □ 没有掌握 □		
任务学习记录		

导学视频

任务二 临终患者的心理护理

 任务描述

> 孙某，75 岁，吸烟史 40 年，患慢性阻塞性肺气肿、高血压、冠心病、糖尿病 30 余年，近日患者咳嗽加重，治疗效果差，医院检查后诊断为肺癌晚期，只有半年存活期。患者情绪低落，常常独自流泪，不愿与人交流，唉声叹气。
>
> **工作任务**：针对患者此心理状态，应如何进行护理？

 任务目标

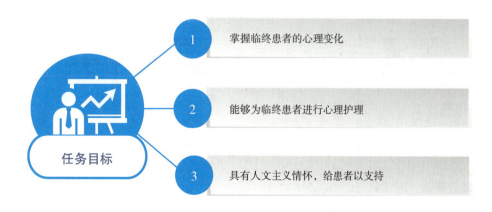

1. 掌握临终患者的心理变化
2. 能够为临终患者进行心理护理
3. 具有人文主义情怀，给患者以支持

任务分析

★ 临终患者的心理变化

心理学家罗斯博士（Dr. Elisabeth Kubler - Ross）观察了数位临终患者，提出临终患者通常经历五个心理反应阶段，即否认期、愤怒期、协议期、忧郁期、接受期。

（1）否认期（denial）当患者得知自己病重将面临死亡，心理反应是"不，不可能是我，他们一定搞错了"。极力否认拒绝接受事实，怀着侥幸的心理四处求医，希望是误诊。这种否认是一种防御机制，是为了暂时逃避现实的压力，每个人经历否认期的时间有所不同。

（2）愤怒期（anger）当否认难以维持，随之而来的心理反应是怨恨、暴怒和嫉妒，这一阶段患者会产生"为什么是我这太不公平了"的心理，于是将愤怒的情绪向医护人员、朋友、家属等接近他的人发泄，或对医院的制度、治疗等方面表示不满。

（3）协议期（bargaining）患者愤怒的心理消失，开始接受临终的事实。为了延长生命，有些患者认为许愿或做善事能扭转死亡的命运，有些患者则对所做过的错事表示悔恨。出现"请让我好起来，我一定…"的心理，此期患者变得和善，对自己的病情抱有希望，能配合治疗。

（4）忧郁期（depression）当患者发现身体状况日益恶化，协商已经无法阻止死亡来临产生的强烈失落感，"好吧，不幸的人就是我"心情极度伤感，郁郁寡欢甚至有自杀的想法。要求与亲朋好友见面，希望由他喜爱的人陪伴照顾。

（5）接受期（acceptance）经历一段忧郁后，患者的心情得到了抒发，变得平静，产生"好吧，既然是我，那就去面对吧"的心理，接受即将面临死亡的事实。患者喜欢独处，表情淡漠，常处于嗜睡状态，平静等待死亡的到来。

★ 注意事项：

（1）密切注意患者的情绪，注意预防意外事件的发生。
（2）做好患者家属的思想工作，共同给予患者宽容、理解和关爱。
（3）护士应多给予患者同情和照顾，允许患者用不同方式宣泄情感。
（4）加强生活护理，保证临终前的生活质量。

 任务实施

一、实施条件（表8-2-1）

表8-2-1 临终患者的心理护理实施条件

名称	基本条件	要求
实施环境	社区家庭	室内安静整洁、光线良好
物品准备	（1）笔；（2）记录单	
人员准备	临终患者：情绪平稳、愿意沟通	精神状态良好，避免过度紧张
	操作者仪表端庄、着装规范、洗手	熟悉临终患者心理护理流程

二、实施步骤

（一）评估

1. 环境　安静整洁、光线良好、通风保暖。

2. 物品

①笔；②记录单。

3. 临终患者

（1）评估临终患者年龄、身体状况、意识状态。

（2）心理情况：有无紧张恐惧心理。

（3）精神状态良好，避免过度紧张。

4. 操作者　着装整洁、规范洗手。

（二）实施

1. 舒适环境　安静整洁、光线良好、通风保暖，病室无拥挤吵闹，以免加重临终患者紧张情绪。

2. 舒适体位　患者平卧于床或取半卧位。

3. 聆听倾诉　认真倾听临终患者倾诉，及时表示理解、作出回应，注意使用沟通技巧、目视时间、沟通距离合适。

4. 安抚　恰当运用非语言沟通方式，握住临终患者双手，或者适当抚摸，使其感到有人陪伴、理解、支持，注意观察临终患者表情、动作。

5. 整理记录

（1）整理床单位。

（2）将患者安置于舒适卧位。

（3）记录沟通内容。

（4）转告家属临终患者愿望、并与家属一起协助其完成愿望。

（三）评价

（1）质量标准：临终患者无不良反应出现。

（2）熟练程度：非语言动作运用得当。

（3）人文关怀：沟通有效、语言亲切，态度和蔼，关爱临终患者。

三、考核标准（表8-2-2）

表8-2-2　临终患者的心理护理考核标准

考核内容		评分要求	分值	扣分	得分	备注
评估 （15分）	物品	（1）笔；（2）记录单	4			
	环境	安静整洁、光线良好、通风保暖	2			
	临终患者	1. 评估临终患者年龄、身体状况	2			
		2. 心理情况：无紧张恐惧心理	2			
		3. 评估意识状态	2			
	操作者	着装整洁、规范洗手	3			
计划 （10分）	预期 目标	1. 掌握交谈时间	2			
		2. 临终患者无不良情绪反应发生	5			
		3. 临终患者及家属反应良好、满意	3			

续表

考核内容		评分要求	分值	扣分	得分	备注
实施 （65 分）	舒适环境	1. 安静整洁、光线良好、通风保暖，病室无拥挤吵闹	5			
	舒适体位	2. 患者平卧于床或取半卧位	10			
	聆听倾诉	3. 认真倾听临终患者倾诉，及时表示理解、作出回应	20			
	安抚	4. 恰当运用非语言沟通方式，握住临终患者双手，或者适当抚摸，使其感到有人陪伴、理解、支持	10			
	整理记录	5. 整理床单位	5			
		6. 将患者安置于舒适卧位	5			
		7. 记录沟通内容	5			
		8. 转告家属临终患者愿望，并与家属一起协助其完成愿望	5			
评价 （10 分）		1. 沟通有效、语言亲切，态度和蔼，关爱临终患者	5			
		2. 家属表示满意、理解	5			
总分			100			

四、同步练习

操作流程　　参考答案

选择题

1. 临终患者最早出现的心理反应期是（　　）。

    A. 否认期　　　　　　　　　　　B. 愤怒期

    C. 协议期　　　　　　　　　　　D. 忧郁期

    E. 接受期

2. 患者，女，55 岁。长期感觉上腹部不适，食欲下降，精神状态差。断为胃痛，并发多处转移。患者情绪低落，沉默不言。该期的心理反应属于（　　）。

    A. 否认期　　　　　　　　　　　B. 愤怒期

    C. 协议期　　　　　　　　　　　D. 忧郁期

    E. 接受期

3. 患者，女，56 岁。因肝痛入院。经积极抗癌治疗无效，近日发现癌细胞出现多器官转移。患者的情绪不稳定，经常与医护人员及家属发生口角。该患者目前的心理反应属于（　　）。

    A. 否认期　　　　　　　　　　　B. 愤怒期

    C. 协议期　　　　　　　　　　　D. 忧郁期

    E. 接受期

4. 对上述患者的心理护理，正确的是（　　）。

    A. 让患者反思、调整情绪

    B. 在患者面前讨论病情

    C. 护士耐心疏导、安慰患者

    D. 告知家属尽可能避免与患者交流

    E. 告知患者病情很危急，希望配合医治工作

任务小结

任务掌握程度	任务存在问题	努力方向
完全掌握 □ 部分掌握 □ 没有掌握 □		
任务学习记录		

导学视频

任务三　死亡教育

 任务描述

张某，54岁，2018年10月不明原因干咳入院检查，第一次检查结果身体无明显异常，后自行服药治疗。1月后，咳嗽无好转，自感呼吸稍困难，到某三甲等医院进一步检查，确诊为胆管细胞癌。家属终日以泪洗面，无法面对患者即将去世的现实。

工作任务：请问该如何安慰家属？

 任务目标

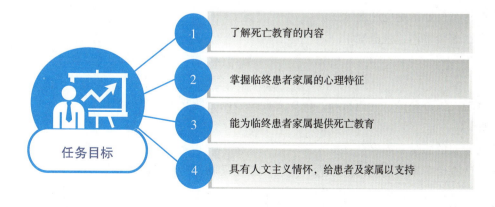

1. 了解死亡教育的内容
2. 掌握临终患者家属的心理特征
3. 能为临终患者家属提供死亡教育
4. 具有人文主义情怀，给患者及家属以支持

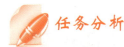 任务分析

★ 死亡教育

引导人们科学、人道地认识死亡,对待死亡以及利用医学死亡知识服务于医疗实践和社会教育,旨在使人正确认识和对待人人都不可回避的生死问题。死亡态度是指人们对死亡的思考或者看法。

★ 注意事项:

(1) 尊重生命、树立正确的生死观、价值观和世界观。

(2) 减少医务人员、志愿者、临终患者及家属的恐惧,提高应对死亡的能力。

(3) 关注教育对象情绪变化,适当时间和地点开展。

(4) 尊重患者及家属特殊信仰,体现人道主义精神。

 任务实施

一、实施条件(表8-3-1)

表8-3-1 死亡教育实施条件

名称	基本条件	要求
实施环境	社区家庭	室内安静整洁、光线良好
物品准备	(1) 笔;(2) 记录单	
人员准备	患者家属:情绪平稳、愿意沟通	精神状态良好,避免过度紧张
	操作者仪表端庄、着装规范、洗手	熟悉死亡教育流程

二、实施步骤

(一) 评估

1. 环境 安静整洁、光线良好。

2. 物品
①笔;②记录单。

3. 教育对象

(1) 心理情况:有无紧张恐惧心理。

(2) 时间允许,愿意沟通。

(3) 精神状态良好,避免过度紧张。

4. 操作者 着装整洁、规范洗手。

(二) 实施

1. 舒适环境 安静整洁、光线良好,现场无拥挤吵闹,防止引起紧张情绪。

2. 聆听倾诉

(1) 询问家属的感受和需求。

(2) 护士认真聆听家属的倾诉,并适当记录。鼓励家属宣泄自己的情绪,表达自己的感情,并作出

理解、积极的回应。

3. 安抚与指导

（1）护士安抚家属，指导其如何陪伴照护临终患者。

（2）教会其缓解心理压力的方法。

（3）对其进行关于死亡内容的教育。

4. 整理记录

（1）整理情绪。

（2）正确记录家属反馈的情况。

（3）尽量满足家属的要求。

（4）保护家属和临终患者的隐私。

（三）评价

（1）质量标准：临终患者、家属情绪平稳。

（2）熟练程度：非语言动作运用得当。

（3）人文关怀：沟通有效、语言亲切，态度和蔼。

操作流程

三、考核标准（表8-3-2）

表8-3-2 死亡教育考核标准

考核内容		评分要求	分值	扣分	备注
评估 （15分）	物品	（1）笔；（2）记录单	2		
	环境	安静整洁、光线良好	2		
	教育对象	1. 评估临终患者、家属基本情况，情绪状态	5		
		2. 家属愿意沟通	3		
	操作者	着装整洁、规范洗手	3		
计划 （5分）	预期 目标	1. 无不良情绪发生	3		
		2. 沟通良好、临终患者及家属满意	2		
实施 （70分）	舒适环境	1. 安静整洁、光线良好；现场无拥挤吵闹	5		
	聆听倾诉	2. 询问家属的感受和需求 3. 护士认真聆听家属的倾诉，并适当记录。鼓励家属宣泄自己的情绪，表达自己的感情，并作出理解、积极的回应	10 30		
	安抚与 指导	4. 护士安抚家属，指导其如何陪伴照护临终患者	5		
		5. 教会其缓解心理压力的方法	5		
		6. 对其进行关于死亡内容的教育	5		
	整理记录	7. 整理情绪	2		
		8. 正确记录家属反馈的情况	3		
		9. 尽量满足家属的要求	3		
		10. 保护家属和临终患者的隐私	2		
评价 （10分）		1. 体现护士的真诚与爱心	5		
		2. 家属表示理解和满意	5		
总分			100		

四、同步练习

李某,39岁,肺癌晚期,已经无治愈可能,现出院回到家中,患者及家属终日哭泣。您是社区临终关怀机构的一名工作人员,请您对临终患者及其家属进行死亡教育。

任务小结

任务掌握程度	任务存在问题	努力方向
完全掌握 □ 部分掌握 □ 没有掌握 □		
任务学习记录		

参考文献

［1］杜雪平，王永利．实用社区护理［M］．北京：人民卫生出版社，2018．

［2］胡翠环，李明子．实用社区护理学［M］．南京：江苏凤凰科学技术出版社，2017．

［3］许虹，李艳娟．社区急诊护理技术操作流程与评分标准［M］．北京：人民卫生出版社，2012．

［4］涂英，沈翠珍．社区护理学［M］．3版．北京：人民卫生出版社，2018．

［5］沈翠珍，王爱红．社区护理学［M］．北京：中国中医药出版社，2016．

［6］王临虹，赵更力，魏丽惠等．子宫颈癌综合防控指南［M］．北京：人民卫生出版社，2017．

［7］杜成芬，肖敏．院前急救护理［M］．武汉：华中科技大学出版社，2017．

［8］陈燕启，李小刚．急危重症"三基"理论与实践［M］．北京：人民卫生出版社，2017．

［9］杨建芬．急救护理技术［M］．北京：人民军医出版社，2015．

［10］刘家良，贾堂宏．新编院前急救教程［M］．济南：山东科学技术出版社，2016．

［11］邱淑珍．临终关怀护理学［M］．北京：中国中医药出版社，2017．

［12］祁俊菊，江领群．延续护理概论［M］．北京：人民卫生出版社，2016．

［13］郝伟，于欣．精神病学［M］．7版．北京：人民卫生出版社，2016．

［14］郭赛金，王文杰，洪燕．社区护理技术［M］．天津：天津科技出版社，2017．

［15］周艳云．急救护理技术［M］．天津：天津科技出版社，2017．

［16］王玉玲．常用临床中医护理技术操作手册［M］．天津：天津科技翻译出版公司，2015．

［17］钱阳明，朱智明．远程医疗与慢病管理［M］．北京：人民卫生出版社，2018．

［18］马吉祥，白雅敏．预防慢性病乐享健康人生——慢性病高风险人群健康管理科普读本［M］．北京：人民卫生出版社，2018．

［19］吴惠平，付方雪．现代临床护理常规［M］．北京：人民卫生出版社，2017．

［20］李浴峰，马海燕．健康教育与健康促进［M］．北京：人民卫生出版社，2020．

［21］邹宇华．社区卫生服务管理学［M］．北京：人民卫生出版社，2020．

学习重点：

学习难点：

必考点：

记录：

学习重点

学习难点

必考点

记录

学习重点：

学习难点：

必考点：

记录：